王彦刚

核心病机观验案选存

王彦刚 主编

全国百佳图书出版单位
中国中医药出版社
·北 京·

图书在版编目（CIP）数据

王彦刚核心病机观验案选存 / 王彦刚主编 . —北京：中国中医药出版社，
2021.11

ISBN 978-7-5132-7234-6

Ⅰ . ①王…　Ⅱ . ①王…　Ⅲ . ①中医临床—经验—中国—现代

Ⅳ . ① R249.7

中国版本图书馆 CIP 数据核字（2021）第 204980 号

中国中医药出版社出版

北京经济技术开发区科创十三街 31 号院二区 8 号楼

邮政编码　100013

传真　010-64405721

河北省武强县画业有限责任公司印刷

各地新华书店经销

开本 710×1000　1/16　印张 19　字数 340 千字

2021 年 11 月第 1 版　2021 年 11 月第 1 次印刷

书号　ISBN 978 – 7 – 5132 – 7234 – 6

定价　72.00 元

网址　www.cptcm.com

服 务 热 线　010-64405510

购 书 热 线　010-89535836

维 权 打 假　010-64405753

微信服务号　**zgzyycbs**

微商城网址　**https://kdt.im/LIdUGr**

官 方 微 博　**http://e.weibo.com/cptcm**

天猫旗舰店网址　**https://zgzyycbs.tmall.com**

编委会

内容提要

　　本书整理并选取了王彦刚教授临证典型医案，通过对其辨证论治过程的翔实记录，体现了王彦刚教授以"核心病机观"为指导，对食管疾病、胃部疾病、肠道疾病、神经疾病等多系统不同疾病的诊疗经验，以及对临床典型症状、病因病机和证治规律的独到见解。本书旨在以临证医案为载体，阐述王彦刚教授"核心病机观"的学术思想，为中医诊疗提供更多思路的借鉴。本书读者为从事中医药专业或相关专业工作的各级医师、教师和学生，以及中医药自学者、爱好者们。

前　言

　　读大学时，我就经常听老师们津津有味地讲解医案，闲暇之余，自己也在文献中寻找医案进行阅读和学习，常常为名医大家典型医案中巧妙的辨证、精准的处方、桴鼓相应的疗效而叹服。机缘巧合的是，自己毕业后的第一份工作，就是整理李恩复老师的医案。后来有幸又跟随国医大师李佃贵老师侍诊抄方3年余，也整理过一些典型医案成册。通过这些经历和体会，对于我这个后来的中医人来说，起到了几方面的作用：一是培养了中医临床思路，也就是如何运用中医理论分析临床中遇到的问题，尤其是疑难疾病的中医辨证思路。二是夯实了中医理论的基础，对中医理、法、方、药各个环节有了进一步的领悟和理解。三是开拓了视野，了解了在同一临床问题上，诸多医家的不同认识、不同观点，进一步体会和掌握了其他医学大家的学术思想。四是加强了对西医疾病的认识。五是培养了对中医文献的兴趣。

　　随着不断的临床实践和磨练，我发现中医临床除了临证固定思维外，更多的是对理、法、方、药诸环节的灵活把握、精准运用。当然，我也遇到了诸多的困惑，比如辨证施治的灵活，并不代表没有疾病的统一，以及漫无边际的辨证分型，尤其是那些慢性疑难疾病，病程长，病机复杂，疾病在不同的阶段，造成了辨证的不同，那么针对一种疾病不同的病机认识，在一定程度上混淆了辨证施治的思维，如何解决这一问题呢？正是基于上述情况，我提出了"核心病机观"，通过临床体会，认识到运用核心病机观指导临床诊疗，可以有效地厘清思路，提纲挈领地抓住疾病的根本，执简驭繁地把握疾病各种各样的兼杂病机，从而能够更加精准地立法、处方、选药。另外，我还发现，临床除了运用核心病机观把握核心病机外，还有重要的一环，即是对理法细节的准确把握，方药用量的精准掌控。比如，同是湿热证、浊毒证，可以出现湿与热、浊和毒程度不同的病证，所以，立法、处方、选药肯定不同；

1

但如果同是湿大于热证，或浊大于毒证，其程度也有不同，虽然立法、处方、选药相同，但用药的量也会不同。为此，我领悟到，以前看到的很多文献，处方用药记录很详尽，但没有药量，大概古代先贤也正是因为上述这个原因所以这样记录的，目的便是避免后人的生搬硬套，贻误病情。或许这就是"中医不传之秘在于量"的缘由所在。因此，通过对医案的整理、阅读和理解，是可以从中领悟药物用量的奥秘所在的。

那么如何深入解读、掌握每位医家的临证经验呢？我以为，一是跟师抄方，二是精读医案。如果时间和机缘允许，亲自跟师侍诊，当是首选。否则，可以选择第二种方式，即通过读医案，可以在每一例生动鲜活的案例中，去仔细揣摩其中的辨证、立法、选方、用药，以及药物的用量，以期指导、应用于自己的临床，成为自己的体会和经验。2020年，恰值我从事中医工作30年，经过繁忙的门诊、病房工作的锤炼，积累了众多的病例，其中不乏典型的案例。我的研究生、规培生们均有跟师抄方的机缘。在分享典型病例治愈后那种喜悦的同时，我也鼓励指导学生们，首先要认识什么是典型病例，然后详尽地、如实地整理出来，以加强对这些典型病例的认识、理解。所以本书的出版，正是他们每个人从中学习和掌握知识的一个缩影。

医案虽是个例，但典型案例具有指导意义。医案也有其局限性，同样本书的医案也可能存在偏颇之处，敬请各位同道批评指正。

王彦刚

2021 年 6 月 10 日

目　录

1

核心病机观述要

辨证论治是中医学灵魂之一，临证时如何精准辨证论治，对于每一位中医临床工作者来说都很关键、重要。但医者也总会遇到这样一些困惑，比如对于不同的疾病，其中医证型虽然一样，但治法和方药是否相同呢？如慢性萎缩性胃炎，可以出现脾胃湿热证、脾胃虚弱证、肝胃郁热证、胃阴亏虚证、胃络瘀血证、肝胃不和证、脾胃阳虚证等多种不同证型，而慢性肝病同样也会出现上述这些证型，那我们处方用药是否要一致呢？再比如，纳呆可出现在脾胃病与肿瘤化疗后的患者身上，但其病机是否一样？为什么常规用药对于化疗后患者效果不好？更有一种常见的现象，同一个患者，在同一个时期看病，不同的医生可能会给出不同的辨证结果，有时甚至截然相反。由此可见，中医辨证虽然灵活，但灵活中透射出证型多样、病情纷繁复杂，难以把握的问题。以上诸多困惑，促使我不断思考。病机学说是中医防治疾病的依据，受到历代医家的高度重视，其本质是对疾病内在本质规律性的认识，体现了深刻的辨证思想。近几十年来，中医病机学得到了较大发展，理论成果颇为丰富，但尚不完善，还缺乏一定的系统性。

岳美中老先生说的一段话对我的启发最为深刻："凡是一种疾病，必定有它一种贯穿在疾患从产生到消灭整体过程中起决定性作用的基本矛盾，其他的矛盾都从属于它。它的存在，是该疾患的本身存在，没有它，该疾患特定本质就要丧失。"由此，我想，如果我们在临证时，根据患者症、舌、脉的表现，蔓引株求，把握疾病的基本矛盾，就能够做到提要钩玄，寻求疾病的核心病机，指导对疾病的认识和治疗，这便是"核心病机观"了。

一、核心病机观的历史沿革

（一）病机理论的古代源流

病机之名，首见于《素问·至真要大论》的"谨候气宜，无失病机"和"谨守病机，各司其属"。前人将病机释为"病之机要""病之机括"。先秦两汉时期，医家已将审察病机作为诊疗的核心，并形成以辨病机为核心的疾病诊断和论治体系，如《素问·至真要大论》的"诸风掉眩，皆属于肝……"等病机十九条，是以"五运六气"的"六气"与五脏相应的理论，将临床常见的诸多症状，分别归属于心、肺、脾、肝、肾之疾患，风、寒、湿、热、火之疾患，病变部位是在"上"或"下"等，这对病机学的发展具有重要的指导意义。《伤寒杂病论》在《黄帝内经》的基础上，结合临床实践，对不少病证的病机进行了较为系统的阐述。

晋隋唐至两宋时期，病机理论在治病诊治中的重要性更受重视，病机理论的内容得到了极大丰富。这一时期病机辨识的集大成之作《诸病源候论》，对 1729 种病候的病因、病机及其临床证候做了阐述，为我国历史上现存最早的病因病机学专著。该书不论是对疾病证候、病因病机的突破性研究，还是对医学用语的补充完善，都对中医理论的发展起到了极大的促进作用。

金元时期，病机理论得到了进一步的发展，刘河间在《素问玄机原病式》中提出"六气皆从火化"和"五志过极，皆为热甚"的观点；李东垣在《内外伤辨惑论》中，论述了"内伤脾胃，百病由生"和"火与元气不两立"的病机；张从正在《儒门事亲》中论述了"邪气"致病的病机；朱丹溪在《格致余论》中阐释了"阳有余而阴不足"和"湿热相火"等病机。

明清时期，病机理论得以进一步完善，其在诊治中的重要性成为更多医家的共识。许多医家提出了各具特点的病机理论，如吴又可提出了"邪伏膜原"病机理论，叶天士阐发了温热伤胃阴说，薛雪辨析了湿热病机理论等。

（二）病机理论的现代创新

近几十年来，中医病机学得到了较大发展，病机理论不断丰富。国医大师周仲瑛在 20 世纪 60 年代提出，"'审证求因'的实质当为'审证求机'，临证辨证应首重病机，病机为理论联系实际的纽带，是通向论治的桥梁"。周学平等又提出"以病机为核心构建中医辨证论治新体系"。国医大师孙光荣归纳了 20 种辨证元素，包括一般辨证元素和重要辨证元素，重要辨证元素是中医辨证的关键，对于中医诊治疾病有极大帮助，临床上需精准掌握。

病机学说内容丰富，却未臻成熟，有失系统化。而中医蕴含的丰富哲学思想是构建其特有文化内涵及独特理论体系的重要组成部分，这些哲学内涵是中医先进的防治理念之源，也是其完善自身发展的理论借鉴，更是中医应对现代医学体系挑战的有力武器。有鉴于此，笔者在系统总结前人经验，并结合临床实践，综合各种病机理论的基础上，提出"核心病机观"理论。该理论以古今医家的病机学说为理论基础，并加以系统总结，且得到了临床实践的印证。

二、核心病机观的具体内容

(一)核心病机观的基本概念

核心:《辞海》中言:核心,就事物之间的关系而言,意思是中心,主要部分。毛泽东主席曾言:"中国共产党是全中国人民的领导核心。没有这样一个核心,社会主义事业就不能胜利。"而面对复杂多变的人体疾病,同样是存在一个核心,它是贯穿疾病始终的。如果对于疾病的这个核心本质没有一个清楚的认识,是根本无法有效地治愈疾病的。面对问题,我们需要找出问题的核心,才能尽快解决问题。而面对疾病,我们同样需要抓住疾病的核心,才能治愈疾病。在疾病纷繁复杂的病理演变过程中,疾病内部的基本矛盾才是促进其发生、发展的内在本质,这个基本矛盾实际上就是核心病机。

病机:疾病发生、发展与变化的规律和机理。中医学的病机理论,是不断发展而日臻完善的,具体内容可以概括为以下几个方面:①从整体上探讨疾病的发生、发展、变化和结局的基本规律。如邪正盛衰、阴阳失调、气血失常、津液代谢失常等;②从脏腑、经络等某一系统研究疾病的发生、发展、变化和结局的基本规律。如脏腑病机、经络病机等;③探讨某一类疾病的发生、发展、变化和结局的基本规律,如六经传变病机、卫气营血传变病机和三焦传变病机等;④研究某一种病证的发生、发展、变化和结局的基本规律,如感冒的病机、哮喘的病机、痰饮的病机、疟疾的病机等;⑤研究某一种症状的发生、发展的病机。如疼痛的机理、恶寒发热的机理、失眠的机理等;⑥研究由于气血津液、脏腑等生理功能失调所引起的综合性病机变化,如内生"五邪"。可以说,病机学说是丰富的、全面的,但是又缺乏系统化的。经过深入挖掘,我们发现无论是整体、脏腑、经络,还是某一类疾病、病证、症状,其落脚点最终还是会回归到特定的疾病身上,即"以病为纲",且存在着一种特有的病理机制是伴随疾病发生、发展、变化和结局的始终的,即"核心病机"。

核心病机:我们知道,不论是简单的运动形式,或复杂的运动形式,不论是客观现象,或思想现象,矛盾是普遍地存在着的,矛盾存在于一切过程中。而且事物发展的根本原因,不是在事物的外部而是在事物的内部,在于事物内部的矛盾性。这一点是已经弄清楚、明确了的。正如著名中医学家岳美中先生所说:"凡是一种疾病,必定有它一种贯穿在疾患从产生到消灭整体过程中起决定性作用的基本矛盾,其他的矛盾都从属于它,它的存在,是该疾患的本身存在，没有它，该疾患特定本质就要丧失。"也就是说，矛盾也必然存在于疾病发生、发展的过程中。而且疾病内部的基本矛盾是引起疾病发展的根本原因，是疾病的本质所在，我们将这种疾病内部的基本矛盾称为"核心病机"。

主要病机：在复杂的疾病发展过程中，有许多的矛盾存在，然而其中必有一种是主要的矛盾。不论主要矛盾与基本矛盾是否一致，我们都将此时的主要矛盾称为"主要病机"。核心病机隶属于事物发展过程中的"基本矛盾"，这个基本矛盾是始终存在的，而主要病机隶属于疾病发展过程中的某一阶段的"主要矛盾"，这个主要矛盾是当前面临的最尖锐的矛盾。有时，主要病机和核心病机是一致的，有时却又是不一致的。

次要病机：任何疾病如果有多数矛盾存在的话，其中必定有一种是主要的，起着领导作用的，其他则处于次要和服从的地位，我们将其称为"次要病机"。

（二）核心病机观的具体内容

疾病的致病因素是多元的，但不外乎六淫、戾气、七情内伤、饮食失宜、劳逸失度、病理产物及其他病因七类。病因于致病而言是绝对的，但是中医学对疾病因果关系的处理不是先揭示原因，而是由结果推定原因，即审证求因。因此尽管疾病相同，如果证候不同，那么病因就会不同，证候变化了，病因也随之变化。所以在治疗疾病时，我们要着眼于这个"证"，以这个"证"为"中心"，尽快梳理出"主线"，这个"证"就是"核心病机"。核心病机才是真正推动这个疾病发生、发展的内在因素，把这个问题研究透彻了，才会更加准确地把握住疾病的实质。如果不这么做，我们面对疾病如此复杂的"象"，也很难抓住疾病的本质。然而疾病的发展变化是复杂的，并不是一成不变的，更不是单一的。

所以说，每一种疾病都有其发生、发展、演变、预后的规律，其中的关键因素是其特有的病理机制，即"核心病机"。相对于核心病机而言，在病情发展的过程中，可能会出现这样或那样的不同于核心病机的其他病机，其中起主要作用的可称为"主要病机"，我们将其他的病机统称为"次要病机"。核心病机隶属于事物发展过程中的"基本矛盾"，而主要病机隶属于疾病发展过程指导的某一阶段的"主要矛盾"。以上理论，在"以病为纲"的基础上，用于临床实践，我们称其为"核心病机观"。

例如《黄帝内经》"病机十九条"对不同的中医症状以病机进行了概括，

"诸胀腹大，皆属于热……诸呕吐酸，暴注下迫，皆属于热"，症状、病变脏腑虽各异，但均以"热盛"为其核心病机阐释，同时，临床实际必然是复杂的，可能会出现疾病进展过程中这样或那样的其他病机，但是其热盛的核心病机是不变的。这不仅来源于经典古籍的引证，同时，也是符合临床实际的。而张仲景的《金匮要略》则是一部阐述杂病疾患治疗规律的专著，书中以疾病演变过程中所表现的证候特点加以总结，试图以此来系统归纳有关杂病的论治体系，例如《黄疸病脉证并治第十五》是以黄疸病为依据合为一篇，全篇论述了黄疸病的脉症及治疗，但其病机以"然黄家所得，从湿得之"为核心，因而黄疸病的核心病机其实就是湿邪为患。但是按病因，又分为谷疸、酒疸、女劳疸之不同。按病机，又分为寒湿发黄、湿热发黄之不同，所以在黄疸病发展过程中的主要病机也不尽相同，其治疗当以核心病机为根本，同时也要兼顾主要病机。然而《金匮要略》仅仅局限在内科杂病，并没有加以完善。同理，在温病学理论中，实际上也是以"温热侵袭"为核心病机，甚至于以"卫气营血"来贯穿。然而这些理论都没有系统化、完善化。正是在系统剖析这些理论成果的基础上，加以归纳、总结、扩展，我们提出了"核心病机观"理论。

三、基于"矛盾论"阐述"核心病机观"的理论特性

普遍性原理："核心病机观"的普遍性包括两方面的含义：其一是指核心病机存在于一切疾病的发展过程中，其二是指每一种疾病的发展过程中自始至终都存在着特定的核心病机。不论是简单的运动形式，或复杂的运动形式，不论是客观现象，或思想现象，矛盾是普遍地存在的，矛盾存在于一切过程中，这一点已经是弄清楚、证明了的，所以核心病机在疾病中也是普遍存在的。根据"核心病机观"的普遍性这一原理，可以说核心病机存在于所有疾病的发展过程中，而每一种疾病其发展过程中自始至终存在着核心病机。这是"核心病机观"理论适用性的理论支撑。

特殊性原理："核心病机观"的特殊性原理指出：疾病的核心病机是具有其独立性、特殊性的。根据"核心病机观"的特殊性这一原理，可以说所有疾病的核心病机是具有其特殊性的，也就是说每种疾病都具有其特定的核心病机，每一种疾病都有其对应的核心病机，而且各不相同，如反流性食管炎的核心病机是郁热阴伤。这是"核心病机观"理论精确性的理论支撑。

绝对性原理："核心病机观"的绝对性原理指出：疾病在其演变过程中，其病理机制是复杂多变的。可能是单一的病机，也可能同时存在着多种病机。然而核心病机作为引起疾病发生、发展的根本原因，是具有绝对性的。所以，

疾病发展过程中的核心病机及其所体现的疾病本质，非到疾病痊愈之时，是不会被消灭的。鸡蛋因得适当的温度而变化为鸡子，但温度不能使石头变为鸡子，因为二者的根据或者本质是不同的。也就是说，无论疾病的病机如何复杂，其核心病机是固定不变的。但是这种绝对性，是针对核心病机而言的。

相对性原理："核心病机观"的相对性原理指出：在疾病的发展过程中，可能有着不同的病机存在，其中必有一种是主要病机，由于它的存在和发展规定或影响着疾病的存在和发展。然而主要病机并不是固定的，主要病机和次要病机是可以互相转化的，疾病的性质也就随着起变化。例如在疾病发展的一定过程或一定阶段上，主要病机属于湿热阻滞，次要病机属于阴虚；到了另一发展阶段或另一发展过程时，就可能互易其位置，这是依靠疾病发展中邪正双方斗争的力量的增减程度和变化来决定的。所以说，核心病机观是具有相对性的，但是，这种相对性，是针对主要病机而言的。

四、核心病机与主要病机的演变规律

核心病机与主要病机在疾病的发生、发展过程中是不断变化的，两者的变化也遵从一定的规律，即中医的从化理论和动变制化理论。首先，疾病的性质变化——从化，疾病不仅有动态变化，同时还存在疾病性质的变化，即使病邪相同也可以出现不同的疾病。而其从化规律即从阳化热，从阴化寒；或从实化，或从虚化。正如《医宗金鉴》所说："人感邪气虽一，因其形脏不同，或从寒化，或从热化，或从虚化，或从实化，故多端不齐也。"其次，中医理论认为，事物具有动变制化的规律。《素问·六微旨大论》认为，万事万物运动是绝对的，不动是相对的，不停地运动就会变，由量变到质变则发生化，在变动时，又循亢害承制，即动、变、制、化。因此，人体的动变制化，根据天人相应，遵循五行相生相克，相乘相侮，于人体亦是如此，脏腑五行，相互关联，无克亦无生，亢害承制，即"动、变、制、化"，并据其维持着机体内在机制的平衡。即《内经》所谓"亢则害，承乃制""阴平阳秘，精神乃治"。

疾病的发生、发展演变过程纷繁复杂，一般来讲，会出现以下几个方面的情况：①主要病机为核心病机所化：疾病产生时，若主要病机为核心病机所化，主要病机与核心病机一致，此时临床表现仅以核心病机为主，治则和治法一致，以治疗核心病机为法度。②主要病机为核心病机所从：疾病产生时，若主要病机为核心病机所从，主要病机与核心病机是同在，但以核心病机为主，同时兼有主要病机，治当以核心病机为主，兼顾主要病机。③主要病机为核心病机所不化：疾病产生时，若主要病机为核心病机所不化，主要病机与核心病机不一致，此时临床表现仅以主要病机为主，治则和治法当与主要病机保持一致。但同时要兼顾核心病机的存在，临证应灵活应对，或避重就轻，或统而治之。④主要病机为核心病机所不从：疾病产生时，若主要病机为核心病机所不从，主要病机与核心病机不一致，临床表现二者同时存在，此时的治疗法则应该二者兼顾。临证用药时而左，时而右，这也体现了中医在辨证施治上的灵活思想，但也为中医传承造成了一定的困难。

核心病机与主要病机不从或不化，均会造成两者不一致，这种情况也是在临床上出现同一患者、同一疾病，而辨证却多种多样的原因，尤其是慢性疾病或疑难疾病。疾病的核心病机往往不以主要病机的表现而表现，所以这时需要抓住主要病机进行治疗。这也决定了中医在辨证施治上有不同的看法。在病情发展的过程中，可能会出现这样或那样的不同于核心病机的其他病机，此时面临的矛盾就是主要矛盾，主要矛盾是有条件的、一时的、暂存的，但是也是此时最尖锐的矛盾。所以，疾病的核心病机是绝对的，而主要矛盾却是相对的。正如每一个人和另外一个人都不一样，每一种疾病和另外一种疾病也都不一样，疾病的发展阶段不同，其实也是不同的。关键是要做到具体问题具体分析，具体疾病具体治疗。不要去"千篇一律"地解决问题，也不要用一个公式去套任何事物，更不要用一种固定的方法去治疗疾病。这样做是不理智的，也不能解决问题，更不能有效地治疗疾病。即便是同一个人，在不同的时间点也是不一样的，这个具体情况也要具体分析。即便是同一个事物，在不同的时间和空间，也是不一样的，解决问题的方法就是在于研究不一样的地方。不过对于疾病本身而言，正邪斗争之间却是绝对的，核心病机对于疾病而言就又是绝对的了，而主要病机却是相对的。根据中医标本理论讲，核心病机是本，主要病机是标，所以，在针对主要病机进行治疗时，还应该始终把握核心病机，这样才能够真正做到标本兼顾，治病求本。

临证时需要正确把握核心病机和主要病机的关系。核心病机作为疾病的基本矛盾，贯穿于疾病发生、发展的始终，而主要病机作为疾病的主要矛盾，是疾病不同阶段的主要特征，主要病机服从于核心病机。因此，疾病诊疗中抓住主要病机的同时不忘兼顾核心病机，只注重主要病机，就容易忽视疾病本质；如果只抓核心病机，则会把辨证论治机械化，无异于刻舟求剑。这两种情况都是应该避免的。

核心病机观认为，核心病机是联系"证"与"治"的中心环节和关键环节，能反映病变的脏腑整体关系及其发展转归，可洞悉疾病的全过程规律，故可加强预见性和治疗的计划性，指导预后判断及瘥后用药。认识不到疾病本质，就不能把握"核心病机"，认识疾病的核心病机，是需要我们每一位中医同道共同努力的，是我们共同追求的目标，也需要应用多种方法，比如循证医学的方法、数据挖掘的方法等，在此基础上所找到的病机才有可能是核心病机，而不是随随便便说出来的。核心病机观是中医临床诊疗的理论依据，在临证时能够清楚认识疾病病机的因果、主次和动态转化，因此，具有重要的指导意义，尤其是疑难重症多为复合病机，虚实夹杂，多脏受损，难以把握。当然，核心病机观，不仅仅指导西医疾病的中医诊治，同样适用于中医病证的临证。临床运用核心病机观都可以达到提纲挈领，执简驭繁，治病求本的效果。

食管疾病篇

胃食管反流病（gastroesophageal reflux disease，GERD），指由胃十二指肠内容物反流入食管引起不适症状和（或）并发症的疾病。根据是否导致食管黏膜糜烂、溃疡，分为反流性食管炎（reflux esophagitis，RE）和非糜烂性反流病（nonerosive reflux disease，NERD）。反流和烧心是最常见的症状，也可引起咽喉、气道等食管邻近组织的损害，出现食管外症状。并发症为上消化道出血、食管狭窄、Barrett 食管。其中 Barrett 食管有恶变为腺癌的倾向。其发病机制一方面为抗反流屏障结构与功能异常，另一方面为食管清除作用降低，还与食管黏膜屏障功能降低有关。

中医学根据胃食管反流病的临床表现，多归属于"吐酸病""食管瘅""嘈杂""噎膈"等范畴。关于本病，《素问·至真要大论》中有："诸呕吐酸，暴注下迫，皆属于热。"《证治汇补·吞酸》中亦有："大凡积滞中焦，久郁成热，则木从火化。因而作酸者，酸之热也。"现在生活水平提高，平日多进食肥甘厚腻之品，脾胃运化不及，易酿湿生热，致湿热困阻中焦。再者，生活节奏加快，情绪紧张，易致肝气不疏而郁滞化火，横逆犯胃则作酸。胃气失于和降，协火上冲则胃灼热、反酸。笔者在临床中发现，胃食管反流病患者舌象多表现为裂纹舌，即便镜下食管黏膜无明显破损者或临床症状不甚明显者，亦有裂纹舌的表现，且多表现为"舌中竖向一字形裂纹"，病程较长者可表现为"树枝状裂纹"。故笔者认为本病的核心病机为郁热阴伤。此病病位在胃、食管，舌中主脾胃，热邪日久，损耗阴液，故在舌象上反映为裂纹舌，且以中部为主。

Barrett 食管（胃痞）案

患者信息：女，60 岁，退休人员

就诊时间：2017 年 3 月 10 日

[**主诉**] 间断胃部堵胀 10 年，加重 3 个月。

[**现病史**] 患者 10 年前无明显诱因出现胃脘堵胀，伴反酸、胃灼热，未予重视。其间症状反复，未系统诊疗。3 年前患者饱食后症状加重，遂就诊于

河北某医院，查电子胃镜示：Barrett 食管、慢性非萎缩性胃炎，予口服"胃黏膜保护剂、质子泵抑制剂"（具体药物描述不详），症状缓解。3 个月前患者进食油腻之品后症状加重，伴反酸、胃灼热，自服"兰索拉唑"后效果不明显，遂来我院就诊。现主症：胃脘堵闷胀满，食后加重，伴反酸、胃灼热，左侧胁肋部胀满疼痛，情绪焦虑，忧虑多思，纳可，夜寐欠安，大便难解，两日一行，小便可。舌暗红，苔薄黄，脉弦滑数。

[既往史] 既往高脂血症病史 15 年、脂肪肝病史 8 年，均未系统治疗。

[过敏史] 否认食物及药物过敏史。

[体格检查] 腹平坦，全腹触之欠柔软，剑突下无压痛，无腹肌紧张及反跳痛，肝脾肋缘下未触及，Murphy 征阴性，麦氏点无压痛，肝区无叩击痛，双肾区无叩击痛，移动性浊音阴性，肠鸣音正常存在。

[辅助检查] 电子胃镜（2014 年 3 月 4 日，河北某医院）示：Barrett 食管；慢性非萎缩性胃炎。

[中医诊断] 胃痞。

[证候诊断] 肝胃郁热，湿热中阻。

[治法] 疏肝和胃，清热化湿。

[西医诊断] ① Barrett 食管；②慢性非萎缩性胃炎。

[处方]

瓜蒌 15g	枳实 15g	厚朴 12g	冬凌草 15g
射干 15g	生石膏 30g	浙贝母 15g	海螵蛸 15g
首乌藤 15g	香橼 15g	佛手 15g	蒲公英 30g
瓦楞粉 30g	炒莱菔子 15g	焦槟榔 15g	寒水石 30g
生龙齿 20g	莲子心 9g	柴胡 15g	香附 15g
青皮 15g	紫苏梗 12g	茵陈 15g	黄芩 12g
陈皮 9g	竹茹 10g	清半夏 9g	

7 剂，每日 1 剂，水煎取汁 400mL，早晚饭后 1 小时温服。

二诊：2017 年 3 月 17 日，患者反酸、胃灼热好转，仍有胃脘堵胀感，晨起口苦，纳可，夜寐欠安，大便难解，两日一行；舌暗红，苔薄黄，脉弦滑。上方去射干、首乌藤、莲子心，加八月札 15g、延胡索 15g、夏枯草 15g、败酱草 15g、灵芝 15g。7 剂，每日 1 剂，煎服法同前。

三诊：2017 年 3 月 24 日，患者因与家人吵架，胃脘堵胀感加重，左胁疼痛，夜间甚，仍口苦，纳可，夜寐欠安（入睡困难），大便完谷不化；舌暗红，苔黄腻，脉弦滑。上方去八月札、延胡索、瓜蒌、寒水石、生龙齿，加石菖蒲 15g、郁金 12g、广木香 6g、首乌藤 15g、茯神 15g。7 剂，每日 1 剂，煎服法同前。

四诊：2017 年 3 月 31 日，患者胃胀明显好转，反酸、胃灼热不明显，左侧胁肋部胀满明显减轻，无口苦，纳可，寐安，大便每日一行，质可；舌暗红，苔黄腻，脉弦滑。上方去石菖蒲、郁金、广木香、茯神、夏枯草、冬凌草、炒莱菔子，加延胡索 15g。调整处方如下：

仙鹤草 15g	延胡索 15g	厚朴 10g	冬凌草 15g
射干 15g	生石膏 30g	浙贝母 15g	海螵蛸 15g
首乌藤 15g	香橼 15g	佛手 15g	蒲公英 30g
瓦楞粉 30g	灵芝 15g	焦槟榔 15g	茵陈 15g
柴胡 15g	香附 15g	青皮 15g	紫苏梗 12g
黄芩 12g	陈皮 9g	竹茹 10g	清半夏 9g

7 剂，每日 1 剂，煎服法同前。

后守方加减 2 个月，患者康复。

[**按语**] Barrett 食管归属于中医学"噎膈、胃痛、吐酸、嘈杂"等病证。膈之病，首见于《黄帝内经》。如《素问·阴阳别论》记载："三阳结，谓之膈。"《素问·通评虚实论》曰："隔塞闭绝，上下不通，则暴忧之病也。"《济生方·噎膈》认为："倘或寒温失宜，食饮乖度，七情伤感，气神俱扰……结于胸膈，则成膈，气流于咽嗌，则成五噎。"指出了发病脏腑与大肠、小肠、膀胱有关，精神因素对本病的影响甚大。关于噎膈的病机，朱丹溪在《脉因证治·噎膈》中指出，"血液俱耗，胃脘亦槁"，并提出"润养津血，降火散结"的治疗大法。本病发病，由情志失调、饮食失节导致痰、气、湿、瘀等病理产物交阻于食道所致。笔者认为本病的核心病机为郁热阴伤，结合本病患者症舌脉表现，病位在胃，涉及肝，属郁热，兼有湿热和气滞。

本案患者饮食不节，进食肥甘厚腻，加之情志不畅，进食油腻致脾胃受损，脾失健运，水湿不得运化，湿浊内生，郁久化热，湿热中阻；情志不舒，肝气郁滞，横逆犯胃，加之湿热中阻，气机运行不畅，可见胃中堵胀；肝气不疏，则胁肋疼痛；肝郁气滞，郁久化热，致肝胃郁热而见胃灼热、反酸；肝气郁滞，湿热中阻，导致中焦气机不畅，大肠传导失司，导致大便秘结。舌暗红，苔薄黄，脉弦滑数，皆是肝胃郁热，湿热中阻之象。故治疗予以清热化湿，疏肝理气之法。方中用生石膏、射干、冬凌草清降肺胃浮火，利咽解毒，使肺胃之气通降，保护咽部免受肺胃浮火熏蒸；浙贝母、海螵蛸，取乌贝散之意，海螵蛸制酸止痛，浙贝母清热散结，专解肝胃不和导致的泛吐酸水、胃脘疼痛之症；黄芩、黄连、茵陈清解中焦湿热之邪；石菖蒲、郁金二药芳香辛散，既能化湿和胃，又能理气宽中；柴胡、枳实、厚朴、香橼、佛手疏理肝气，调畅中焦气机；同时辅以青皮、紫苏梗、炒莱菔子等破气之药，因气郁湿阻日久，需破气之品加强药力，达到冲破病邪束缚之效；首乌藤、灵芝、莲子心安神助眠，解除患者夜寐难安之患。诸药合用，疾病痊愈。

反流性食管炎（胆瘅）案

[患者信息] 男，62岁，农民

就诊日期：2019年12月22日

[**主诉**] 口苦1年余，加重2个月。

[**现病史**] 患者缘于1年前进食油腻食物出现口苦，就诊于河北某医院，查电子胃镜示：慢性非萎缩性胃炎。查肝胆脾胰肾彩超示：肝多发囊肿，胆囊、胰腺、脾、双肾结构未见明显异常。经治疗后症状稍缓解（具体治疗不详）。近2个月因饮食不节病情加重，遂就诊于我院，查电子胃镜示：反流性食管炎；慢性非萎缩性胃炎伴胆汁反流；贲门炎；^{13}C呼气试验示：阴性。现主症：口苦，上腹痛，背痛，无口干，无胃灼热、反酸，急躁易怒，纳可，夜寐欠安（易醒），大便每日一行，质干，小便可。舌暗红，有裂纹，苔薄黄腻，脉弦滑。

[**既往史**] 既往体健。

[**过敏史**] 否认药物及食物过敏史。

[**体格检查**] 腹部平坦，腹部触之欠柔软，无腹肌紧张，无压痛、反跳痛，未触及包块。肝脾肋下未触及，胆囊未触及，Murphy征阴性，麦氏点无压痛，肝区无叩击痛，双肾区无叩击痛，肠鸣音4次/分。

[**辅助检查**] 电子胃镜（2020年1月4日，河北某医院）示：反流性食管炎；慢性非萎缩性胃炎伴胆汁反流；贲门炎；^{13}C呼气试验（2020年1月4日，河北某医院）示：阴性。

[**中医诊断**] 胆瘅。

[**证候诊断**] 胆胃不和。

[**治法**] 清热利胆，理气和胃。

[**西医诊断**] ①反流性食管炎；②胆汁反流性胃炎；③贲门炎。

[处方]

茵陈 15g	黄芩 12g	黄连 12g	陈皮 9g
竹茹 10g	清半夏 9g	柴胡 15g	枳实 15g
厚朴 9g	蒲公英 15	栀子 9g	莲子心 9g
浮小麦 30g	地骨皮 15g	夏枯草 15g	淡豆豉 9g
首乌藤 15g	合欢皮 15g	葛根 30g	生龙骨 20g
生牡蛎 20g	胆南星 6g	焦槟榔 10g	香橼 15g
佛手 15g			

7剂，每日1剂，水煎取汁400mL，分早晚饭后1小时温服。

二诊：2020年1月4日，患者上腹疼痛减轻，仍有口苦；舌暗红，有裂纹，苔薄黄腻，脉弦滑。上方加薏苡仁30g、败酱草30g、天竺黄6g，去地骨皮，改夏枯草30g。14剂，每日1剂，煎服法同前。

三诊：2020年1月20日，患者无上腹痛，口苦亦好转，心情舒畅，失眠改善；舌暗红，有裂纹，苔薄黄腻，脉弦滑。上方加金钱草30g、泽泻15g，去浮小麦，改柴胡12g。

调整处方如下：

茵陈 15g	黄芩 12g	黄连 12g	陈皮 9g
竹茹 10g	清半夏 9g	柴胡 12g	枳实 15
厚朴 9g	蒲公英 15	栀子 9g	莲子心 9g
败酱草 30g	生薏苡仁 30g	夏枯草 30g	淡豆豉 9g
首乌藤 15g	合欢皮 15g	葛根 30g	生龙骨 20g
生牡蛎 20g	胆南星 6g	焦槟榔 10g	香橼 15g
佛手 15g	天竺黄 6g	金钱草 30g	泽泻 15g

7剂，每日1剂，煎服法同前。

末诊：2020年2月27日，患者又随症加减治疗1个月，口苦明显好转，诸症减轻，停药。

[按语] 口苦归属于中医学中的"胆瘅"病。《素问·奇病论》曰："帝曰：有病口苦，取阳陵泉。口苦者病名为何？何以得之？岐伯曰：病名曰胆瘅。夫肝者，中之将也，取决于胆，咽为之使。此人者，数谋虑不决，故胆虚，气上溢，而口为之苦。"表明本病以口苦、呕苦等为主症，由胆热上溢，胆胃失降导致。因口苦、呕苦常与胃痛、胁背痛、胃灼热等症状同时出现，故有异于临床上一般的胆病或胃病，是一种特殊类型的疾病。其病位主要涉及胆胃两腑，并与胆热有关，《灵枢·四时气》曰："善呕，呕有苦，长太息，心中

憺憺，恐人将捕之，邪在胆，逆在胃，胆液泄则口苦，胃气逆则呕苦。"指出此病"邪在胆、逆在胃"。初期多实，胆热犯胃，日久多虚，脾胃气虚，胃阴不足，或气阴两虚多见，或虚实兼夹，寒热错杂。其病机乃胆热气逆，枢机不利，通降失司，疏泄失职，胆郁热结，胆之虚气上溢而发为"口苦"。《伤寒论》谓少阳病"默默不欲饮食"，即胆火犯胃，胃失和降所致，临床上胆道疾病患者常见脘腹胀满、恶心、呕吐等胃失和降的症状。《素问·气厥论》曰："胃移热于胆。"脾胃功能受损，脾失健运，痰热内阻，影响肝胆疏泄功能。胆属少阳，少阳胆火是少火的一部分，少火生气，充斥表里，温煦周身，助胃土温润。中焦如沤，脾胃是气血生化之源，中焦脾胃受少阳之气方能取汁变化而成为血。张锡纯曰："戊土不降，甲木失根……胆胃上逆，木土壅迫，此痞满、噎膈所由来也。"胆失疏泄，郁热犯胃，以致胆胃同病，临床会出现脘腹胀满疼痛、口苦、呕吐苦水等症状。若胆胃失于和降，一方面邪在胆，影响脾胃升降功能；另一方面，脾胃功能失调之际，肝胆乘之侮之，出现肝不随脾升，胆不随胃降。二者均可造成胆胃不和，胆气上逆于胃。

胆病，病位在胆。此案患者经常嗜食肥甘厚味之品，产生湿热，湿热之邪熏蒸胆腑，胆失通降，侵扰胃腑，胃气不降，复加平素急躁易怒，致肝胆气机不畅，出现上腹疼痛、有时牵引后背疼痛不适、口苦等症状。胃病，病位在胃，不能及时腐熟水谷，食积郁久化热，胃中热邪移至胆腑，致胆胃通降失职，出现胃脘胀满、口苦、反酸等症状。

笔者在治疗胆胃不和口苦一症时，注重理气和胃，清利湿热。苦辛合法，苦降辛通，和中开痞，泄肝安胆，清热化湿，和胃降逆。清热与化湿相合，即"清胆化湿"。胆为阳木而内寄相火，其病久郁则最易化热，故治疗胆病宜"清胆"，清胆多用苦寒清热之品，如黄芩、黄连、金钱草、蒲公英、败酱草等。化湿多用茵陈、泽泻、薏苡仁、半夏、茯苓之类。腑以通为贵，胆随胃降，多用枳实、厚朴、陈皮、香橼、佛手、焦槟榔等理气导滞之品。用半夏、竹茹、胆南星、天竺黄清热化痰。其中竹茹入胆经，清热化痰、和胃止呕，配半夏，一寒一热，燥湿化痰、和胃止呕，主治脾胃不和，胃气上逆，以致恶心、呕吐、呃逆等症。柴胡，辛行苦降，归肝、胆经，保肝利胆，性微寒，乃少阳之主药，功可升阳达表，又能疏达经气，为治胆郁之要药。淡豆豉辛散苦泄，与栀子同用，宣散内郁胸中之郁热，除烦热失眠。栀子保肝利胆，对胃黏膜损伤有显著的保护作用。现代药理研究表明，黄芩、金银花、蒲公英、败酱草、茵陈均能保肝利胆。龙骨、牡蛎、合欢皮、首乌藤、浮小麦、莲子心起安神助眠之效。

反流性食管炎（梅核气）案

患者信息：男，30 岁，职员

就诊日期：2019 年 11 月 18 日

[主诉]咽部不适 1 个月余，加重 1 周。

[现病史]患者 1 个月前因饮食不规律出现咽部不适感，伴反酸、胃灼热，就诊于河北某医院，查电子胃镜示：反流性食管炎；贲门炎；慢性非萎缩性胃炎伴糜烂；幽门管溃疡；十二指肠溃疡。病理诊断报告示：慢性非萎缩性胃炎，浅层间质血管丰富伴扩张充血；黏膜慢性炎症。予口服"奥美拉唑肠溶胶囊"，胃灼热症状减轻，但咽部仍有不适。1 周前患者大量饮酒后出现咽部堵胀、异物感，并伴随体重下降，午饭后反酸、胃灼热、嗳气，遂就诊于我院。现主症：咽部堵胀，有异物感，伴反酸、胃灼热、嗳气，饥饿后不适，纳一般，夜寐欠安（易醒），大便一日一行，质偏稀，小便可。舌暗红，舌体胖大，有齿痕，有小裂纹，少苔，脉弦滑。

[既往史]既往体健。

[过敏史]否认食物及药物过敏史。

[体格检查]腹平坦，全腹触之柔软，剑突下无压痛，无腹肌紧张及反跳痛，肝脾肋缘下未触及，Murphy 征阴性，麦氏点无压痛，肝区无叩击痛，双肾区无叩击痛，移动性浊音阴性，肠鸣音正常存在。

[辅助检查]电子胃镜（2019 年 10 月 29 日，河北某医院）示：反流性食管炎；贲门炎；慢性非萎缩性胃炎伴糜烂；幽门管溃疡；十二指肠溃疡。病理诊断报告示：慢性非萎缩性胃炎，浅层间质血管丰富伴扩张充血；黏膜慢性炎症。

[中医诊断]梅核气。

[证候诊断]肝郁气滞，湿热中阻。

[治法]疏肝理气，清热化湿。

[西医诊断]①反流性食管炎；②贲门炎；③慢性糜烂性胃炎；④幽门管溃疡；⑤十二指肠溃疡。

[处方]

柴胡 12g	枳实 15g	厚朴 9g	生薏苡仁 30g
败酱草 30g	香橼 15g	佛手 15g	延胡索 15g

浙贝母 12g	海螵蛸 12g	冬凌草 15g	射干 10g
瓦楞粉 30g	木蝴蝶 6g	生牡蛎 20g	焦槟榔 10g
黄芩 12g	黄连 12g	陈皮 9g	竹茹 10g
白芷 10g	清半夏 9g	生石膏 30g	茵陈 15g

7剂，每日1剂，水煎取汁400mL，早晚饭后1小时温服。

二诊：2019年11月25日，患者自述无反酸、胃灼热，嗳气频率明显减少，饥饿后不适症状好转，纳一般，夜寐欠安（易醒），大便每日一行，质偏稀；舌暗红，剥脱，边有齿痕，苔黄腻，脉弦滑。上方去白芷，加青皮9g、紫苏梗9g、白及9g。7剂，每日1剂，煎服法同前。

三诊：2019年12月2日，患者自述无明显不适，但舌仍少苔，纳一般，夜寐欠安（易醒），大便每日一行，质偏稀；舌暗红，剥脱，边有齿痕，苔黄腻，脉弦细滑。上方去紫苏梗，加当归9g、白芍30g、川芎9g、茯苓12g、甘松12g、玉竹9g、熟地黄10g。调整处方如下：

柴胡 12g	枳实 15g	厚朴 9g	生薏苡仁 30g
败酱草 30g	香橼 15g	佛手 15g	延胡索 15g
浙贝母 12g	海螵蛸 12g	冬凌草 15g	射干 10g
生石膏 30g	瓦楞粉 30g	木蝴蝶 6g	生牡蛎 20g
焦槟榔 10g	茵陈 15g	黄芩 12g	黄连 12g
陈皮 9g	竹茹 10g	清半夏 9g	当归 9g
青皮 9g	白及 9g	白芍 30g	川芎 9g
茯苓 12g	甘松 12g	玉竹 9g	熟地黄 10g

7剂，每日1剂，煎服法同前。

随诊3个月后，患者胃镜下食管黏膜愈合，溃疡面愈合，诸症消失。

[按语] 中医认为梅核气是指自觉咽中异物感，如有梅核梗阻，咯之不出，咽之不下为主要特征的疾病。患者梗阻感多在吞咽动作尤其是吞咽唾液时感觉明显，不影响进食，时发时止，多无器质性病变存在，此病多发于女性，多与情绪有关。现代医学多将本病归为咽异感症、咽神经官能症或癔球症等，且无针对此病的有效疗法。

梅核气最早的认识见于《灵枢·邪气脏腑病形》中："胆病者，善太息……心下澹澹，恐人将捕之，嗌中吤吤然，数唾。"其所描述的症状和梅核气咽部梗塞感的症状相同。汉代张仲景《金匮要略·妇人杂病脉证并治第二十二》论述"妇人咽中如有炙脔"的症状，提出"半夏厚朴汤"的治法，指出痰气互结为病因。后世医家亦多认为梅核气乃痰气互结于咽喉所致，如巢元方《诸病源候论》云："咽中如有炙肉者，此是胸膈痰结，与气相搏，逆上咽喉之间，结聚，状如炙肉之脔也。"明代孙一奎《赤水玄珠·卷三》曰："痰结块在喉间，吐之不出，咽之不下者是也。"由上可知，痰气互结学说是古代医家认识梅核气病因病理的主要观点，但对其具体成因并未予以深究。笔者认为本病成因多与肝郁有关，与脾、肺两脏关系密切，主要病理因素包括气滞、湿阻、痰凝、瘀血等，治疗当以疏肝理气、祛湿化痰为本。

肝主疏泄，具有维持全身气机疏通畅达的功能，并在中焦气机调节中起着重要作用。若肝失条达，疏泄失常，则肝气郁结，气机郁滞不畅，气郁则湿不化，湿郁则生痰，致痰气郁结于咽喉，形成梅核气。肝木条达则中焦气机舒畅，水谷运纳相得；肝气壅滞则气机升降失调，木郁土壅，脾气不升，胃气不降。反酸、胃灼热、嗳气诸证皆因中焦气机失调所引起：脾气不升，水谷精微无以运化，食物停积于胃则胃灼热，精微不能濡养脏腑全身则体重下降，运化失司则便溏；胃气不降，食物无以受纳，胃气上逆则发为嗳气、反酸。脾胃不和则卧不安。舌暗红，舌体胖大、有齿痕，少苔，有小裂纹，脉弦滑，皆是肝郁湿热之象。故治应条达肝气，肝木疏泄功能正常，气机顺畅，痰气消散，诸症缓解。

组方时以柴胡为君药，加入疏理肝气和调理胃肠之气的药物，如枳实、厚朴、香橼、佛手、陈皮等，都意在调畅肝气，疏肝和胃，与柴胡疏肝散有异曲同工之妙。脾胃运化失调，日久化生湿热，故以茵陈、黄芩、黄连、半夏清热燥湿，湿热去则痰消。湿热日久，渐生浊毒，浊毒侵袭，血败肉腐，故以薏苡仁、败酱草祛瘀生新。以浙贝母、海螵蛸清热化痰、软坚散结。以生石膏、瓦楞粉、生牡蛎等矿石类药物中和胃酸，制酸止痛。另考虑反酸患者常有咽部损伤，故加射干、冬凌草、木蝴蝶清热利咽。竹茹清热降逆止呕，延胡索、白芷祛瘀止痛。患者久病出现阴虚症状，加入白芍、川芎、茯苓、玉竹、熟地黄滋阴养血。全方以疏肝为主，兼顾各方，全方位治疗疾病，最终使患者痊愈。

反流性食管炎（胃痞）案

患者信息：男，62岁，农民

就诊日期：2019年5月5日

[主诉] 胸骨后憋闷3个月，加重伴灼热1周。

[**现病史**]患者于3个月前因饮食不节出现胸骨后憋闷疼痛，并伴有胃脘胀闷疼痛、恶心等症状，就诊于河北某医院，行电子胃镜检查示：反流性食管炎；慢性非萎缩性胃炎。给予"奥美拉唑肠溶胶囊、枸橼酸莫沙必利片"（具体药物描述不详）口服治疗。服药1个月后，症状有所缓解，未继续服药。1周前参加婚礼，饮酒过量后再次出现胸骨后憋闷，并伴有灼热感，遂来我院就诊。现主症：胸骨后灼热憋闷，胃脘胀痛，恶心，呕吐，纳可，寐差，二便调。舌暗红，苔黄腻，脉滑数。

[**既往史**]既往高血压病病史20年，血压最高达160/100mmHg，平时服用苯磺酸氨氯地平片，10mg，1次/日，血压控制为130/90 mmHg。

[**过敏史**]否认药物及食物过敏史。

[**体格检查**]腹平坦，全腹触之柔软，剑突下轻压痛，肝脾肋缘下未触及，无腹肌紧张及反跳痛，Murphy征阴性，麦氏点无压痛，肝区无叩击痛，双肾区无叩击痛，移动性浊音阴性，肠鸣音正常存在。

[**辅助检查**]电子胃镜（2019年5月1日，河北某医院）示：反流性食管炎；慢性非萎缩性胃炎。

[**中医诊断**]胃痞。

[**证候诊断**]湿热中阻，胃失和降。

[**治法**]清热化湿，理气和胃。

[**西医诊断**]①反流性食管炎；②慢性非萎缩性胃炎。

[**处方**]

柴胡 15g	枳实 15g	厚朴 9g	香橼 15g
佛手 15g	茵陈 15g	黄芩 12g	黄连 12g
清半夏 9g	竹茹 9g	生石膏 30g	瓦楞粉 30g
延胡索 15g	白芷 10g	合欢皮 15g	首乌藤 15g
瓜蒌 10g			

7剂，每日1剂，水煎取汁400mL，分早晚饭后1小时温服。并嘱患者节饮食，调情志。

二诊：2019年5月13日，患者自诉胸骨后灼热憋闷感好转，胃脘部稍有胀感，偶嗳气，其余诸症均好转；舌暗红，苔黄腻，脉滑数。上方加降香6g、香附12g、青皮12g。14剂，每日1剂，煎服法如前。

三诊：2019年5月27日，患者诸症均减轻，胃胀基本缓解，大便干结；舌暗红，苔薄黄腻，脉滑数。上方加芦根30g。14剂，每日1剂，煎服法如前。

四诊：2019年6月10日，患者自诉最近因压力过大，情绪低落，且胸骨后仍有憋闷感，偶有灼热感，大便每日一行；舌尖红，苔薄黄腻，脉滑数。上方去石膏、瓦楞粉，加栀子9g、淡豆豉9g、石菖蒲15g、郁金12g。14剂，每日1剂，煎服法如前。

五诊：2019年6月24日，患者自述诸症均减轻，考虑此病易反复，嘱其按上方续服。处方如下：

柴胡15g	枳实15g	厚朴9g	香橼15g
佛手15g	茵陈15g	黄芩12g	黄连12g
清半夏9g	竹茹9g	栀子9g	淡豆豉9g
延胡索15g	白芷10g	合欢皮15g	首乌藤15g
瓜蒌10g	降香6g	香附12g	青皮12g
芦根30g	石菖蒲15g	郁金12g	

7剂，2日1剂，煎服法如前。嘱患者忌食生冷油腻辛辣之物，避免前倾、屈曲等动作，注意病情监控。

其后间断加减治疗3个月，患者复查胃镜显示：食管黏膜光滑，色泽正常，未见明显破损。诸症消失。随访半年，未发现异常。

［按语］反流性食管炎（reflux esophagitis，RE）是由胃、十二指肠内容物反流入食管引起的食管炎症性病变，内镜下表现为食管黏膜的破损，即食管糜烂和（或）食管溃疡。西医治疗多用抑酸剂和胃肠促动力药物，但停药后容易再发，且有不同程度的副作用，不宜长期服用。

此患者因饮食不节，伤及脾胃，导致脾失健运，胃失通降，从而凝聚成湿，湿郁化热，气机受阻，从而自觉胸骨后灼热憋闷，甚者欲裂，痛彻后背，伴胃胀，或有烧心，少许嗳气，纳差等症状。笔者认为此病具有反复难愈、病程长久等特点，在治疗中，善用小方和药对，小方方精药简，药对功效力专，对病症更加具有针对性。一诊中用半夏竹茹汤中的清半夏、竹茹治疗恶心、呕吐。方中清半夏性味辛温，有毒，归肺、脾、胃经，具有燥湿化痰、降逆止呕、消痞散结等功效，笔者临床多用清半夏，为生半夏用白矾加工炮制后而成。清半夏毒性及辛燥之性降低，其燥湿化痰作用增强，又长于降逆和胃，因此可用于多种原因引起的呕吐证，为止呕的要药。竹茹性味苦甘，微寒，归肺心胃经，具有清化热痰、除烦止呕等功效。《本草经疏》载："经曰，诸呕吐酸水，皆属于热，阳明有热，则为呕呃，温气寒热，亦邪客阳明所致。甘寒解阳明之热，则邪气退而呕呃止矣。"笔者善将二药相须使用，不仅相互增效，且清半夏与竹茹二药一温一寒，配对使用还可相互佐制，无论胃寒或胃热引起的恶心、干呕、呕吐皆可使用，且疗效卓著。四诊时，患者情绪低落，舌尖红，说明心火旺盛，用栀子、淡豆豉。栀子性味苦寒，归心、肝、胃、肺经，具有泻火除烦、凉血止血、清热解毒、清利湿热等功效，本品能通泻三焦之火，但尤以清心、肝、胃经热邪见长，在此使用，乃取之清心除烦的功效。淡豆豉性味辛苦凉，归肺、胃经，具有疏散表邪、宣郁除烦等功效，主治外感表证，寒热头痛、心烦、胸闷、虚烦不眠等症。此二药合用取自于《伤寒论》的栀子豉汤，配伍关系属于相须使用。本方寓宣散于清降之中，为清轻宣泄之剂，对于胸膈郁热之心烦、胸闷不舒，虚烦不眠之症有良效。

反流性食管炎（胃脘痛）案

患者信息：女，42岁，个体经营者

就诊日期：2018年7月6日

[主诉] 间断饭后胃胀痛半年，加重2周。

[现病史] 患者半年前无明显诱因出现胃胀、胃痛，伴明显嗳气，曾于某医院查电子胃镜示：反流性食管炎；慢性非萎缩性胃炎。后因右下纵隔旁病变在河北某医院住院，行手术治疗，其术后病理回报为：食管囊肿。2周前患者无明显诱因出现上腹部不适，胃胀加重，伴有嗳气。现主症：饭后胃痛、胃胀，嗳气频，偶有胃灼热、反酸，纳少，寐欠安（易醒），大便每日一行，小便可。舌暗红，中有裂纹，苔薄黄腻，脉弦滑。

[既往史] 既往体健。

[过敏史] 否认食物及药物过敏史。

[体格检查] 腹平坦，全腹触之欠柔软，剑突下无压痛，脐周压痛（+），无腹肌紧张及反跳痛，肝脾肋缘下未触及，Murphy征阴性，麦氏点无压痛，肝区无叩击痛，双肾区无叩击痛，移动性浊音阴性，肠鸣音正常存在。

[辅助检查] 电子胃镜（2018年2月21日，河北某医院）示：反流性食管炎（LA-A）；慢性非萎缩性胃炎。胸部CT（2018年5月16日，河北某医院）示：约平主动脉根部水平中纵隔食管右侧结节；所括肝内小囊肿。

[中医诊断] 胃脘痛。

[证候诊断] 郁热中阻。

[治法] 宣发郁结，清泄里热。

[西医诊断] ①反流性食管炎；②慢性非萎缩性胃炎；③食管囊肿切除

术后。

[处方]

石菖蒲 15g	郁金 12g	枳实 15g	厚朴 10g
焦神曲 30g	鸡内金 20g	生石膏 30g	浙贝母 12g
海螵蛸 12g	瓦楞粉 30g	香橼 15g	佛手 15g
首乌藤 15g	焦槟榔 15g	茵陈 15g	黄芩 12g
黄连 12g	陈皮 9g	竹茹 10g	清半夏 9g
柴胡 15g	青皮 15g	香附 15g	紫苏梗 12g

7剂，每日1剂，水煎取汁400mL，早晚饭后1小时温服。

二诊：2018年7月13日，患者服药7剂后，诉胃胀痛稍减，胃灼热反酸减轻，纳食好转，半夜易醒，大便每日一行；舌暗红，苔薄黄腻，脉弦细滑。上方去瓦楞粉、生石膏，加炒麦芽15g、蒲公英15g、车前子15g、延胡索15g、白芷10g、冬凌草15g、蝉蜕20g，改茵陈为30g。7剂，每日1剂，煎服法同前。调整处方如下：

石菖蒲 15g	郁金 12g	枳实 15g	厚朴 10g
焦神曲 30g	鸡内金 20g	蒲公英 15g	浙贝母 12g
海螵蛸 12g	炒麦芽 15g	香橼 15g	佛手 15g
首乌藤 15g	焦槟榔 15g	茵陈 30g	黄芩 12g
黄连 12g	陈皮 9g	竹茹 10g	清半夏 9g
柴胡 15g	青皮 15g	香附 15g	紫苏梗 12g
车前子 15g	延胡索 15g	白芷 10g	冬凌草 15g
蝉蜕 20g			

随诊加减1年后，诸症好转。

[按语] 笔者通过大量临床观察发现，反流性食管炎的发生、发展离不开郁热。其多由于情志、饮食不节等导致气机升降失调，气郁中焦，郁久化热。"郁热"之邪不同于单纯"热邪"或"气郁"，其治疗必然是双向的，一方面向上清宣中焦之"郁"，另一方面向下清泄里热，导热下行，需升降并用才能达到解郁清热的目的。方中柴胡、紫苏梗、香附、郁金辛味行散，向上透发郁热，以石膏、茵陈、黄芩、黄连、竹茹等苦寒降泄，清热泻火。一升一降，气机通畅，郁热自除。

本案患者曾行食管囊肿切除术，手术前囊肿已经影响到整体气机的运行，加之手术过程的伤津耗气，致使脾胃功能受损，在清解郁热的同时还需复健脾胃功能。在使用陈皮、香橼、佛手等芳香醒脾、复健脾运的同时以青皮、枳实、厚朴、焦槟榔等通降胃气，散结降浊，亦为升降并用之意。

本病以"郁热"为核心，在治疗过程中还需根据患者情况和兼症进行调整、加减处方。患者易醒，寐欠安，以首乌藤安心神；以焦神曲、鸡内金健脾消食，调中下气；胃灼热、反酸以浙贝母、海螵蛸、瓦楞粉制酸止痛，清血分热。诸药相伍，则郁热清，升降调，兼证除，气机畅。二诊时，症状减轻，去瓦楞粉、生石膏矿石类药物以防阻碍胃气恢复，以麦芽升健脾气，郁热未清，继予清热药蒲公英。患者半夜易醒，于安神中酌加活血止痛之品，防热入血分。

本病采用辨病辨证结合的原则，单纯辨证论治难以体现中医诊疗体系的全貌，临证中把辨病论治和辨证论治灵活运用掌握，才能全面。

反流性食管炎（吐酸）案1

患者信息：男，45岁，公务员

就诊日期：2018年1月13日

[**主诉**] 间断胃灼热反酸1个月。

[**现病史**] 患者缘于1个多月前饮酒后出现胃灼热反酸，自行口服"奥美拉唑肠溶片"后症状缓解，但仍间断反复发作，遂来我院就诊，现主症：胃灼热反酸，饭前较明显，偶伴胃脘灼痛及胸骨后疼痛，严重时影响睡眠，口干口苦，晨起较明显，咽干咽痛，无恶心呕吐，纳欠，食多作胀，夜寐多梦，小便调，大便每日一行，质黏，小便调。舌暗红，中有裂纹，苔薄黄腻，脉弦细滑。

[**既往史**] 既往体健。

[**过敏史**] 否认食物及药物过敏史。

[**体格检查**] 腹平坦，全腹触之欠柔软，剑突下无压痛，无腹肌紧张及反跳痛，肝脾肋缘下未触及，Murphy征阴性，麦氏点无压痛，肝区无叩击痛，双肾区无叩击痛，移动性浊音阴性，肠鸣音正常存在。

[**辅助检查**] 电子胃镜（2018年1月13日，河北某医院）示：反流性食管炎（LA-A级）；慢性浅表性胃炎。

[**中医诊断**] 吐酸。

[**证候诊断**] 郁热阻滞，肝胃不和。

[**治法**] 清热畅中，疏肝和胃。

[**西医诊断**] ①反流性食管炎；②慢性非萎缩性胃炎。

［处方］

柴胡 15g	香附 15g	紫苏梗 12g	青皮 15g
茵陈 15g	黄芩 12g	黄连 12g	竹茹 10g
陈皮 9g	清半夏 9g	香橼 15g	瓦楞粉 30g
石菖蒲 15g	郁金 12g	枳实 15g	厚朴 10g
佛手 15g	浙贝母 15g	海螵蛸 15g	生石膏 30g
冬凌草 15g	射干 12g	栀子 9g	夏枯草 15g
败酱草 30g	首乌藤 15g	合欢皮 15g	焦槟榔 15g
生薏苡仁 30g			

7剂，每日1剂，水煎取汁400mL，早晚饭后1小时温服。

二诊:2018年1月20日，患者诉胃灼热反酸减轻，偶见胃脘及胸骨后疼痛，口干口苦、咽干咽痛症状均有所好转，夜寐好转，舌脉同前。上方去香附、青皮，加枳壳9g，改茵陈为30g、紫苏梗为10g。7剂，每日1剂，煎服法同前。

三诊: 2018年1月27日，患者偶见胃灼热反酸，无明显胃脘及胸骨后疼痛，无明显口干口苦等症，夜寐可，近日外感风寒，身重，鼻塞，涕由清转黄，咽部疼痛不适，无其他明显症状；舌暗红、中裂纹，苔薄黄稍腻，脉浮滑。上方去枳实、厚朴、焦槟榔，加金银花15g、荆芥9g、防风9g、木蝴蝶15g、青果9g。7剂，每日1剂，煎服法同前。

四诊: 2018年2月3日，患者无明显身重、鼻塞等外感症状，偶进食较多时可见胃灼热反酸，咽部偶感不利，无其他明显不适；舌暗红、中裂纹，苔薄黄稍腻，脉略滑。上方去金银花、荆芥、木蝴蝶、青果。调整处方如下:

柴胡 15g	紫苏梗 10g	茵陈 30g	黄芩 12g
黄连 12g	竹茹 10g	陈皮 9g	清半夏 9g
香橼 15g	瓦楞粉 30g	石菖蒲 15g	郁金 12g
佛手 15g	浙贝母 15g	海螵蛸 15g	生石膏 30g
冬凌草 15g	射干 12g	栀子 9g	夏枯草 15g
败酱草 30g	首乌藤 15g	合欢皮 15g	生薏苡仁 30g
枳壳 9g	防风 9g		

7剂，每日1剂，煎服法同前。后随诊2个月余，随症加减。

末诊: 2018年4月28日，患者诸症明显好转，无明显胃灼热反酸及胃脘灼痛或胸骨后疼痛，无明显口干口苦、咽干咽痛等症，纳可，夜寐安，小便调，大便每日一行，质不黏，小便调；舌暗红，苔薄黄，中有浅裂纹，脉弦略细。复查电子胃镜: 慢性浅表性胃炎，食管未见明显破损。

[按语]本案患者以胃灼热反酸为主要症状，经电子胃镜确诊为"反流性食管炎"，属中医学"吐酸"范畴，其发病多与情志不遂、饮食不节、形体肥胖等因素有关。本病病位在食管，与肝、脾、胃等脏腑密切相关。笔者认为，吐酸的核心病机为"郁热阻滞，肝胃不和"。《素问·至真要大论》："诸呕吐酸，暴注下迫，皆属于热。"《证治汇补》："吐酸者，吐出酸水，平时津液上升之气，郁滞清道，湿中生热，故从火化，遂作酸味。"指出了郁、热为本病的关键病理因素。《素问玄机原病式》："酸者，肝木之味也，由火盛制金，不能平木，则肝木自甚，故为酸也。"指出本病发病与肝关系密切。

本案患者平素工作紧张，情绪波动较大，肝气失于疏泄，肝气郁结，横逆犯胃。本次起病缘于过量饮酒，酒为大湿大热之品，过量饮酒，湿热之邪蕴结中焦，故见胃灼热，二者共致胃气失于和降，不降反升，夹湿热上冲则反酸，上犯咽喉则见咽干咽痛。肝气郁结化火，则见口干口苦，"胃不和则卧不安"，故患者夜寐差。结合患者舌脉，可辨证为郁热阻滞，肝胃不和。

笔者在临床实践中，针对反流性食管炎"郁热阻滞，肝胃不和"的核心病机，总结出"清、利、调、养"治疗法则，即"一清郁热，二利咽喉，三调肝胃，四养心神"，本案初诊组方时也谨遵此法，患者二诊时症状便有所缓解。三诊时，患者出现身重，鼻塞，涕由清转黄，咽部疼痛不适等外感症状，细查其病情特点，认为外感症状与本病核心病机关系密切。郁热阻滞，阳气不得正常布散，卫外防御功能减退，易致风寒之邪侵袭，故见身重，鼻塞，流清涕，咽部疼痛不适等外感症状。患者郁热未得宣散，外侵之寒邪便易从热化，其涕由清转黄即为佐证。此时患者病情的主要矛盾为风邪束表，邪热蕴肺，所以在调整处方时不能施以大队辛温解表之品，而应在针对核心病机的基础上，加用疏风清肺之品。金银花既可入肺经，凉散肺卫风热，又可入胃经，清透中焦郁热，同时兼顾核心病机与兼夹病机。荆芥、防风加强疏风解表，《药类法象》："（防风）治风通用。泻肺实，散头目中滞气，除上焦风邪。"木蝴蝶、青果清肺利咽，木蝴蝶又可疏肝和胃。四诊时患者便无明显外感症状。本案治疗全程谨循"清、利、调、养"之法，兼顾不同阶段的兼夹病机，使郁热清，肝胃和，患者服药3个月后，食管黏膜愈合。

反流性食管炎（吐酸）案2

患者信息：男，38岁，职员

就诊日期：2018 年 11 月 24 日

[**主诉**] 反酸、胃灼热 5 年余，加重 1 周。

[**现病史**] 患者于 5 年前无明显诱因出现胃灼热、反酸、嗳气，自行口服"奥美拉唑、莫沙必利"可缓解，停药后反复发作，后于多家医院就诊，查电子胃镜示：反流性食管炎 LA-A 级；慢性非萎缩性胃炎。经治疗（具体不详），病情时轻时重，遂来我院就诊。现主症：胃灼热，反酸，呃逆，口中有异味，食欲欠佳，寐可，大便每日一行。舌质红，苔黄腻，边齿痕，脉沉滑。

[**既往史**] 既往体健。

[**过敏史**] 否认药物及食物过敏史。

[**体格检查**] 腹平坦，全腹触之柔软，剑突下轻压痛，肝脾肋缘下未触及，无腹肌紧张及反跳痛，Murphy 征阴性，麦氏点无压痛，肝区无叩击痛，双肾区无叩击痛，移动性浊音阴性，肠鸣音正常存在。

[**辅助检查**] 电子胃镜（2018 年 11 月 23 日，河北某医院）示：反流性食管炎；慢性非萎缩性胃炎。

[**中医诊断**] 吐酸。

[**证候诊断**] 肝郁脾虚，湿热中阻。

[**治法**] 疏肝健脾，清热利湿。

[**西医诊断**] ①反流性食管炎；②慢性非萎缩性胃炎。

[**处方**]

茵陈 15g	黄芩 12g	黄连 12g	柴胡 10g
陈皮 10g	海螵蛸 12g	浙贝母 12g	生石膏 30g
瓦楞粉 30g	香橼 15g	佛手 15g	白蔻仁 15g（后下）
厚朴 9g	枳实 15g	焦神曲 15g	焦山楂 15g
鸡内金 15g			

共 7 剂，每日 1 剂，水煎取汁 400mL，分早晚饭后 1 小时温服。

二诊：2018 年 12 月 1 日，胃灼热、反酸有所缓解，食欲增强，口气减轻，近日常感乏力，寐可，大便成形，每日一行；舌质红，苔黄腻，脉沉滑无力。上方加仙鹤草 15g、黄芪 30g。共 14 剂，每日 1 剂，煎服法同前。

三诊：2018 年 12 月 15 日，偶有胃灼热、反酸。纳寐可，二便调，晨起口苦减轻，口气重，体力正常，舌质淡紫，苔薄微黄，脉沉滑。上方加三棱、莪术各 10g。共 14 剂，每日 1 剂，煎服法同前。

四诊：2019 年 1 月 1 日，无反酸、胃灼热，偶有口苦，精神体力俱佳，纳寐可，二便调；舌质暗，苔薄白，脉沉。上方不变。

茵陈 15g	黄芩 12g	黄连 12g	柴胡 10g
陈皮 10g	海螵蛸 12g	浙贝母 12g	生石膏 30g
瓦楞粉 30g	香橼 15g	佛手 15g	白蔻仁 15g（后下）
厚朴 9g	枳实 15g	焦神曲 15g	焦山楂 15g
鸡内金 15g	仙鹤草 30g	黄芪 30g	三棱 10g
莪术 10g			

2019年5月6日，患者复查胃镜显示：正常食管黏膜像，未见明显破损。其后随访3个月，患者无其他不适症状。

[按语] 反流性食管炎（RE）是指胃或肠内容物反流入食管，引起食管下段黏膜炎症，主要症状为胸痛、胸骨后烧灼感、反酸等，除"吐酸"外，可归属于"胃痞""胸痹""胃脘痛"等病范畴。笔者治疗此病常从肝论治，正如刘完素在《素问玄机原病式·吐酸》中说："酸者，肝木之味也，由火盛制金，不能平木，则肝木自甚，故为酸也。"朱丹溪亦云："吞酸者，湿热布积于肝，而出于肺胃之间。"笔者认为"吐酸"的病理机制为肝胃不和，肝气上扰，阻于咽喉胸膈，郁而从阳化热为酸。无郁不成酸，诸般积滞，气郁为先，故治疗时首疏肝，次宽中。疏肝以理气为先，宽中以健脾为要，总以"通"法为主。肝主疏泄，调节气机畅达，可促进脾胃的运化。故常从肝胃入手，理气开郁以通腑，以通为顺。肝气郁滞，积久化热，横逆犯胃，故胃灼热、反酸；胃失和降，胃气上逆，故呃逆、口中有异味；湿邪困脾，脾失健运，故食欲欠佳。此病病位在胃，与肝、脾相关，病理因素以气滞为主，脾虚为本，湿浊、郁热、瘀血紧随其后。通常可分为肝胃不和、脾胃湿热、脾气虚弱、胃络瘀阻四个证型。

治疗时，首当疏肝解郁，以解燃眉之急。其中柴胡、香橼、佛手疏肝和胃、开散气郁。柴胡，味苦微寒，入肝、胆经，和解表里，疏肝，升阳。《神农本草经百种录》曰："柴胡，肠胃之药也。"可于顽土中疏利滞气。《滇南本草》曰："佛手，治胃气疼痛""和中行气"。《本经逢原》谓："佛手专破滞气。"因其理气而不伤正，故在临床广泛用之。再者健脾宽中，以治疾病之本。紫苏健脾宽中祛湿，厚朴、枳实通降胃气、下气消积，焦山楂、焦神曲、陈皮、鸡内金等消积化滞、健脾消食、祛除积滞；茵陈、黄芩、黄连清热利湿；浙贝母、海螵蛸、生石膏、瓦楞粉对症治疗以抑酸兼清胃火。现代研究显示，海螵蛸具有中和胃酸、保护黏膜、抗溃疡的作用。瓦楞粉煅用可制酸止痛，而且煅瓦楞粉较生品中的钙盐含量更多，更适用于制酸。二诊中，患者自诉乏力，笔者常加黄芪、仙鹤草以补气。黄芪，甘温，归肺、脾经，补气固表，敛疮生肌。《本经逢原》曰："黄芪，宽中益气，使五脏调和，肌肉充盛，骨髓强坚，皆是补阴之功。"仙鹤草，可收敛止血，止痢，截疟，解毒，补虚。《现代实用中药》曰："为强壮性收敛止血剂，兼强心作用。适用于肺病咯血、肠出血、胃溃疡出血、子宫出血等症。"三诊中加三棱、莪术破血逐瘀。服药半年后，患者复查胃镜显示：正常食管黏膜像，未见明显破损。随访无其他明显不适。

反流性食管炎（吐酸）案 3

患者信息：男，66 岁，退休人员

就诊日期：2019 年 8 月 17 日

[**主诉**] 间断胃胀痛 3 个月，加重伴反酸 1 周。

[**现病史**] 患者于 3 个月前因情志不畅自行服用保健品（具体药物描述不详）出现中下腹胀满，夜间疼痛加重，伴呕吐，吐后症减，曾于当地医院住院治疗，后服用中药（具体药物描述不详）3 周，症状无明显改善。1 周前因饮食不当，上述症状再次加重且反酸严重，并有咽部不适感，遂来我院就诊。现主症：胃痛，胃胀，反酸，恶心，呕吐，多汗，纳差，寐可，大便每日一行，质可，小便可。舌暗红，苔黄腻，有裂纹，脉弦滑。

[**既往史**] 既往体健。

[**过敏史**] 否认食物及药物过敏史。

[**体格检查**] 腹平坦，全腹触之欠柔软，剑突下无压痛，无腹肌紧张及反跳痛，肝脾肋缘下未触及，Murphy 征阴性，麦氏点无压痛，肝区无叩击痛，双肾区无叩击痛，移动性浊音阴性，肠鸣音正常存在。

[**辅助检查**] 电子胃镜（2019 年 8 月 17 日，河北某医院）示：反流性食管炎；慢性萎缩性胃炎，胃角病变。病理诊断报告：胃角轻度异型增生伴轻度肠上皮化生。

[**中医诊断**] 吐酸。

[**证候诊断**] 浊毒内蕴。

[**治法**] 清热利湿，化浊解毒。

[**西医诊断**] ①反流性食管炎；②慢性萎缩性胃炎。

[**处方**]

茵陈 15g	黄芩 12g	黄连 12g	竹茹 10g

清半夏 9g	青果 9g	仙鹤草 15g	广木香 6g
柴胡 15g	厚朴 9g	枳实 15g	浙贝母 12g
海螵蛸 12g	延胡索 15g	白芷 10g	木蝴蝶 6g
炒麦芽 30g	鸡内金 30g	焦神曲 30g	浮小麦 30g
香附 15g	石菖蒲 15g	郁金 12g	陈皮 9g

7剂，每日1剂，水煎取汁400mL，早晚饭后1小时温服。

二诊：2019年8月24日，患者服药7天后，胃胀，胃痛症状明显好转，仍有反酸，汗出；舌暗红，苔黄腻，脉弦。上方去青果，加薏苡仁30g、败酱草30g、生牡蛎20g、茯苓15g，余不变，14剂，每日1剂，煎服法同前。

三诊：2019年9月8日，患者服药14天后，症状明显好转，但又出现咽部不适，自觉咽痛咽痒，干咳无痰，心烦难寐；舌暗红，苔薄黄，脉弦细。上方去仙鹤草，加冬凌草15g、射干10g、栀子10g、淡豆豉9g。7剂，每日1剂，煎服法同前。

四诊：2019年9月15日，患者诸症明显好转，守方不变，巩固疗效，调整处方如下：

茵陈 15g	黄芩 12g	黄连 12g	竹茹 10g
清半夏 9g	广木香 6g	柴胡 15g	厚朴 9g
枳实 15g	浙贝母 12g	海螵蛸 12g	延胡索 15g
白芷 10g	木蝴蝶 6g	炒麦芽 30g	鸡内金 30g
焦神曲 30g	浮小麦 30g	香附 15g	石菖蒲 15g
郁金 12g	陈皮 9g	生薏苡仁 30g	败酱草 30g
生牡蛎 20g	茯苓 15g	冬凌草 15g	射干 10g
栀子 10g	淡豆豉 9g		

7剂，每日1剂，煎服法同前。

患者又随症加减，规律服药2个月余，诸症皆除，停药。

[按语] 本案患者由于情志不畅且饮食不当，导致肝失疏泄，脾胃受损，胃属阳土，胃病易于化热化火，即阳道实。脾主运化水湿，脾脏受损，水湿失于运化，初为湿盛，湿盛则浊聚，久郁化热，湿浊化热蕴毒。浊毒阻遏气机，气机不通，故有胃胀。不通则痛，故有胃痛。气机逆乱，夹酸上逆，故有反酸。患者舌暗红，苔黄腻，有裂纹，脉弦滑，亦为浊毒内蕴之征象。故治疗宜清热利湿，化浊解毒。初诊方中以柴胡、黄芩为主药，取小柴胡汤之意以和解少阳，更配香附、清半夏、石菖蒲、郁金理气和胃化湿以复清降。《神农本草经》谓柴胡："主治心腹，去肠胃中结气，饮食积聚，寒热邪气，

推陈致新。"浊毒内蕴，故用茵陈、黄连、陈皮、竹茹清热利湿，化浊解毒。仙鹤草增强解毒之功。木蝴蝶、青果清利咽喉。木香、厚朴、枳实疏肝理气和胃。浙贝母、海螵蛸药对合用以制酸止痛，改善胃部不适。延胡索、白芷合用，增强止痛之功。炒麦芽、焦神曲、鸡内金消食和胃。浮小麦益阴敛汗。二诊时患者胃痛好转，仍有反酸，湿热之邪仍顽固不解，故减少延胡索用量，加薏苡仁、败酱草、茯苓以增强祛湿功效，加牡蛎增强制酸止痛之功。三诊时患者症状明显好转，但出现咽部不适，此为郁热浊毒所致，故又加冬凌草、射干以清热解毒，清利咽喉，又加栀子、淡豆豉，取栀子豉汤之意，栀子凉润，既能上入心胸清透郁热以除烦，又能导火下行以除热；淡豆豉轻清，既能宣泄肺中郁热，又能开壅散满而和胃。诸药合用，浊毒清，郁热散，则诸症自愈。

反流性食管炎（吐酸）案 4

患者信息：女，72 岁，退休人员

就诊时间：2019 年 9 月 22 日

[**主诉**] 间断胃胀痛伴反酸、胃灼热 4 年，加重 10 天。

[**现病史**] 患者 4 年前因饮食不当出现胃脘部胀痛伴有反酸、胃灼热。曾就诊于河北某医院，服用西药（具体药物描述不详）后，症状无明显好转，期间症状反复，未系统诊疗。10 天前因与家人吵架，胃脘部不适加重且伴有口干口苦，遂来我院就诊。当日于我院行电子胃镜检查示：反流性食管炎；慢性萎缩性胃炎伴糜烂。现主症：间断胃胀、胃痛，侧卧时嗳气，反酸、胃灼热，晨起口干、口苦、咽干，手足心热，无汗出，纳差，寐差，大便每日 2~3 次，质稀。舌暗红，有裂纹，少苔，脉弦细。

[**既往史**] 既往体健。

[**过敏史**] 否认食物及药物过敏史。

[**体格检查**] 腹平坦，全腹触之欠柔软，剑突下无压痛，无腹肌紧张及反跳痛，肝脾肋缘下未触及，Murphy 征阴性，麦氏点无压痛，肝区无叩击痛，双肾区无叩击痛，移动性浊音阴性，肠鸣音正常存在。

[**辅助检查**] 电子胃镜（2019 年 9 月 22 日，河北某医院）示：反流性食管炎；慢性萎缩性胃炎伴糜烂。

[**中医诊断**] 吐酸。

[**证候诊断**] 肝胃郁热阴伤。

[**治法**] 疏肝解郁，滋阴清热。

[**西医诊断**] ①反流性食管炎；②慢性萎缩性胃炎伴糜烂。

[**处方**]

浙贝母 12g	海螵蛸 12g	青蒿 30g	地骨皮 15g
浮小麦 30g	生薏苡仁 30g	败酱草 30g	冬凌草 15g
射干 10g	木蝴蝶 6g	青果 9g	首乌藤 15g
生牡蛎 20g	枳实 15g	厚朴 9g	白芍 30g
川芎 9g	鸡内金 15g	当归 9g	泽泻 9g
茯苓 15g	百合 15g	生龙骨 20g	

7剂，每日1剂，水煎取汁400mL，早晚饭后1小时温服。

二诊：2019年9月28日，患者服药7天后，反酸、胃灼热好转，仍偶有胃脘部胀痛；舌暗红，有裂纹，少苔，脉细。上方加延胡索15g、白芷10g，余不变，7剂，每日1剂，煎服法同前。

三诊：2019年12月4日，患者述症状明显好转，但仍手足心热，口干，寐差；舌暗红，少苔，脉细。上方去冬凌草、射干，加生地黄10g、麦冬10g、北沙参9g、玉竹9g，7剂，每日1剂，煎服法同前。

四诊：2019年12月11日，患者因再次与家人吵架，后出现两胁部胀痛，胃胀明显但疼痛缓解；舌暗红，苔薄，脉弦。上方去泽泻、茯苓，加香橼15g、佛手15g，余不变。7剂，每日1剂，煎服法同前。

五诊：2019年12月18日，患者诸症好转，守方不变以巩固疗效，调整处方如下：

浙贝母 12g	海螵蛸 12g	青蒿 30g	地骨皮 15g
浮小麦 30g	生薏苡仁 30g	败酱草 30g	木蝴蝶 6g
青果 9g	首乌藤 15g	生牡蛎 20g	枳实 15g
厚朴 9g	白芍 30g	川芎 9g	鸡内金 15g
当归 9g	百合 15g	生龙骨 20g	延胡索 15g
白芷 10g	生地黄 10g	麦冬 10g	北沙参 9g
玉竹 9g	香橼 15g	佛手 15g	

7剂，每日1剂，煎服法同前。

患者继续规律服药4个月，不适症状皆好转，停药。

[**按语**]

笔者认为本病的核心病机为郁热伤阴，而郁热病机分为肝胃郁热证和肺胃郁热证。本案患者为老年女性，病程较长，病症顽固，且患者平素情志不舒，易怒，以致肝郁气滞，日久肝郁化火，横逆犯胃，故可见胃胀、反酸、胃灼热，正如《素问·至真要大论》云："诸呕吐酸，暴注下迫，皆属于热。"肝郁化火日久则灼伤营阴，故可出现手足心热、寐差、口干、咽干及舌红、少苔、脉弦细的一系列阴虚症状。初诊方中浙贝母、海螵蛸对药合用以制酸止痛改善胃部糜烂，青蒿、地骨皮、浮小麦清虚热，百合、首乌藤、生龙骨、生牡蛎助眠安神。生龙骨、生牡蛎对药合用，其中生龙骨味甘、涩，性平，功能重镇安神，敛汗涩精，生肌敛疮。生牡蛎，味咸，性微寒，可重镇安神、滋阴潜阳、软坚散结。《本草求真》云："龙骨功与牡蛎相同，但牡蛎咸涩入肾，有软坚化痰清热之功，此属甘涩入肝，有收敛止脱、镇惊安魄之妙。"枳实、厚朴理气止痛，当归、白芍、川芎取四物汤之意以养血和血，滋养阴液。四物汤出自《仙授理伤续断秘方》，本来方中有熟地黄，且熟地黄为君药，但本案患者纳差严重，故去熟地黄以防止其滋腻碍胃。又加鸡内金以消食和胃，增强食欲，缓解纳差。二诊时，患者仍有胃脘部胀痛不适，故加延胡索、白芷以增强止痛之功。三诊时根据患者症状以及舌脉表现得知患者阴虚症状仍未缓解，故又加生地黄、麦冬、北沙参、玉竹以加强滋阴之效。四诊时患者情志不畅，两胁胀痛且胃胀严重，故加香橼、佛手以疏肝理气。全方虚实同治，寒热并用，体现了宣发郁热、滋阴增液的核心病机治法。郁热除，阴液复，则诸症自愈。

反流性食管炎（吐酸）案5

患者信息：女，52岁，公务员

就诊日期：2019年5月12日

[主诉]胃脘部胀满3年，加重1个月。

[现病史]患者3年前因家庭琐事与其爱人发生争吵，出现胃脘部胀闷，并伴有反酸、胃灼热症状，曾就诊于当地诊所服用"枸橼酸铋钾"（具体用量不详），效果欠佳。后间断口服中药（具体药物描述不详），病情时轻时重。1个月前又因工作与同事争吵，上述症状加重，为求进一步系统治疗，遂就诊于我院。现主症：胃脘胀满，反酸、胃灼热、嗳气，胁肋部胀痛，口干口苦，纳呆，偶有咳嗽、咳痰，腰部酸痛不适，大便质干，2日1行，小便可。舌质红，苔黄厚腻，脉弦滑数。

[**既往史**] 既往高血压病病史 10 年，血压最高达 170/110mmHg，平时服用硝苯地平控释片，30mg，1 次 / 日，血压控制在 130/95mmHg。

[**过敏史**] 否认药物及食物过敏史。

[**体格检查**] 腹平坦，全腹触之柔软，剑突下轻压痛，肝脾肋缘下未触及，无腹肌紧张及反跳痛，Murphy 征阴性，麦氏点无压痛，肝区无叩击痛，双肾区无叩击痛，移动性浊音阴性，肠鸣音正常存在。

[**辅助检查**] 电子胃镜（2019 年 4 月 30 日，河北某医院）示：反流性食管炎；慢性非萎缩性胃炎。

[**中医诊断**] 吐酸。

[**证候诊断**] 肝胃失和，气郁化火。

[**治法**] 疏肝和胃，清泄郁火。

[**西医诊断**] ①反流性食管炎；②慢性非萎缩性胃炎。

[**处方**]

柴胡 12g	黄连 12g	郁金 12g	紫苏梗 12g
吴茱萸 10g	香附 12g	川楝子 10g	浙贝母 12g
海螵蛸 12g	生石膏 30g	瓦楞粉 30g	黄芩 12g
清半夏 9g	牡丹皮 15g	生地黄 15g	茯苓 20g
枳实 15g	厚朴 9g	石菖蒲 12g	

7 剂，每日 1 剂，水煎取汁 400mL，分早晚饭后 1 小时温服。嘱饮食清淡、少油、忌食辛辣、刺激之品，调畅情志。

二诊：2019 年 5 月 19 日，胃胀、反酸、胃灼热减轻，仍口干，嗳气，胁肋胀痛，夜寐欠安，食欲欠佳，大便每日 1 行，质可；舌质红，苔黄腻，脉弦滑。上方去浙贝母、海螵蛸、生石膏、瓦楞粉，加玉竹 15g、北沙参 12g。继服 14 剂，煎服方法及饮食注意同前。

三诊：2019 年 6 月 3 日，胃脘胀满、胃灼热、反酸明显改善，无明显口干口苦、嗳气、胁肋胀痛，情绪较之前明显好转，寐可，食欲不振，二便调；舌质红，苔薄黄，脉弦细。上方加炒莱菔子 10g、焦槟榔 9g、焦神曲 30g、鸡内金 15g。调整处方如下：

柴胡 12g	黄连 12g	郁金 12g	紫苏梗 12g
吴茱萸 10g	香附 12g	川楝子 10g	玉竹 15g
北沙参 12g	黄芩 12g	炒莱菔子 10g	焦槟榔 9g
清半夏 9g	牡丹皮 15g	生地黄 15g	茯苓 20g
枳实 15g	厚朴 9g	石菖蒲 12g	焦神曲 30g

鸡内金 15g

14 剂，每日 1 剂，煎服法同前。

后随症加减治疗 3 个月，患者自诉已无明显不适。2019 年 9 月 25 日复查电子胃镜示：食管部未见炎性改变；慢性非萎缩性胃炎。

[按语] 笔者治疗反流性食管炎时喜调五脏，和胃降逆，旨在清解郁火，通调气机，使"邪去病自安"。该患者病程较长，因情志不舒，致使肝气不升，胃气不降，气机郁滞故见胃脘胀满、胁肋胀痛、嗳气；久郁胃腑，化生郁热，胃气上递，夹热上冲，故见反酸、胃灼热、口干口苦。治疗时，针对胁肋胀痛，善调肝郁，常用香附疏理气机，正如《本草正义》所言："香附，辛味甚烈，香气颇浓，皆以气用事，故专治气结为病。"针对反酸、口苦，予黄连、吴茱萸取左金丸之意凉肝和胃，辅以川楝子、柴胡、黄芩助其清少阳邪火之功。其中黄芩为清肺火要药，《医学启源》云："黄芩，泄肺中火邪上逆于膈上，补膀胱之寒水不足，乃滋其化源。"针对胃脘胀满，善调脾胃，常用半夏、茯苓健运中焦。柴胡、半夏此类药辛温升散，与黄芩、黄连等苦寒降泻药形成辛开苦降法，利用药性、药味来调畅气机。针对不良情绪，善用石菖蒲、郁金清心除烦。正如《重庆堂随笔》所说："石菖蒲，舒心气、畅心神、怡心情、益心志，妙药也。"然《素问·阴阳应象大论》亦云："肾生骨髓，髓生肝"，肾为先天之本，肝肾同源，故常用生地黄滋补肾阴，生津止渴，治疗口干。诸药联用，疏肝解郁，滋阴补肾，肃降肺气，理气和胃，标本兼治，清郁火而气机调，疾病自愈，将调治五脏之法完美地体现在胃食管病的治疗中。二诊患者胃灼热、反酸症状减轻，故去浙贝母、海螵蛸、石膏、瓦楞粉，口干明显考虑胃阴耗伤，遂加玉竹、沙参以养胃阴。三诊时诸症均减，又因患者食欲欠佳，故予炒莱菔子、焦神曲、鸡内金以消食开胃。随后连续加减服药 3 个月，复查电子胃镜示：正常食管黏膜像，未见明显破损。患者未诉明显不适，效果理想。

反流性食管炎（吐酸）案 6

患者信息：男，44 岁，工人

就诊日期：2017 年 4 月 8 日

[主诉] 间断反酸、胃灼热半年余。

[现病史] 患者半年前因情绪恼怒出现反酸、胃灼热，就诊于河北某医院，

查肝胆胰脾彩超示：肝胆胰脾未见异常。查 ^{14}C 呼气试验示：阴性。查电子胃镜示：反流性食管炎；慢性非萎缩性胃炎。予口服中药治疗（具体药物描述不详），症状未见缓解，遂来我院就诊。现主症：反酸，胃灼热，胃脘部胀痛，口干，口苦，纳可，寐可，大便 2 日一行，质可，小便可。舌质暗红，苔黄腻，脉弦滑。

[既往史] 既往体健。

[过敏史] 否认药物及食物过敏史。

[体格检查] 腹平坦，全腹触之欠柔软，剑突下无压痛，无腹肌紧张及反跳痛，肝脾肋缘下未触及，Murphy 征阴性，麦氏点无压痛，肝区无叩击痛，双肾区无叩击痛，移动性浊音阴性，肠鸣音正常存在。

[辅助检查] 电子胃镜（2016 年 10 月 4 日，河北某医院）示：反流性食管炎；慢性非萎缩性胃炎。

[中医诊断] 吐酸。

[证候诊断] 肝胃郁热，湿热中阻。

[治法] 疏肝和胃，清热祛湿。

[西医诊断] ①反流性食管炎；②慢性非萎缩性胃炎。

[处方]

柴胡 15g	香附 12g	青皮 15g	紫苏梗 12g
茵陈 20g	黄芩 12g	黄连 12g	陈皮 9g
竹茹 10g	清半夏 9g	枳实 15g	厚朴 12g
香橼 15g	佛手 15g	延胡索 15g	白芷 10g
冬凌草 15g	射干 12g	焦槟榔 15g	炒莱菔子 10g
败酱草 15g	生薏苡仁 30g	生石膏 30g	浙贝母 15g
海螵蛸 15g	瓦楞粉 30g	栀子 9g	淡豆豉 9g

7 剂，每日 1 剂，水煎取汁 400mL，早晚饭后 1 小时温服。

二诊：2017 年 4 月 15 日，患者反酸、胃灼热明显减轻，胃脘胀痛减轻，口干、口苦，纳可，寐可，大便 2 日一行，质可，小便可；舌质暗红，苔黄腻，脉弦滑。上方加夏枯草 15g、芦根 30g。7 剂，每日 1 剂，煎服法同前。

三诊：2017 年 4 月 22 日，患者反酸、胃灼热好转，胃脘胀痛减轻，口干、口苦基本消失，纳可，寐可，大便每日一行，质可，小便可；舌质暗红，苔黄腻，脉弦滑。上方加八月札 15g。14 剂，每日 1 剂，煎服法同前。

四诊：2017 年 5 月 6 日，患者胃灼热、反酸基本消失，胃脘胀痛明显好转，无口干、口苦；舌暗红，苔薄腻，脉弦细。守方继服。调整处方如下：

柴胡 15g	香附 12g	青皮 15g	紫苏梗 12g
茵陈 20g	黄芩 12g	黄连 12g	陈皮 9g
竹茹 10g	清半夏 9g	枳实 15g	厚朴 12g
香橼 15g	佛手 15g	延胡索 15g	白芷 10g
冬凌草 15g	射干 12g	焦槟榔 15g	炒莱菔子 10g
败酱草 15g	生薏苡仁 30g	生石膏 30g	浙贝母 15g
海螵蛸 15g	瓦楞粉 30g	栀子 9g	淡豆豉 9g
夏枯草 15g	芦根 30g	八月札 15g	

14 剂，每日 1 剂，煎服法同前。

后又随症加减治疗 3 个月，诸症皆除，停药。

[**按语**] 反流性食管炎归属于中医学"吐酸"的范畴。《症因脉治》言："诸有吐酸之症，内伤七情，肝胆气机郁滞，久郁化火，侵扰脾胃，则饮食不化，伤于胃，遂成反酸之病矣。"可见该病多由情志所伤，肝失条达，失于疏泄，郁而化火，客胃犯脾，致胃失收纳，脾失运化，饮食积滞，最终中焦气机聚而不散，当升不得升，当降不得降所致。据此，笔者认为该病的核心病机当为郁热，其治疗应当采用四步法：①清郁热。药用栀子、淡豆豉、川芎、乌药、黄芩、黄连等。②利咽喉。药用冬凌草、射干、木蝴蝶、青果等。③调肝胃。药用柴胡、香附、青皮、紫苏梗等。④养心神。药用首乌藤、合欢皮等。

本病在郁热的基础上，又分为"肝胃郁热"与"肺胃郁热"之不同。在本案中患者因情绪恼怒，肝郁化火，津液内耗，痰湿益盛，诸邪与热相合而致病，属于肝胃郁热。因此治疗侧重于"清郁热"和"调肝胃"，同时配合"利咽喉"之法，方中栀子、淡豆豉，取栀子豉汤之意，清宣郁热，针对核心病机加以论治；柴胡、香附、青皮、紫苏梗等理气药疏肝和胃；黄连、黄芩重在解郁清热。黄连泻心火，黄芩清肺火，二者配伍，清热之力倍增，善除上焦实火诸症，尤其适用于本病。冬凌草、射干，清利咽喉，直达病所。更佐以生石膏、浙贝母、海螵蛸、瓦楞粉，抑酸止痛。生石膏主要成分为含水硫酸钙，尚有少量硅酸、氢氧化铝、硫化物及微量的铁、镁等；浙贝母化学成分含贝母碱（贝母素甲）、去氢贝母碱；海螵蛸化学成分含碳酸钙 80%~85%，并含少量氯化钠、磷酸钙、镁盐等；瓦楞粉化学成分含大量的碳酸钙，尚含少量镁、铁、硅酸盐、硫酸盐和氯化物及有机质。故四药内服具有明显的中和胃酸作用。

反流性食管炎（吐酸）案 7

患者信息：男，58 岁，工人

就诊日期：2019 年 9 月 7 日

[**主诉**] 反酸半年余，加重 3 天。

[**现病史**] 患者半年前因饮食不节出现反酸，伴胃灼热，咽部不适。于当地诊所服用药物（具体不详）后症状缓解。3 个月前因生气发生胃胀，于 2019 年 6 月 6 日于当地医院行电子胃镜示：反流性食管炎；慢性非萎缩性胃炎；胃息肉（已钳除）。3 天前因与人发生口角，反酸、胃灼热症状加重，遂来我院就诊。现主症：反酸，胃灼热，咽部不适，纳差（畏纳），夜寐欠安（入睡困难），大便每日一行，小便可。舌暗红，中有裂纹，苔薄黄腻，脉弦滑。

[**既往史**] 既往体健。

[**过敏史**] 否认食物及药物过敏史。

[**体格检查**] 腹平坦，触之欠柔软，剑突下无压痛，无腹肌紧张及反跳痛，肝脾肋缘下未触及，Murphy 征阴性，麦氏点无压痛，肝区无叩击痛，双肾区无叩击痛，移动性浊音阴性，肠鸣音正常存在。

[**辅助检查**] 电子胃镜（2019 年 6 月 6 日，河北某医院）示：反流性食管炎；慢性非萎缩性胃炎；胃息肉（已钳除）。

[**中医诊断**] 吐酸。

[**证候诊断**] 肝胃郁热。

[**治法**] 清宣肝胃郁热。

[**西医诊断**] ①反流性食管炎；②慢性非萎缩性胃炎；③胃息肉。

[**处方**]

柴胡 15g	枳实 15g	厚朴 9g	浙贝母 12g
海螵蛸 12g	瓦楞粉 30g	冬凌草 15g	射干 10g
木蝴蝶 9g	青果 9g	香橼 15g	佛手 15g
车前子 15g	焦槟榔 10g	紫苏梗 9g	

7 剂，每日 1 剂，水煎取汁 400mL，早晚饭后 1 小时温服。

二诊：2019 年 9 月 14 日，患者诸症好转，但右下肋隐痛，夜寐欠安易醒，大便每日一行，质可；舌暗红，苔薄黄，有裂纹，脉弦滑。上方加栀子 9g、莲子心 10g、薏苡仁 30g、败酱草 30g、生龙骨 30g、生牡蛎 30g。7 剂，每日

1 剂，煎服法同前。

三诊：2019 年 9 月 21 日，现患者无明显胃灼热、反酸，夜寐有所好转，大便每日一行，质可；舌暗红，苔薄黄，有裂纹，脉弦细滑。上方继续服用。调整处方如下：

柴胡 15g	枳实 15g	厚朴 9g	浙贝母 12g
海螵蛸 12g	瓦楞粉 30g	冬凌草 15g	射干 10g
木蝴蝶 9g	青果 9g	香橼 15g	佛手 15g
车前子 15g	焦槟榔 10g	紫苏梗 9g	栀子 9g
莲子心 10g	生薏苡仁 30g	败酱草 30g	生龙骨 30g
生牡蛎 30g			

7 剂，每日 1 剂，煎服法同前。

随证加减治疗 3 个月余，患者诸症全消，复查胃镜，显示食管黏膜愈合。停药。

[**按语**] 本案患者主因反酸、胃灼热就诊，并伴有咽部不适症状。追溯病源，系与人发生口角，怒气伤肝，肝气郁滞，客犯脾土，肝失疏泄，胃失和降故见反酸，肝气郁结，气郁化火，随肝气犯胃则见胃灼热、反酸，火曰炎上，则咽辣、有灼痛感。舌质暗红、苔薄黄腻、脉弦滑俱是肝胃郁热之征。患者初为肝气郁结，气本属阳，失治、误治日久，致气郁化火，如朱丹溪所说"气有余便是火"；《医旨绪余》云："是以七情一有不遂则生郁，郁久则生火，壅遏经隧。"患者情志过度或多种消极情绪糅杂不舒均可致肝郁化火，木郁化火，横逆上灼于胃，而胃本为阳土，多气多血之腑，且喜润恶燥，易受燥热之邪所累，肝胃阳盛，气机失调，则胃气不降反升，正如《素问·至真要大论》所说："诸逆冲上，皆属于火""诸呕吐酸，暴注下迫，皆属于热"。刘河间认为："酸者，肝木之味也，由火盛制金，不能平木，则肝木自甚，故为酸也。"可见气逆于上与火相关，而火自郁来，热郁又生酸，因此肝火横逆犯胃之时，胃气亦受累上逆，致木化所生之酸，上逆于食管，甚至咽喉、口腔，从而引起咽部不适。胃中有火，肝经有热，虚烦不得眠，胃不和则卧不安。在治疗时以疏肝气、清郁火为要，只有郁热除，脾胃运化才可恢复，中焦气机才可调畅，同时兼顾次要兼症的治疗。

柴胡味苦微寒，入肝、胆经，和解表里，疏肝、升阳，《神农本草经百种录》曰："柴胡，肠胃之药也，观《经》中所言治效，皆主肠胃，以其气味轻清，能于顽土中疏理滞气，故其功如此。"香橼、佛手都有疏肝解郁、理气健脾、燥湿化痰的作用，可以用于情志不遂，肝气郁结，横逆犯胃所致的胸膈满闷，两胁胀满，其特点是不粗暴、不燥烈，既能舒畅肝气，又不会引起气血暴涨、逆流；能消食化积，但不至于戕害食欲和吸收功能。肝气疏郁热消，则脾胃运化恢复。厚朴入大肠，枳实入小肠；厚朴理脾气，枳实理胃气。枳实、厚朴同用，可消痞除胀，调畅中焦气机。生石膏、浙贝母能清肺胃中的郁热，海螵蛸、瓦楞粉可中和胃酸止痛，都可缓解胃灼热症状；冬凌草、射干、木蝴蝶、青果清利咽喉，缓解患者咽喉部烧灼感；车前子泄中焦湿热，焦槟榔消食导滞。诸药合用，疏肝理气，泻火解毒，肝气条达则郁火自除，脾胃气机调畅，反流痊愈。

胃部疾病篇

慢性胃炎（chronic gastritis）是指由多种病因引起的慢性胃黏膜炎症病变。一般随年龄增长而增加，特别是中年以上更为常见。目前胃镜及活检组织病理学检查是诊断和鉴别诊断慢性胃炎的主要手段。内镜结合组织病理学检查可诊断慢性胃炎为慢性非萎缩性胃炎和慢性萎缩性胃炎两大基本类型。慢性胃炎可同时存在糜烂、出血或胆汁反流等征象，这些在内镜检查中可获得可靠的证据。不同病因所致胃黏膜损伤和修复过程中产生的慢性胃炎组织学变化主要有：炎症、萎缩、化生和异型增生。在慢性胃炎向胃癌发展的进程中，胃癌前情况包括萎缩、肠上皮化生和异型增生等。目前，胃癌前状态分为胃癌前疾病和胃癌前病变。胃癌前疾病，包括慢性萎缩性胃炎、胃息肉、胃溃疡和残胃炎等；胃癌前病变包括肠上皮化生和异型增生。

中医学根据慢性胃炎的临床表现，多归属于"胃脘痛""胃痞""嘈杂"等范畴。《灵枢·邪气脏腑病形》指出："胃病者，腹䐜胀，胃脘当心而痛。"《素问病机气宜保命集》："脾不能行气于肺胃，结而不散，则为痞。"随着当今社会的发展，人们嗜食肥甘厚腻，脾胃失和，湿热内生，加之精神压力不得排解，而致肝气郁滞，横逆犯胃，清阳不升，浊阴不降，使得湿热阻滞中焦，气机不畅，从而导致脾胃疾病的发生。

胆汁反流性胃炎（胃痞）案

患者信息：女，33 岁，职员

就诊日期：2019 年 9 月 22 日初诊

[主诉]胃脘胀满 6 年，加重 2 个月。

[现病史]患者 6 年前因进食油腻食物后出现胃脘胀满，自行口服药物（具体药物不详）后缓解，平素饮食不规律，症状反复，迁延不愈，遂就诊于我院。现主症：胃脘胀满，恶心、呕吐，呕吐物为苦水或食物残渣，偶口干口苦，偶反酸，涎多，偶有头晕、腰痛，纳一般，寐欠安（入睡困难，多梦，醒后难以入睡），大便每日 2~3 次，质黏，小便可。舌暗红，有裂纹，苔薄黄腻，

脉弦滑数。

[**既往史**] 既往体健。

[**过敏史**] 否认药物及食物过敏史。

[**体格检查**] 腹部平坦，腹部欠柔软，无腹肌紧张，无压痛、反跳痛，未触及包块。肝脾肋下未触及，胆囊未触及，Murphy 征阴性，麦氏点无压痛，肝区无叩击痛，双肾区无叩击痛，肠鸣音 5 次 / 分。

[**辅助检查**] 电子胃镜（2019 年 9 月 6 日，河北省某医院）示：胆汁反流性胃炎。

[**中医诊断**] 胃痞。

[**证候诊断**] 肝郁湿热。

[**治法**] 疏肝和胃，利湿清热。

[**西医诊断**] 胆汁反流性胃炎。

[**处方**]

柴胡 15g	香附 15g	紫苏梗 12g	青皮 15g
茵陈 15g	黄芩 12g	黄连 12g	陈皮 9g
竹茹 10g	清半夏 9g	知母 15g	黄柏 9g
川牛膝 10g	鱼腥草 15g	生龙齿 20g	石韦 15g
萹蓄 15g	瞿麦 15g	车前子 15g	香橼 15g
佛手 15g	侧柏叶 9g	桑叶 15g	金银花 15g
延胡索 15g	白芷 10g	首乌藤 15g	合欢皮 15g

7 剂，每日 1 剂，水煎取汁 400mL，分早晚饭后 1 小时温服。

二诊：2019 年 9 月 30 日，胃脘胀满有所好转，恶心、呕吐，呕吐物为苦水或食物残渣，但频率较前降低，偶口干口苦，偶反酸，偶有头晕、腰痛，入睡较前好转，大便每日 2~3 次，质稍黏；舌暗红，有裂纹，苔黄薄腻，脉弦滑数。上方加夏枯草 15g、枳实 15g、厚朴 9g、浙贝母 12g、海螵蛸 12g、紫苏叶 9g、连翘 12g、冬凌草 15g、百合 15g，去知母、黄柏、牛膝、鱼腥草、石韦、萹蓄、瞿麦、侧柏叶、桑叶，改柴胡为 12g。7 剂，每日 1 剂，煎服法同前。

三诊：2019 年 10 月 7 日，胃脘胀满症状明显减轻，恶心，无呕吐，晨起口干口苦，偶反酸，无明显头晕、腰痛，睡眠较前好转；舌暗红，有裂纹，苔薄黄腻，脉弦滑略数。上方加升麻 9g、葛根 30g、合欢花 15g、侧柏叶 9g。7 剂，每日 1 剂，煎服法同前。

四诊：2019 年 10 月 14 日，偶有胃脘胀满，未见明显恶心，晨起口干口稍苦，睡眠较前明显好转；舌暗红，有裂纹，苔薄黄腻，脉弦滑。上方加鱼腥草 15g、石韦 15g、莲子心 9g、萹蓄 15g、瞿麦 15g，去升麻、葛根、合欢花，改夏枯草为 30g。7 剂，每日 1 剂，煎服法同前。

末诊：2019 年 10 月 20 日，晨起口稍干，无明显口苦、胃脘胀满症状，夜寐尚可；舌暗红，有裂纹，苔薄腻，脉弦滑。上方加白茅根 15g、海金沙 15g、薄荷 6g，去紫苏叶、连翘、白芷、侧柏叶，改百合为 30g。

调整处方，如下：

柴胡 12g	香附 15g	紫苏梗 12g	青皮 15g
茵陈 15g	黄芩 12g	黄连 12g	陈皮 9g
竹茹 10g	清半夏 9g	白茅根 15g	海金沙 15g
鱼腥草 15g	薄荷 6g	生龙齿 20g	石韦 15g
萹蓄 15g	瞿麦 15g	车前子 15g	香橼 15g
佛手 15g	莲子心 9g	冬凌草 15g	金银花 15g
延胡索 15g	百合 30g	首乌藤 15g	合欢皮 15g
夏枯草 30g	枳实 15g	厚朴 9g	浙贝母 12g
海螵蛸 12g			

7 剂，每日 1 剂，煎服法同前，巩固疗效。

[按语] 本案患者饮食失节，脾胃失调，脾气当升不升，胃气当降不降，肝不随脾升，胆不随胃降，胆胃不和，胆气上逆夹胆汁反流入胃。患者口干口苦，大便秘结，舌暗红，苔薄腻，有裂纹，脉弦滑数，乃一派湿热之象。

笔者在治疗此病时善疏理脏腑气机，疏肝和胃，清热利湿。陈皮、枳实二药辛开苦降，专入脾胃，理气化痰。陈皮有苦降之性，《名医别录》谓其"下气，止呕咳"，《本草纲目》以其"疗呕哕反胃嘈杂，时吐清水"，是治疗呕吐、呃逆之佳品。因热者，配竹茹等。香附、青皮、香橼、佛手四药，辛能行散，苦能疏泄，功擅疏肝理气，其中香附主入肝经，是疏肝解郁之要药；青皮性猛入肝，善于疏理肝胆之气，药理研究发现，其对胆囊平滑肌有舒张作用，有利胆作用；香橼、佛手相须为用，治疗肝气郁滞、肝胃不和。黄连入肝、胆、脾、胃、心经，可解热病扰心之失眠，长于清泄中焦脾胃湿热，与黄芩、半夏、厚朴同用除脾胃湿热之呕吐，与半夏、竹茹同用治胃热呕吐，黄连、黄芩、黄柏三药相须为用，治疗内盛之湿热。同时，经药理研究发现，黄芩、黄柏有保肝、利胆的作用。半夏、竹茹、白茅根同用可治疗胃热呕吐。其中，半夏可抑制呕吐中枢而发挥镇吐作用。胃气下降，胆气亦可降。浙贝母、海螵蛸制酸止痛。车前子、瞿麦、萹蓄、鱼腥草、白茅根、海金沙清利湿热，使邪气下行得解。生龙齿、首乌藤、合欢皮宁心安神。诸药合用，使得肝郁得以舒展，脾气得以健运，胃气得以和降，湿热得以清泄，腑气通，则呕吐停，诸症消。

胆汁反流性胃炎（嘈杂）案

[患者信息] 女，22 岁，职员

就诊日期：2018 年 9 月 29 日

[主诉] 胃脘部嘈杂不适 1 个月。

[现病史] 1 月前患者无明显诱因出现胃部嘈杂不适，自诉平素饮食不规律，经常不食早餐，其间症状反复，未系统诊疗，遂来我院就诊。现主症：胃脘嘈杂伴疼痛，进食后胃胀，晨起口苦明显，纳、寐可，大便每日一行，排便不爽。舌质红，苔黄腻，脉滑数。

[既往史] 既往体健。

[过敏史] 否认食物及药物过敏史。

[体格检查] 腹部平坦，无腹肌紧张，无压痛、反跳痛，未触及包块。肝脾肋下未触及，胆囊未触及，Murphy 征阴性，麦氏点无压痛，肝区无叩击痛，双肾区无叩击痛，肠鸣音 5 次 / 分。

[辅助检查] 电子胃镜（2018 年 9 月 25 日，河北某医院）示：慢性非萎缩性胃炎伴胆汁反流；电子结肠镜（2018 年 09 月 27 日，河北某医院）示：慢性结肠炎。

[中医诊断] 嘈杂。

[证候诊断] 湿热中阻。

[治法] 清热祛湿。

[西医诊断] ①胆汁反流性胃炎；②慢性结肠炎。

[处方]

黄连 12g	陈皮 9g	竹茹 10g	清半夏 9g
枳实 15g	茵陈 30g	黄芩 12g	厚朴 10g
香附 10g	紫苏梗 10g	柴胡 15g	青皮 15g
石菖蒲 15g	郁金 12g	夏枯草 30g	龙胆草 9g
冬凌草 15g	延胡索 15g	白芷 10g	香橼 15g
佛手 15g	炒莱菔子 15g	焦槟榔 15g	栀子 9g

蒲公英 15g

7 剂，每日 1 剂，水煎取汁 400mL，早晚饭后 1 小时温服。

二诊：2018 年 10 月 6 日，患者服药 7 剂后，嘈杂感减轻，仍诉胃胀痛、口苦症状；舌暗红，苔薄黄腻，脉弦滑。上方中加橘核 9g、白芍 30g、荔枝核 15g，去龙胆草、炒莱菔子，7 剂，每日 1 剂，煎服法同前。

三诊：2018 年 10 月 13 日，患者继服 14 剂后症状明显改善，调整处方如下：

黄连 12g	陈皮 9g	竹茹 10g	清半夏 9g
枳实 15g	茵陈 30g	黄芩 12g	厚朴 10g
香附 10g	紫苏梗 10g	柴胡 15g	青皮 15g
石菖蒲 15g	郁金 12g	夏枯草 30g	冬凌草 15g
佛手 15g	焦槟榔 15g	栀子 9g	延胡索 15g
橘核 9g	白芍 30g	荔枝核 15g	白芷 10g
香橼 15g			

考虑胆汁反流性胃炎易反复发作，缠绵难愈，嘱患者守前方随症加减 1 个月，随诊症状全无。

[按语] 本案患者平素饮食不规律，经常不吃早饭，长时间空腹，胃排空无规律，消化液分泌减少，胆汁等物反流入胃而成本病。从成因来讲属《景岳全书》中"酸水浸心而嘈"，遵书中之法，当以温胃健脾之法。但临床辨证不必拘于书本，应以患者为中心，从患者口苦、大便不爽，舌红，苔黄腻，脉滑数等表现应辨证为湿热中阻证。故方中大量使用茵陈、黄芩、黄连、夏枯草、龙胆草等清热化湿药和清热燥湿药。

方中陈皮、竹茹、清半夏、石菖蒲、莱菔子等药同时具有化痰作用，正如《丹溪心法》曰："嘈杂，是痰因火动，治痰为先"，故在清热燥湿的同时兼顾祛痰，同时也防湿热困脾，导致脾运不及，酿湿生痰。二诊患者舌苔较上次变薄，嘈杂感减轻，湿热轻，也说明药证相应，辨证得当，所以患者才能治疗 1 个多月症状全无。

胆汁反流性胃炎（胃脘痛）案

患者信息：女，49 岁，农民

就诊日期：2019 年 6 月 22 日

[主诉] 间断胃脘灼痛 4 个月，加重 1 个月。

[现病史] 患者于 4 个月前因过食油腻后出现间断性胃脘胀痛，纳呆恶心，于当地诊所服用药物（具体药物不详），症状有所缓解。2 个月前再次出现胃脘灼热胀痛等症状，故于河北某医院住院治疗，胃镜显示：慢性非萎缩性胃炎伴胆汁反流。后经治疗，病情有所好转，出院后病情时轻时重。1 个月前饮食不节后，上述症状加重，遂来我院就诊。现主症：胃脘灼热疼痛，晨起口干口苦，反酸，咽干口渴，背痛，纳差，寐欠安，大便无力，1~2 日一行，小便调。舌暗红，苔黄腻，脉弦滑。

[既往史] 既往体健。

[过敏史] 否认药物及食物过敏史。

[体格检查] 腹平坦，全腹触之欠柔软，剑突下轻压痛，肝脾肋缘下未触及，无腹肌紧张及反跳痛，Murphy 征阴性，麦氏点无压痛，肝区无叩击痛，双肾区无叩击痛，移动性浊音阴性，肠鸣音正常存在。

[辅助检查] 电子胃镜（2019 年 6 月 21 日，河北某医院）示：慢性非萎缩性胃炎伴胆汁反流。病理诊断报告（2019 年 06 月 21 日，河北某医院）：幽门黏膜重度炎症，间质肌组织增生。心脏彩超（2019 年 06 月 21 日，河北某医院）示：二、三尖瓣少量反流；左室舒张功能减低。

[中医诊断] 胃脘痛。

[证候诊断] 湿热中阻。

[治法] 清热化湿，调和肝胃。

[西医诊断] 胆汁反流性胃炎。

[处方]

茵陈 20g	黄芩 12g	黄连 12g	陈皮 9g
竹茹 10g	清半夏 9g	柴胡 15g	香附 15g
紫苏梗 12g	青皮 15g	枳实 15g	厚朴 9g
香橼 15g	佛手 15g	金钱草 15g	八月札 15g
玉竹 9g	莲子心 15g	首乌藤 15g	合欢皮 15g
生龙齿 20g	鸡内金 20g	焦神曲 30g	炒莱菔子 10g
焦槟榔 10g			

14 剂，每日 1 剂，水煎取汁 400mL，分早晚饭后 1 小时温服。

二诊：2019 年 7 月 8 日，患者诉胃灼热、反酸减轻，背部酸疼，头晕，纳一般，寐欠安；舌暗红，苔黄厚腻，脉弦数。调整处方，上方去炒莱菔子，加木瓜 9g、浙贝母 12g、海螵蛸 12g、淡豆豉 9g、侧柏叶 9g、生薏苡仁 30g、败酱草 30g、木蝴蝶 6g。21 剂，每日 1 剂，煎服法同前。

三诊：2019 年 7 月 27 日，患者诉时有胃脘胀痛，偶心慌、心烦，胃灼热、反酸减轻，纳可，寐好转；舌质暗，苔薄黄，脉弦涩。调整处方，上方去香附、茵陈，加延胡索 15g、白芷 10g、胆南星 6g、天竺黄 6g、甘松 9g、冬凌草 15g。14 剂，每日 1 剂，煎服法同前。

四诊：2019 年 8 月 9 日，胃脘部压痛，时轻时重，心慌，心烦减轻，偶头晕，纳可，寐可，二便调；舌暗红，苔薄黄腻，脉弦稍涩。上方去柴胡、香附、紫苏梗，加蒲公英 15g、橘核 9g。14 剂，每日 1 剂，煎服法同前。

五诊：2019 年 8 月 26 日，患者自诉诸症均有好转，偶有后背痛，纳可，寐一般；舌暗红，苔薄黄腻，左脉沉细，右脉弦滑。上方去青皮、蒲公英、橘核、延胡索，加丹参 15g、牡丹皮 12g、葛根 30g。28 剂，每日 1 剂，煎服法同前。

六诊：2019 年 9 月 23 日，患者自诉后背痛明显减轻，手抖，纳可，寐可，二便调；舌暗红，苔薄黄腻，脉弦滑。上方去丹参、牡丹皮，加蝉蜕 15g、金银花 15g、延胡索 15g、茯苓 15g、天麻 15g。21 剂，每日 1 剂，煎服法同前。

七诊：2019 年 10 月 12 日，诸症均减轻，偶有饮食不慎略有胃灼热反酸，纳可，寐可，二便调；舌脉如前。调整处方如下：

茵陈 30g	黄芩 12g	黄连 12g	陈皮 9g
竹茹 10g	清半夏 9g	香附 9g	紫苏梗 9g
枳实 15g	厚朴 9g	香橼 15g	佛手 15g
金钱草 15g	玉竹 9g	首乌藤 15g	知母 10g
赤芍 15g	石韦 15g	白茅根 15g	鱼腥草 15g
白芷 9g	延胡索 15g	天麻 15g	金银花 15g
穿心莲 15g	芦根 30g	葛根 30g	败酱草 30g
海螵蛸 12g	天竺黄 6g	浙贝母 12g	焦槟榔 10g
蝉蜕 15g			

共 21 剂，每日 1 剂，煎服法同前。

2019 年 11 月 20 日复查电子胃镜，镜下可见胃底黏液湖色清，量中等，未见明显胆汁反流。其后，随访半年，复查电子胃镜示：慢性非萎缩性胃炎。

[按语]"胃脘痛"之名最早记载于《黄帝内经》，如《灵枢·邪气脏腑病形》指出"胃病者，腹胀，胃脘当心而痛"，并首先提出胃痛的发生与肝、脾有关。胃痛病因繁多，病机复杂，但其基本病机是胃气阻滞，胃失和降，不通则痛。病理因素常与气滞、血瘀、寒凝、湿阻、热郁有关，日久由实转虚。治疗以理气和胃为主。

笔者认为本病主要病位虽在胃，但与肝、胆、脾密切相关。导致本病的病因主要有感受外邪、饮食不节、情志失调、脾胃虚弱等。随着经济社会发展，生活节奏的加快，精神压力也随之增大，精神紧张且又无释放之法，故肝气郁滞，阻滞气机，横逆犯脾，清阳不升，浊阴不降，从而湿热之邪蕴结中焦，聚湿成邪；湿热之邪阻遏肝胆气机，疏泄失常，胆气上溢犯胃，损伤胃络。再加之日益改善的物质生活条件，平素多痰多湿且嗜食肥甘厚腻，湿热内生，脾胃失司，湿热之邪内蕴胆胃。内外合因，产生胆汁反流性胃炎的典型症状，如胃脘灼热胀痛、口苦、口中异味及全身症状，如头重如裹、疲乏无力等均与湿热困脾有密切联系，故诸症丛生，责之脾胃湿热。湿热中阻是本病的核心病机，为疾病发生、发展的本质，贯穿疾病发展始末。肝胃不和、肝郁脾虚、脾胃虚寒、胃络瘀阻、胃阴不足为本病不同阶段的主要病机，为疾病运动、变化的关键。

此患者病初因饮食不节导致胃脘胀痛，病位在胃，病势轻浅，久则因湿热蕴结中焦，聚湿化浊，阻遏肝胆，致肝胃不和，肝胆疏泄失常，胆气上溢，从而出现胃脘灼热疼痛、反酸、口干口苦、咽干、便软、舌暗红、苔黄腻、脉滑数。湿热之邪内蕴脾胃，升降失司，清阳不升，故纳差。胃不和则卧不安，故寐欠安。本案当属湿热中阻，肝胃不和之证，故应清热利湿，调和肝胃。

全方巧妙运用对药、角药。方中茵陈、黄连、黄芩三药可清热燥湿，常用于治疗湿热蕴结脾胃、气机失常导致的脘腹痞满、恶心呕吐、舌苔黄厚腻等症。金钱草、夏枯草可清泄肝胆湿热，对胃脘部不适且伴有口苦等症状具有缓解作用。陈皮、香附、枳实、厚朴、香橼、佛手可疏肝理气，治疗胃脘胀满。比如枳实、厚朴在《伤寒论》大承气汤中相须使用，其行气力猛，具有"动肠"的作用，笔者常用于胃脘痞满且伴有大便黏腻不爽等症，疗效甚好，药简势宏。诸药合用，以清热利湿为主，同时不忘佐以补法，用莲子心、合欢皮、首乌藤、生龙齿养心安神，体现清、利、疏、补之用药特色。后根据患者病情变化，合理加减。例如二诊中，患者仍有胃脘灼热、反酸等症状，所以加浙贝母、海螵蛸制酸止痛，适用于胃脘胀痛、胃灼热反酸之证，无论胃寒、胃热皆可使用。三诊中患者胃脘痛遂加延胡索与白芷。延胡索与白芷配对使用是笔者的用药特色，属于中药"七情"中的相使，以延胡索为主，白芷能提高延胡索活血行气止痛的功效，在治疗肝气不舒或者气滞引起的胃痛时效果显著。另外，二药可使气血同行，对诸痛证均可使用。此外嘱患者按时服药、节饮食、调情志、慎起居，以使其脾胃功能得以正常运行。

胆汁反流性胃炎伴疣状糜烂（胃脘痛）案

患者信息：女，59岁，退休人员

就诊日期：2018年5月26日

[**主诉**] 间断胃脘隐痛伴胃灼热反酸半年。

[**现病史**] 患者半年前无明显诱因出现胃脘隐痛，伴胃灼热，反酸，嗳气，未行特殊治疗，休息后稍缓解，但症状反复发作，致心情烦躁，影响生活质量，于某医院行胃镜检查示：慢性非萎缩性胃炎伴疣状糜烂、胆汁反流。遂来我院就诊。现主症：胃脘隐痛，伴胃灼热，反酸，嗳气频繁，口苦，偏头痛（右侧甚），耳鸣，自觉耳中蝉鸣声，牙龈易肿痛，平素情绪不佳，纳可，寐欠安，易醒，小便调，大便每日1~2次，质黏。舌暗红，苔薄黄腻，脉弦滑数。

[**既往史**] 既往体健。

[**过敏史**] 否认食物及药物过敏史。

[**体格检查**] 腹平坦，全腹触之欠柔软，剑突下无压痛，无腹肌紧张及反跳痛，肝脾肋缘下未触及，Murphy征阴性，麦氏点无压痛，肝区无叩击痛，双肾区无叩击痛，移动性浊音阴性，肠鸣音正常存在。

[**辅助检查**] 电子胃镜（2018年4月3日，河北某医院）示：慢性非萎缩性胃炎伴疣状糜烂、胆汁反流。

[**中医诊断**] 胃脘痛。

[**证候诊断**] 湿热中阻，肝郁气滞。

[**治法**] 清热祛湿，疏肝理气。

[**西医诊断**] 胆汁反流性胃炎伴疣状糜烂。

[**处方**]

茵陈 20g	黄芩 12g	黄连 12g	竹茹 10g
陈皮 9g	柴胡 12g	生石膏 30g	浙贝母 12g
海螵蛸 12g	枳实 15g	厚朴 10g	石菖蒲 15g
郁金 12g	冬凌草 15g	射干 15g	炒莱菔子 15g
焦槟榔 15g	败酱草 30g	夏枯草 15g	清半夏 9g
首乌藤 15g	合欢皮 15g	瓦楞粉 30g	

7剂，每日1剂，水煎取汁400mL，早晚饭后1小时温服。

二诊：2018 年 6 月 2 日，患者诉胃灼热、反酸明显减轻，胃部仍有隐痛，嗳气，时有胁肋窜痛，寐好转，大便质可；舌暗红，苔薄黄腻，脉弦滑。上方加香橼 15g、佛手 15g、蒲公英 15g、金钱草 30g、青皮 9g、香附 12g、紫苏梗 10g。7 剂，每日 1 剂，煎服法同前。调整处方如下：

茵陈 20g	黄芩 12g	黄连 12g	竹茹 10g
陈皮 9g	柴胡 12g	生石膏 30g	浙贝母 12g
海螵蛸 12g	枳实 15g	厚朴 10g	石菖蒲 15g
郁金 12g	冬凌草 15g	射干 15g	炒莱菔子 15g
焦槟榔 15g	败酱草 30g	夏枯草 15g	清半夏 9g
首乌藤 15g	合欢皮 15g	瓦楞粉 30g	香橼 15g
佛手 15g	蒲公英 15g	金钱草 30g	青皮 9g
香附 12g	紫苏梗 10g		

上方增损，先后服药 80 余剂，诸症皆除。

[按语] 本案患者胃镜示既有糜烂也存在胆汁反流现象。将胃镜下表现与中医辨证相结合，胃黏膜糜烂多由脾胃湿热而成，而胆汁反流多与肝郁气滞相关。《温病条辨·寒湿》云："脾主湿土之质，为受湿之区，故中焦湿证最多。"脾胃互为表里，与五气之中湿相通。湿土之气，同类相召，故湿邪易犯中焦脾胃。《素问·厥论》曰："脾主为胃行其津液者也。"当津液不能正常输布，停积在脾胃，郁而生热，产生湿热，湿热熏蒸致胃黏膜糜烂。胆汁乃肝之余气，其分泌和排泄均受肝脏疏泄功能的调节，因此，胆之疏泄失常实乃肝之疏泄失常。肝为刚脏，为多气多血之脏，最易受情志影响。情志不畅，气血郁结，则肝失疏泄，所谓"百病生于气也"（《素问·举痛论》）。《四圣心源》则认为："肝气宜升，胆火宜降，然非脾气之上行，则肝气不升；然非胃气之下降，则胆气不降。"指出脾胃功能正常，则肝随脾升，胆随胃降，胆胃不和，则胆邪犯胃，胆汁反流入胃。而患者的证候表现皆与之相符。

湿热中阻，中焦气机不畅，不通则痛可见胃脘隐痛；气机失常，胃气上逆，则有嗳气频繁；湿热下注于大肠，可见大便质黏；湿邪内盛，胃气夹湿上蒸表现为苔黄腻。患者平素情绪不佳，肝胆之气郁结，气郁日久而化火生热，胃气不降，郁热之气上行则见胃灼热反酸；《张氏医通》认为："邪在胆经，木善上乘于胃，吐则逆而胆汁溢，所以呕苦。"故肝胆之气郁结，上乘于胃，胆汁泄则见口苦。胆经循行头侧，故胆经郁热可见偏头痛；足阳明胃经入上齿，牙齿"与胃相通"，故胃经郁热可致牙龈肿痛；《灵枢·口问》言："胃中空则宗脉虚，虚则下溜，脉有所竭者，故耳鸣。"肾虽开窍于耳，但耳鸣不可单责之于肾，湿热上扰空窍，影响通道亦可见耳鸣；"胃不和则卧不安"（《素问·逆调论》），阳明经气上逆，致使胃气不得下行，胃腑浊气上犯，故见夜寐难安。

本案患者同时存在糜烂和反流，两者的核心病机不尽一致，在治疗时须兼顾清热祛湿与疏肝理气，不能顾此失彼。方中用味辛苦寒之药，如败酱草、夏枯草、冬凌草、射干等，取辛开苦降之意。苦辛合用，辛散肝郁，苦寒泄热，一阴一阳，一升一降，有开泄痞塞，解散寒热，调节升降，疏理脾胃气机的作用，契合患者之病机。

二诊患者症状减轻，但仍有胃隐痛，嗳气，且时有胁肋窜痛，正如《石室秘录·正医法》："肝经之病，两胁胀满，吞酸吐酸等症，乃肝木之郁也。"以香橼、佛手宽胸理气，疏肝和胃，此二药性味、功用相似，佛手芳香辛散，苦温通降，以醒脾开胃，疏肝和胃，理气快膈，行气止痛为主；香橼清香之力稍逊，行气之力亦差，然和胃化痰之功见长。二药相须为用，共奏理气宽胸、止痛、疏肝和胃之功。加蒲公英清余热兼解郁，紫苏梗、青皮、香附、金钱草与前方中柴胡、枳实、郁金等配伍，解胁肋痛。守方加减服用 5 个月后诸症皆除。

慢性非萎缩性胃炎（胃痞）案 1

患者信息：男，29 岁，销售员

就诊时间：2019 年 3 月 14 日

[主诉] 胃脘胀痛 3 个月，加重伴右胁肋胀痛 1 周。

[现病史] 患者于 3 个月前因饮食不当出现胃脘胀痛伴腹泻，于当地诊所服用"三九胃泰颗粒、胃苏颗粒"等药物后病情减轻，但病情反复。2 个月前于河北某医院行电子胃镜检查示：慢性非萎缩性胃炎，给予口服药物（具体药物不详）治疗。经治疗症状缓解不明显。1 周前，胃脘胀痛症状加重，伴右胁肋胀满不适，舌尖麻辣感，遂来我院就诊。现主症：胃脘及右胁肋胀痛不适，舌有麻辣感，头晕，头痛，嗳气，心烦，焦虑，晨起痰多，无恶心、呕吐，无胃灼热、反酸，纳差，寐欠安，大便 1~2 日一行，先硬后溏。舌暗红，苔黄腻，轻度舌颤，中有裂纹，脉弦滑稍涩。

[既往史] 既往体健。

[过敏史] 否认食物及药物过敏史。

[**体格检查**] 腹平坦, 全腹触之欠柔软, 剑突下无压痛, 无腹肌紧张及反跳痛, 肝脾肋缘下未触及, Murphy征阴性, 麦氏点无压痛, 肝区无叩击痛, 双肾区无叩击痛, 移动性浊音阴性, 肠鸣音正常存在。

[**辅助检查**] 电子胃镜(2019年1月12日, 河北某医院)示: 慢性非萎缩性胃炎。^{14}C尿素呼气试验(2019年1月12日, 河北某医院): 阴性。腹部超声(2019年1月12日, 河北某医院)示: 脂肪肝。

[**中医诊断**] 胃痞。

[**证候诊断**] 肝郁气滞, 湿热中阻。

[**治法**] 疏肝和胃, 清热化湿。

[**西医诊断**] ①慢性非萎缩性胃炎; ②脂肪肝。

[**处方**]

茵陈 15g	黄芩 12g	黄连 12g	陈皮 9g
竹茹 10g	清半夏 9g	枳实 15g	厚朴 9g
香橼 15g	佛手 15g	八月札 15g	石菖蒲 10g
郁金 12g	合欢皮 15g	合欢花 15g	首乌藤 15g
龙眼肉 15g	生龙骨 20g	生牡蛎 20g	淡豆豉 9g
栀子 9g	天竺黄 6g	胆南星 6g	灯心草 3g
天麻 15g	夏枯草 15g	焦神曲 30g	白芷 15g
延胡索 15g	麦冬 12g		

14剂, 每日1剂, 水煎取汁400mL, 分早晚饭后1小时温服。

二诊: 2019年4月1日, 患者自诉胃脘及右胁肋胀痛不适感明显减轻, 近日咽痛、咽干, 偶有舌尖麻辣感, 头晕头痛症状减轻, 心烦缓解, 晨起痰量减少, 大便每日一行, 偶出现先硬后溏现象; 舌暗红, 苔黄腻, 轻度舌颤, 中有小裂纹, 脉弦滑稍涩。上方加冬凌草15g、射干15g。21剂, 每日1剂, 煎服法同前。

三诊: 2019年5月1日, 诸症均减轻, 偶胃脘胀痛, 舌尖麻辣感消失, 无头晕头痛, 偶晨起有痰, 纳寐一般, 二便调; 舌暗红, 苔薄黄稍腻, 无舌颤, 脉弦滑。上方去冬凌草、射干、天麻、夏枯草、生龙骨、生牡蛎、灯心草、八月札, 加焦山楂30g、焦神曲30g。调整处方如下:

茵陈 15g	黄芩 12g	黄连 12g	陈皮 9g
竹茹 10g	清半夏 9g	枳实 15g	厚朴 9g
香橼 15g	佛手 15g	焦山楂 30g	石菖蒲 10g
郁金 12g	合欢皮 15g	合欢花 15g	首乌藤 15g

龙眼肉 15g　　　淡豆豉 9g　　　焦神曲 30g　　　麦冬 12g

栀子 9g　　　　天竺黄 6g　　　胆南星 6g　　　延胡索 15g

白芷 15g

后随症加减治疗，病情进一步好转，精神愉悦，仍坚持服药治疗 3 个月。随访，患者自述，未再出现此类症状。

[**按语**]本案患者为青年男性，起初因饮食不节造成胃脘胀痛伴腹泻，未予以重视，造成病情加重，症状繁杂，以致精神焦虑，肝郁气滞加重脾虚，从而脾湿更甚。故对此类患者除察色按脉，详查病机，一药击中外，仍需给予心理疏导，否则极易增加其心理负担，加重病情。

笔者认为本病的核心病机为肝郁气滞，湿热中阻，此患者肝气郁结，肝失疏泄，而横逆犯脾，胃气郁滞，故胃脘胁肋胀痛。胃气上逆，胃失和降，则呕吐痰涎或嗳气。胃受纳失职故饮食减少。肝失疏泄故情志抑郁甚则气郁化火，肝性失柔，则烦躁易怒。肝气郁结，瘀血内阻，脉络阻滞，舌失濡养，则舌尖麻辣。病久瘀阻脑络，上扰清窍则头晕头痛。心神失养、神魂不安则夜寐不安。肝气郁结，克犯脾土则大便先硬后溏，再观其舌质色暗红，舌形为裂纹舌，舌态为颤动舌，是因肝气郁结日久，化火伤阴，阴虚风动所致，舌苔黄腻，多为湿热内蕴。舌脉的变化往往能比较客观准确地反映病情，可作为诊断疾病，了解病情发展变化和辨证的重要依据。

方中茵陈、黄芩、黄连清热除湿化浊。常将此三药合用作为君药，清热燥湿，以治疗湿热蕴结脾胃、气机升降失常等症。用半夏和竹茹，一温一凉，化痰和胃，止呕除烦；陈皮和枳实，一温一凉，理气化痰之力增强。四药合用，理气化痰以和胃，胃气和降则胆郁得疏，痰浊得去则胆无邪扰，诸症自愈。同时枳实与厚朴，香橼与佛手、八月札相合能行气和胃，疏肝解郁。石菖蒲开心窍，郁金清心神，灯心草清心火，再者合欢花、合欢皮、首乌藤、龙眼肉养心神，生龙骨、生牡蛎镇静安神。天竺黄、胆南星可清热化痰，清心定惊。淡豆豉、栀子可解表除烦，宣发郁热。白芷、延胡索可行气、活血止痛。天麻，为治头晕、头痛之要药。《本草汇言》："升麻，散表升阳之剂也。疗伤寒、解阳明在表（发热，头额痛，眼眶痛，鼻干，不得眠）之邪，发痘于隐密之时，化斑毒于延绵之际。"现代药理学表明升麻有解热、镇痛、消炎的作用，对动物的中枢系统有镇静作用。夏枯草可治肝火上炎之头痛。麦冬可益胃生津，清心除烦。焦神曲可消食和胃。诸药合用肝气疏，心火降，脾气升，胃气降，气机升降得以恢复，诸症自消。最后嘱患者节饮食、调情志、慎起居、不适随诊。

慢性非萎缩性胃炎（胃痞）案 2

[患者信息] 女，63 岁，退休人员

[就诊日期] 2019 年 4 月 11 日

[**主诉**] 间断胃胀 2 个月，加重 1 周。

[**现病史**] 患者于 2 个月前因情志不遂出现胃脘胀满，间断口服"奥美拉唑肠溶片、舒肝颗粒"等药物（具体用量不详），病情时轻时重。1 个月前于河北某医院查胃镜示：慢性非萎缩性胃炎，给予"补脾益肠丸、三九胃泰颗粒"（具体用量不详），效果不佳。1 周前患者除胃脘胀满等症状外，无明显诱因逐渐出现嗳气、自汗、寐差等症状，遂来我院就诊。现主症：胃胀，嗳气，烘热汗出，口干，纳可，寐差，大便黏腻，每日 1 行，小便正常。舌暗红，边有齿痕，苔薄黄腻，脉弦滑数。

[**既往史**] 既往体健。

[**过敏史**] 否认药物及食物过敏史。

[**体格检查**] 腹平坦，全腹触之欠柔软，剑突下无压痛，肝脾肋缘下未触及，无腹肌紧张及反跳痛，Murphy 征阴性，麦氏点无压痛，肝区无叩击痛，双肾区无叩击痛，移动性浊音阴性，肠鸣音正常存在。

[**辅助检查**] 电子胃镜（2019 年 3 月 10 日，河北某医院）示：慢性非萎缩性胃炎。

[**中医诊断**] 胃痞。

[**证候诊断**] 肝胃不和。

[**治法**] 疏肝解郁，和胃降逆。

[**西医诊断**] 慢性非萎缩性胃炎。

[**处方**]

柴胡 15g	香附 15g	紫苏梗 12g	青皮 15g
鸡内金 10g	茵陈 15g	黄芩 12g	黄连 12g
清半夏 9g	枳实 15g	厚朴 9g	焦槟榔 10g
莲子心 9g	连翘 9g	车前子 15g	葛根 30g
青蒿 30g	地骨皮 15g	浮小麦 30g	百合 15g
香橼 15g	佛手 15g	牡丹皮 10g	栀子 9g
淡豆豉 9g	五味子 10g		

7剂，每日1剂，水煎取汁400mL，分早晚饭后1小时温服。并嘱患者调情志，节饮食。

二诊：2019年4月18日，患者自诉胃脘胀满减轻，嗳气较之前明显好转，但仍寐差，大便正常；舌暗红，苔薄黄腻，边有齿痕，脉弦滑数。上方去车前子，加合欢皮15g、首乌藤15g。14剂，每日1剂，煎服法如前。

三诊：2019年5月3日，患者诸症均减轻，胃胀基本缓解，自汗、烘热现象明显好转；无胃灼热反酸，无恶心呕吐，稍有口干，寐一般，大便正常；舌暗红，苔薄黄，脉弦滑。上方去牡丹皮、地骨皮、莲子心、五味子，加石菖蒲12g、郁金12g、竹茹12g。调整处方如下：

柴胡15g	香附15g	紫苏梗12g	青皮15g
鸡内金10g	茵陈15g	黄芩12g	黄连12g
清半夏9g	枳实15g	厚朴9g	焦槟榔10g
石菖蒲12g	连翘9g	合欢皮15g	葛根30g
青蒿30g	浮小麦30g	百合15g	郁金12g
香橼15g	佛手15g	栀子9g	竹茹12g
淡豆豉9g	首乌藤15g		

考虑此病反复，嘱患者上方续服3个月，随症加减。随访，患者整体状况良好。

[按语] 胃痞是胃部常见的疾病，可见于西医中的慢性非萎缩性胃炎、功能性消化不良、胃下垂等疾病。本案中主要指慢性非萎缩性胃炎，是不伴有胃黏膜萎缩性改变、胃黏膜层见以淋巴细胞和浆细胞为主的慢性炎症细胞浸润的慢性胃炎。治疗时尽可能针对病因，遵循个体化原则，对无症状、幽门螺杆菌阴性的非萎缩性胃炎无须特殊治疗。

中医学认为，胃痞是以心下痞闷塞，胸膈满闷，触之无形，按之柔软，压之无痛为主要症状的病证。感受外邪、内伤饮食、情志失调均可引起中焦气机不利，脾胃升降失职而发生痞满。其中，情志失调是导致痞满的主要原因。叶天士云："肝为起病之源，胃为传病之所。"情志不畅，肝失疏泄，横逆犯脾，升降失常；忧思伤脾，运化无力，胃腑失荣，发为痞满。故痞满的基本病位在胃，与肝脾关系密切。因此，治疗时调肝理气，以使脾升胃降，痞满自除，正如"治胃病不理气非其治也"之说。笔者认为，该患者因情志不畅而发病，木郁克土，肝郁气滞，横逆犯脾，产生气机郁滞之痞满，故患者胃胀，嗳气；肝郁日久化火，"阳加于阴谓之汗，"故其频频自汗。但结合其舌脉来看，舌暗红，边有齿痕，苔薄黄腻，脉弦滑数，体现出其湿热壅滞中焦之特点。故临床上应辨病与辨证结合，抓主症同时重视舌脉诊疗。治疗时当以调理肝脾气机，行气除痞为主，清热化湿，去除兼症为辅。

此方中，柴胡、香附、青皮、紫苏梗、香橼、佛手等疏肝解郁；枳实、厚朴、焦槟榔、鸡内金善行胃肠之气，消积导滞。患者口干，为肝郁日久化火伤阴之象，故用青蒿、地骨皮、牡丹皮善清肝经之热邪；茵陈、黄芩、黄连、连翘兼清胃热。临证中，笔者认为连翘是临床常用的清热解毒药，用在各种疾病之发热，如普通感冒、上呼吸道感染、支气管肺部感染，胃肠道、胆道和尿路之急慢性感染，疮疖等。不论细菌、病毒、真菌都宜使用，并有清除内毒素的作用，常与金银花、黄芩等组成复方，也可在使用抗生素的同时，与之同用，能增效。连翘可用于免疫性疾病、肿瘤之发热，也可用于正常人之内热。不论表热、里热，实热、虚热，有热都能用。现代药理学表明，连翘具有抗菌消炎镇痛的作用。笔者临证时，常用延胡索、白芷治疗肝郁气滞所致的胃脘痛。《滇南本草》谓白芷："祛皮肤游走之风，止胃冷腹痛寒痛，周身寒湿疼痛。"《本草正义》："延胡，虽为破滞行血之品，然性情尚属和缓，不甚猛烈，古人必以酒为导引，助其运行，其本性之不同于峻厉，亦可想见。而又兼能行气，不专于破瘀见长，故能治内外上下气血不宣之病，通滞散结，主一切肝胃胸腹诸痛，盖攻破通导中之冲和品也。"现代药理学表明，二者均有止痛功效，二者联用，止痛力更佳。再临证加减，用浮小麦、五味子可固表止汗；栀子、淡豆豉可宣发郁热；莲子心可安心神；车前子利小便、实大便以渗湿止泻；葛根可鼓舞脾之清气；百合养胃阴，清胃热。全方清补兼施，病证结合，而扶正祛邪。

慢性非萎缩性胃炎（胃痞）案 3

患者信息：女，49 岁，职员

就诊日期：2018 年 6 月 15 日

[主诉]间断胃脘胀满 10 个月。

[现病史]患者 10 个月前无明显诱因出现胃脘胀满，遂就诊于河北某医院，查电子胃镜示：慢性非萎缩性胃炎；十二指肠降部炎症。病理诊断报告：（十二指肠，活检）黏膜急慢性炎症。^{14}C 呼气检查报告：190。肝胆胰脾双肾彩超报告：肝内钙化斑；胆、胰、脾、双肾未见占位性病变。遂予西药治疗，具体药物描述不详。1 个月前复查 ^{14}C 呼气检测未见异常，仍感胃脘胀满，症

状未见好转，遂来我院就诊。现主症：胃脘胀满，嗳气，无反酸、胃灼热，无恶心、呕吐，纳可，寐可，二便可。舌暗红，苔薄黄腻，脉弦细滑。

[**既往史**] 既往体健。

[**过敏史**] 否认药物及食物过敏史。

[**体格检查**] 腹平坦，未触及包块，剑突下轻压痛，无肌紧张及反跳痛，肝脾肋缘下未触及，Murphy 征阴性，麦氏点无压痛，肝区无叩击痛，双肾区无叩击痛，移动性浊音阴性，肠鸣音正常存在。

[**辅助检查**] 电子胃镜（2017 年 8 月 2 日，河北某医院）示：慢性非萎缩性胃炎；十二指肠降部炎症。病理诊断报告：（十二指肠，活检）黏膜急慢性炎症。

[**中医诊断**] 胃痞。

[**证候诊断**] 肝郁气滞，湿热中阻。

[**治法**] 疏肝解郁，清热利湿。

[**西医诊断**] ①慢性非萎缩性胃炎；②十二指肠炎。

[**处方**]

柴胡 15g	香附 15g	青皮 15g	紫苏梗 12g
茵陈 20g	黄芩 12g	黄连 12g	陈皮 9g
竹茹 10g	清半夏 9g	枳实 15g	厚朴 10g
香橼 15g	佛手 15g	石菖蒲 15g	郁金 12g
瓜蒌 12g	焦槟榔 15g	炒莱菔子 15g	浙贝母 12g
生石膏 30g	海螵蛸 12g	瓦楞粉 30g	合欢皮 15g
焦神曲 15g			

7 剂，每日 1 剂，水煎取汁 400mL，早晚饭后 1 小时温服。

二诊：2018 年 6 月 22 日，患者诸症稍有减轻，但出现咽红、咽痛等症状；舌脉同前。故在上方基础上，去柴胡、合欢皮，加青蒿 30g、地骨皮 15g、浮小麦 30g、冬凌草 15g、射干 15g。

7 剂，每日 1 剂，煎服法同前。

三诊：2018 年 6 月 29 日，患者咽干、咽痛消失，仍胃脘胀满、嗳气，胃灼热、反酸减轻；舌暗红，苔根部薄黄稍腻，脉弦细滑。故在上方基础上，去冬凌草、射干，加紫苏叶 9g、连翘 15g、白花蛇舌草 15g。7 剂，每日 1 剂，煎服法同前。

四诊：2018 年 7 月 6 日，患者胃脘胀满、嗳气减轻，无明显胃灼热、反酸；舌脉同前。故在上方基础上，去半夏、焦槟榔，加枳壳 9g、木香 6g。7 剂，每日 1 剂，煎服法同前。

五诊：2018 年 7 月 13 日，患者胃脘胀满、嗳气明显减轻，无明显胃灼热、反酸；舌脉同前。故效不更方，继服 14 剂，每日 1 剂，煎服法同前。

六诊：2018 年 7 月 27 日，患者生气后仍胃胀，嗳气稍有反复；舌暗红，苔薄，脉弦细。故调整处方如下：

香附 12g	青皮 15g	紫苏梗 9g	半枝莲 15g
茵陈 20g	黄芩 12g	黄连 12g	半边莲 15g
板蓝根 15g	苦参 15g	枳实 15g	厚朴 10g
香橼 15g	佛手 15g	石菖蒲 15g	郁金 12g
瓜蒌 12g	广木香 6g	炒莱菔子 15g	浙贝母 12g
生石膏 30g	海螵蛸 12g	瓦楞粉 30g	枳壳 9g
焦神曲 15g	紫苏叶 9g	连翘 15g	白花蛇舌草 15g
八月札 15g	合欢皮 15g		

14 剂，每日 1 剂，煎服法同前。

随诊加减 3 个月，诸症自除。

[**按语**]《丹溪心法·痞》认为："胀满则内胀而外亦有形，痞满则内觉满涩而外无形迹。"本案患者饭后胃胀，痞塞不舒，但外无腹部胀大的表现，故属于"胃痞"的范畴。笔者认为该病看似简单，实则错综复杂。内伤饮食为痞满发病之首发因素。《素问·痹论》云："饮食自倍，脾胃乃伤。"饮食无节制、饥饱无常、过食肥甘、恣食生冷、饮酒无度、辛辣刺激等，易损伤脾胃，导致胃纳失常、脾失健运，致中焦气机升降失司而作痞。痞满发病多因情志失调诱发，与肝密切相关。肝在志为怒，抑郁致肝气郁滞，恼怒则肝气亢盛。木郁土壅，肝气郁结不畅失于疏泄，则脾土壅塞胃气阻滞，中焦气机不利故而为痞。正所谓《景岳全书·痞满》云："怒气暴伤，肝气未平而痞。"脾胃失健，痰湿阻滞中焦，中焦气机受困而作痞。湿邪易阻气机，而湿郁日久，则郁而化热，而作湿热，湿热内蕴，困阻脾胃，中焦气机升降不利而作痞。痞证日久，邪气入络，形成血瘀，血瘀气滞加重病情。综合考虑诸多因素，笔者认为该病的核心病机为中焦气机不利，脾胃升降失职。由于食积、肝郁、气滞、痰湿、血瘀等病理因素阻滞中焦，导致中焦气机不畅，脾胃升降功能失调进而发为本病。其治疗宜通其郁滞，调畅气机。

该患者以胃脘胀满伴嗳气为主症，结合舌脉，故首辨属湿热郁滞，气机不畅的病机表现。故予清热利湿，开郁散痞之治法。然前诊效果不佳，反以二诊后出现咽干、咽痛等火热症，知乃属病重药轻，邪热奋起之表现。故调方重用半边莲、半枝莲、白花蛇舌草、板蓝根等清热解毒、凉润降逆之品，尽管患者舌脉之象，并未表现如此严重，此属舍脉从症之治。治法上并没有以理气降逆、调畅气机为主，反而重用凉润降逆之品，使邪热伏，逆气降，效果显著。

慢性非萎缩性胃炎（胃胀）案

患者信息：男，52 岁，自由职业者

就诊日期：2020 年 4 月 13 日

[**主诉**] 间断胃胀 3 年，加重 1 周。

[**现病史**] 患者缘于 3 年前情绪激动后出现胃胀，伴嗳气，未能自行缓解，于当地医院口服西药（具体药物描述不详）及中药汤剂后症状有所好转，后间断反复出现。1 周前因事与人争吵后上述症状再次加重出现，遂来我院就诊。现主症：胃胀，偶胀痛，嗳气后好转，偶胃灼热、反酸，头晕，症状易随情绪变化而波动，口干口苦，口中黏腻，食欲欠佳，纳减，夜寐多梦，大便 2 日一行，质黏，小便正常。自发病来体重下降 5kg。舌紫暗，苔黄腻，脉弦滑略数。

[**既往史**] 既往体健。

[**过敏史**] 否认食物及药物过敏史。

[**体格检查**] 胃脘部稍膨隆，触之稍硬，轻压痛，无腹肌紧张及反跳痛，肝脾肋缘下未触及，Murphy 征阴性，麦氏点无压痛，肝区无叩击痛，双肾区无叩击痛，移动性浊音阴性，肠鸣音正常存在。

[**辅助检查**] 电子胃镜（2020 年 4 月 13 日，河北某医院）示：反流性食管炎；慢性浅表性胃炎。

[**中医诊断**] 胃胀。

[**证候诊断**] 肝胃郁热，湿热瘀阻。

[**治法**] 清热祛湿，化瘀通络。

[**西医诊断**] ①慢性非萎缩性胃炎；②反流性食管炎。

[**处方**]

柴胡 15g	香附 15g	紫苏梗 12g	青皮 15g
茵陈 15g	黄芩 12g	黄连 12g	竹茹 10g
陈皮 9g	清半夏 9g	石菖蒲 15g	郁金 12g

瓜蒌 9g	蒲黄 9g（包煎）	五灵脂 9g	枳实 15g
厚朴 10g	香橼 15g	佛手 15g	浙贝母 15g
海螵蛸 15g	生石膏 30g	瓦楞粉 30g	冬凌草 15g
射干 12g	夏枯草 15g	生薏苡仁 30g	败酱草 30g
首乌藤 15g	合欢皮 15g		

7 剂，每日 1 剂，水煎取汁 400mL，早晚饭后 1 小时温服。

二诊：2020 年 4 月 20 日，胃胀好转，未见明显胀痛，嗳气减少，偶胃灼热、反酸，偶头晕，口干口苦，口中黏腻，晨起较明显，食欲有所好转，夜寐多梦，大便每日一行，质稍黏；舌紫暗，苔黄腻，脉弦滑。上方去香附、青皮，加生龙齿 20g。7 剂，每日 1 剂，煎服法同前。

三诊：2020 年 4 月 27 日，胃胀及嗳气症状明显好转，偶胃灼热，无明显头晕，口干口苦症状减轻，饮食可，夜寐多梦好转，大便每日一行，质尚可；舌紫暗，苔薄黄腻，脉弦滑。上方去陈皮、清半夏、瓜蒌，加麦冬 9g、玉竹 9g。14 剂，每日 1 剂，煎服法同前。

末诊：2020 年 5 月 11 日，患者诸症好转，无明显胃胀，嗳气，胃灼热，头晕等症状，晨起偶口中黏腻，夜寐安，大便每日一行，质可。体重增加 2kg；舌暗红，苔薄黄腻，脉略滑。上方去浙贝母、海螵蛸、生石膏、瓦楞粉，加栀子 9g、淡豆豉 9g。调整处方如下：

柴胡 15g	紫苏梗 12g	茵陈 15g	黄芩 12g
黄连 12g	竹茹 10g	石菖蒲 15g	郁金 12g
蒲黄 9g（包煎）	五灵脂 9g	枳实 15g	厚朴 10g
香橼 15g	佛手 15g	冬凌草 15g	射干 12g
夏枯草 15g	生薏苡仁 30g	败酱草 30g	首乌藤 15g
合欢皮 15g	生龙齿 20g	麦冬 9g	玉竹 9g
栀子 9g	淡豆豉 9g		

7 剂，每日 1 剂，煎服法同前。不适随诊。

加减服药 3 个月余，患者诸症好转，且无复发迹象，遂停药。

［按语］胃胀是指患者自觉胃脘部膜胀，外观又有胀满的形态表现，这两者构成了胃胀疾病的特点。胃胀病名首见于《黄帝内经》，在《灵枢·胀论》篇中专门论述了五脏六腑之胀，并明确描述了胃胀的特点，"胃胀者，腹满，胃脘痛，鼻闻焦臭，妨于食，大便难"。胃胀除了有患者自觉胀满，疼痛，恶心呕吐，不能进食等临床表现外，其在望诊中也有一定的形态表现，《灵枢·胀论》篇曰："夫胀者，皆在于脏腑之外，排脏腑而郭胸胁，胀皮肤，

故命曰胀。"胃胀要注意与痞满鉴别，痞满是患者自觉症状，自觉胃脘部有堵塞满闷的感觉，而腹部外形并无变化。

笔者认为胃胀是胃腑气机逆乱，浊气壅满不能下降的一种具体表现，外感内伤都可引起发病。外感之中以寒湿或湿热之邪最易引起胃胀。内伤当中，饮食劳倦，食停胃脘，造成胃气不降，胃气壅滞；忧思恼怒，怒则气上，忧思则气结，胃气壅滞，也可引起胀满。凡是气逆、气滞、阻滞经络日久，或因外伤，或因术后，都可造成血络瘀阻，瘀血阻塞经络，胃气不能和降，而成胃胀，即瘀血作胀。胃胀有的是以气为主的，是气机的壅逆，有的是以邪为主的，重点是湿邪、瘀血、痰滞经络引起的胀满。

本案患者起病缘于情绪激动，暴怒伤肝，肝气郁结不得散，横逆克犯中焦脾胃，脾胃气机升降失调，故见胃胀作痛，食欲欠佳。胃气不降而上冲，则嗳气频作，脾不升清阳，则见头晕。患者病程日久，气郁而化火，随胃气上冲而见胃灼热反酸，口干口苦。脾以升为健，胃以降为和，脾胃升降失常则运化失司，水液停聚而化湿，故见口中黏腻，大便黏腻不爽。日久气机壅滞，痰湿阻络，则胃络瘀阻，又加重病情。舌紫暗，苔黄腻，脉弦滑略数皆为肝胃郁热、湿热瘀阻之象，本案患者胃胀以气滞为主，兼有湿热、瘀血作胀，故治以清热祛湿、化瘀通络之法。浊气本是人体正常的水谷之气，由于人体功能失常而转化为浊气，所以用石菖蒲、郁金、瓜蒌、五灵脂等分清化浊之品，将壅满的浊气变化为清新正气，同时瓜蒌亦可润肠通便，五灵脂合蒲黄活血化瘀。浊气已化，继以柴胡、香附、紫苏梗、青皮理气和中，破气除痞。半夏降逆和胃，佐以陈皮理气行滞，燥湿化痰，取"治痰先治气，气顺则痰消"之意。茵陈、黄芩、黄连、竹茹清热祛湿化痰。对症予冬凌草、射干清利咽喉；首乌藤、合欢皮养心安神。《内经》有云："诸腹胀大，皆属于热"，故随疗程增加，酌情加用麦冬、玉竹等养阴益胃生津之品，使祛邪而不伤正。全方共奏化浊、理气、祛湿、清热、化瘀、养阴之功，使邪祛而胃气和，则胃胀得消。经治疗，患者诸症得以明显缓解，体重也在一个月内增加2kg。

慢性糜烂性胃炎（舌麻）案

[患者信息] 女，55岁，退休人员

就诊日期：2019年9月22日

[**主诉**] 间断胃痛10年，加重伴舌麻辣感1个月。

[现病史] 患者 10 年前无明显诱因出现胃痛，休息后症状好转，未予重视，症状反复，未系统治疗。1 个月前因进食韭菜后再次出现胃痛且伴有舌麻辣感，2019 年 7 月 12 日于某医院检查电子胃镜示：慢性非萎缩性胃炎伴糜烂。^{14}C 呼气试验检查结果为阳性，口服"四联"药物治疗后，病情无好转，遂来我院就诊。现主症：舌麻辣感，进食后胃脘部疼痛，晨起口干口苦，纳差，体重 4 个月下降约 9kg，寐一般，大便每日一行，质可，小便可。舌暗红，有裂纹，苔中根部黄腻，脉弦滑略数。

[既往史] 既往体健。

[过敏史] 否认食物及药物过敏史。

[体格检查] 腹平坦，全腹触之欠柔软，剑突下压痛（+），无腹肌紧张及反跳痛，肝脾肋缘下未触及，Murphy 征阴性，麦氏点无压痛，肝区无叩击痛，双肾区无叩击痛，移动性浊音阴性，肠鸣音正常存在。

[辅助检查] 电子胃镜（2019 年 9 月 30 日，河北某医院）示：①胃底多发结节样隆起；②慢性非萎缩性胃炎伴糜烂。

[中医诊断] 舌麻。

[证候诊断] 痰热内蕴。

[治法] 清热燥湿，涤痰通络。

[西医诊断] 慢性糜烂性胃炎。

[处方]

茵陈 30g	黄芩 12g	黄连 12g	陈皮 9g
柴胡 15g	香附 15g	紫苏梗 12g	青皮 15g
竹茹 10g	清半夏 9g	石菖蒲 15g	郁金 12g
枳实 15g	厚朴 9g	焦神曲 30g	鸡内金 20g
香橼 15g	佛手 15g	夏枯草 15g	合欢皮 15g
车前子 15g	炒莱菔子 10g	生薏苡仁 30g	败酱草 30g
金钱草 30g			

7 剂，每日 1 剂，水煎取汁 400mL，早晚饭后 1 小时温服。

二诊：2019 年 9 月 28 日，患者服药 7 天后，胃痛，舌麻辣感好转，又有头部烘然发热；舌暗红，有裂纹，苔薄黄腻，脉弦滑略数。上方加苦参 9g、蒲公英 15g、夏枯草 30g、青蒿 30g、三七粉 2g，余不变。14 剂，每日 1 剂，煎服法同前。

三诊：2019 年 10 月 12 日，患者服药 14 天后，自述胃脘部无明显不适，偶尔出现舌麻辣，但失眠严重；舌暗红，苔薄黄，脉弦细。上方加生龙骨、生牡蛎各 20g。

调整后处方如下：

茵陈 30g	黄芩 12g	黄连 12g	陈皮 9g
柴胡 15g	香附 15g	紫苏梗 12g	青皮 15g
竹茹 10g	清半夏 9g	石菖蒲 15g	郁金 12g
枳实 15g	厚朴 9g	焦神曲 30g	鸡内金 20g
香橼 15g	佛手 15g	夏枯草 15g	合欢皮 15g
车前子 15g	炒莱菔子 10g	生薏苡仁 30g	败酱草 30g
金钱草 30g	苦参 9g	蒲公英 15g	夏枯草 30g
青蒿 30g	三七粉 2g（冲服）	生龙骨 20g	生牡蛎 20g

7 剂，每日 1 剂，煎服法同前。

患者随症加减，继续服药 3 周，舌麻辣等症状均有好转，停药。

[**按语**]舌麻辣是指舌麻木而感觉减退，可伴有舌体活动不灵。现代医学认为此症为患者的主观感觉，客观检查常无异常可见，或仅见舌乳头轻度萎缩、充血。患者自觉的舌麻辣感觉与检查所见相去甚远。西医常采用局部对症用药、增强免疫力、心理疗法等治疗方法，疗效欠佳。中医学有关舌病的论述，《内经》提到了"舌本强""舌本痛""舌干"等。

本案患者由于饮食不当，内生湿邪，湿为阴邪，阻遏脾胃气机，脾失健运，故见胃脘不适，纳呆。痰郁日久化火，痰火扰心，故寐一般，且舌暗红，苔中根部黄腻，有裂纹，脉弦滑略数。痰火阻于舌本经络，血虚失荣，则出现舌麻辣感。正如《嵩崖尊生书》卷六："血虚亦舌麻，火痰居多，审因施治。"《证治汇补·麻木章》："脾肾亏，湿痰风化乘间而入，均使舌本麻木。"初诊方中茵陈、黄芩、黄连、陈皮、竹茹、清半夏清热利湿为君。石菖蒲、郁金、夏枯草、金钱草助君药清热利湿化痰。柴胡、香附、青皮、紫苏梗、香橼、佛手、厚朴、枳实疏肝理气化痰为臣。薏苡仁、败酱草祛瘀排脓以消胃痈。车前子使得湿邪从小便而去。焦神曲、鸡内金、炒莱菔子理气消食为佐，合欢皮安神助眠。二诊方中又加苦参、蒲公英、夏枯草，更加重清热化痰之功。青蒿除虚热以缓解由于湿热日久伤阴出现阴虚发热的症状。由于患者湿热之邪较为顽固，日久热入血分，则成瘀，所以用少量三七粉活血通络。三诊时，患者失眠严重，故加生龙骨、生牡蛎以重镇安神。诸药合用，痰火除，舌本不为痰火阻滞，气血充盈，故舌麻辣感自除且诸症皆好转。

慢性糜烂性胃炎（咽痛）案

患者信息：女，47 岁，自由职业者

就诊日期：2019 年 8 月 24 日

[主诉] 咽部灼烧感 1 个月。

[现病史] 患者 1 个月前因饮食不节出现晨起咽部灼烧感，同时伴胃部灼烧感，咳嗽有痰，痰黏色白，遂就诊于我院。2019 年 8 月 25 日查电子胃镜示：贲门炎；慢性非萎缩性胃炎伴糜烂。现主症：咽部灼烧感，咳嗽有痰，胃部灼痛，纳一般，夜寐欠安，大便每日 1 次或 2 次，不畅质黏，小便可。舌暗红，苔薄黄腻，脉滑数。

[既往史] 既往体健。

[过敏史] 庆大霉素及青霉素过敏，否认食物过敏史。

[体格检查] 腹平坦，全腹触之欠柔软，剑突下无压痛，无腹肌紧张及反跳痛，肝脾肋缘下未触及，Murphy 征阴性，麦氏点无压痛，肝区无叩击痛，双肾区无叩击痛，移动性浊音阴性，肠鸣音正常存在。

[辅助检查] 电子胃镜（2019 年 8 月 25 日，河北某医院）示：贲门炎；慢性非萎缩性胃炎伴糜烂。

[中医诊断] 咽痛。

[证型诊断] 湿热郁火。

[治法] 清胃火，祛湿热。

[西医诊断] ①慢性糜烂性胃炎；②贲门炎。

[处方]

金银花 15g	防风 9g	桑叶 15g	连翘 15g
车前子 15g	射干 10g	鸡内金 20g	紫苏梗 9g
木蝴蝶 6g	延胡索 15g	青果 9g	生薏苡仁 30g
苦参 9g	蒲公英 12g	枳实 15g	砂仁 6g（后下）
泽泻 15g	冬凌草 15g	白芷 10g	厚朴 9g
浙贝母 12g	海螵蛸 12g	生石膏 30g	瓦楞粉 30g
败酱草 30g	茵陈 30g	黄芩 12g	黄连 12g
陈皮 9g	竹茹 12g	清半夏 9g	

7 剂，每日 1 剂，水煎取汁 400mL，早晚饭后 1 小时温服。

二诊：2019年8月31日：患者自述胃部灼痛明显减轻，咽部灼烧感好转，纳一般，夜寐欠安，大便每日1或2次，不畅质黏；舌暗红，苔薄黄腻，脉滑数。

7剂，每日1剂，水煎取汁400mL，早晚饭后1小时温服。

末诊：2019年9月7日：患者自述无明显不适，纳一般，寐一般，大便每日1次或2次，质可；舌暗红，苔薄黄腻，脉滑数。

调整处方如下：

金银花15g	防风9g	桑叶15g	连翘15g
车前子15g	射干10g	鸡内金20g	川芎9g
木蝴蝶6g	延胡索15g	青果9g	生薏苡仁30g
苦参9g	蒲公英12g	枳实15g	砂仁6g（后下）
泽泻15g	冬凌草15g	白芍30g	厚朴9g
浙贝母12g	海螵蛸12g	生石膏30g	瓦楞粉30g
败酱草30g	茵陈30g	黄芩12g	黄连12g
陈皮9g	竹茹12g	清半夏9g	当归9g

7剂，每日1剂，煎服法同前。后患者继续服用3个月，诸症消失，停药。

[按语] 咽炎是各种咽部炎症的统称，是由细菌、病毒感染、环境等因素引起的咽部黏膜及黏膜下组织的急性炎症，常累及咽部淋巴组织，可分为急性咽炎和慢性咽炎，起初炎症常较为局限，随着病情进展可蔓延至整个咽腔。慢性咽炎为咽部黏膜的慢性炎症，病程长、易复发。咽炎的病因多样，可由病毒感染、细菌感染、环境因素等导致；也可由于长期慢性周围炎症蔓延、贫血或免疫力低下等全身性疾病引发。咽炎治疗方针包括一般治疗、药物治疗、激光治疗等。轻症患者的治疗主要以去除病因、对症治疗为主，病情较重者治疗主要以控制炎症为主。

中医认为咽痛是因邪客于咽，或脏腑损伤，累及咽部所致红肿疼痛的症状，可伴咽干、咽痒、咽堵、异物感、生疮溃烂、发热恶寒、咳嗽咳痰、声嘶暗哑等症状。可归于现代医学的"慢性咽炎""咽异感症"范畴。临床慢性胃炎、胃食管反流病患者常表现有咽喉部疾患，若单以慢性咽炎或"梅核气"治疗，效果欠佳。笔者在此基础上提出从胃论治咽部疾患，能够抓住病本，从根源治疗咽部不适症状。常见的与脾胃有关的咽部症状分为以下几类：①咽部灼痛，多为胃火上攻。②咽部异物感，多为肝气郁滞，胃气不降。③咽部刺痛，多为瘀阻胃络，气血流通不畅所致。④咽部干痒，多为胃阴亏虚，胃津不能上乘于口所致。

本案患者体型较胖，素有痰湿，为湿热体质，《丹溪心法·中风》提出"肥白人多湿"。患者湿热日久致胃气郁积化火，则胃部灼烧痛。胃火循经上炎，上冲于咽，则咽部灼痛，正如张景岳云："胃气直透咽喉，阳明之火最为盛。"火热熏蒸于咽，炼液成痰。舌暗红，苔薄黄腻，脉滑数均为湿热之象。

针对本病笔者从四个方面治疗：①清泄胃火，治病求本。生石膏、夏枯草等清热泻火之品，其中，生石膏有清热泻火，除烦止渴之功。可"除肠胃中膈热……咽热"。夏枯草能清热泻火，散结消肿，加强生石膏泻火之力。咽痛势急者，冬凌草可清热解毒、利咽止痛，可"解毒热、清浊气，泣咽喉"。②除中焦湿邪，湿去热孤。砂仁、泽泻健脾运湿；黄芩、黄连、清半夏清热燥湿化痰，茵陈、蒲公英清热解毒，使湿热分消。③清利咽喉。木蝴蝶疏肝和胃、清肺利咽，现代研究发现，木蝴蝶可护膜愈疡，有修复胃黏膜的作用。迅速缓解咽部疼痛，标本兼治。浙贝母、海螵蛸、瓦楞粉制酸止痛保护胃黏膜，减少灼烧感。④调畅中焦气机。枳实、厚朴疏肝理气，肝气疏则胃气降，胃中火热无法上延至咽喉；患者兼有外感风热证，故加入金银花、防风、桑叶、连翘、射干、青果等清热疏风，解毒利咽。

慢性糜烂性胃炎（胁痛）案

患者信息：男，49岁，农民

就诊日期：2019年8月30日

[**主诉**] 右胁肋刺痛3个月。

[**现病史**] 患者3个月前因情绪激动出现右胁肋刺痛，遂就诊于河北省某医院，2019年5月18日查腹部超声示：脂肪肝；右肾囊肿；脾稍大。口服药物治疗（具体药物不详），症状未见缓解，2019年7月7日就诊于石家庄某医院，查电子胃镜示：慢性非萎缩性胃炎伴糜烂。口服中药治疗（具体药物不详），症状未明显缓解，遂就诊于我院。现主症：右胁肋刺痛，无口干口苦，无恶心呕吐，无嗳气，纳可，寐欠安，大便每日一行，质可，小便可。舌暗红，中有裂纹，苔黄腻，脉弦滑。

[**既往史**] 脂肪肝病病史1年余，未系统治疗。

[**过敏史**] 否认药物及食物过敏史。

[**体格检查**] 腹部平坦，腹部欠柔软，无腹肌紧张，无压痛、反跳痛，未触及包块。肝脾肋下未触及，胆囊未触及，Murphy征阴性，麦氏点无压痛，

肝区无叩击痛，双肾区无叩击痛，肠鸣音5次/分。

[辅助检查] 查腹部超声（2019年5月18日，河北某医院）示：①脂肪肝；②右肾囊肿；③脾稍大。查电子胃镜（2019年7月7日，石家庄某医院）示：慢性非萎缩性胃炎伴糜烂。

[中医诊断] 胁痛。

[证候诊断] 肝气郁结，湿热内阻。

[治法] 疏肝理气，清利湿热。

[西医诊断] ①慢性糜烂性胃炎；②脂肪肝；③右肾囊肿。

[处方]

柴胡15g	香附15g	紫苏梗12g	青皮15g
茵陈15g	黄芩12g	黄连12g	陈皮9g
竹茹10g	清半夏9g	蒲黄9g（包煎）	五灵脂9g
延胡索15g	白芷10g	首乌藤15g	焦神曲30g
石菖蒲15g	郁金12g	香橼15g	佛手15g
金钱草30g	广木香6g	生薏苡仁30g	败酱草30g
车前子15g	葛根30g		

7剂，每日1剂，水煎取汁400mL，分早晚饭后1小时温服。

二诊：2019年9月7日，患者诸症状如前；舌暗红，中有裂纹，苔黄腻，脉弦滑。上方加灵芝15g、女贞子15g、墨旱莲15g。7剂，每日1剂，煎服法同前。

三诊：2019年9月16日，患者诸症状如前；舌暗红，中有裂纹，苔黄腻，脉弦滑。上方加鳖虫6g、地榆15g、五味子9g、天麻15g、山萸肉9g，去石菖蒲、郁金、金钱草、木香、车前子、女贞子、墨旱莲。7剂，每日1剂，煎服法同前。

末诊：2019年9月23日，患者诸症状较前改善，大便稍多，日1~2次，夜寐一般；舌暗红，中有裂纹，苔黄腻，脉弦滑。上方加预知子15g、车前子15g、茯苓20g、白及10g、合欢皮15g、泽泻15g、浙贝母12g、海螵蛸12g。

调整处方如下：

柴胡15g	香附15g	紫苏梗12g	青皮15g
茵陈15g	黄芩12g	黄连12g	陈皮9g
竹茹10g	清半夏9g	蒲黄9g（包煎）	五灵脂9g
延胡索15g	白芷10g	首乌藤15g	焦神曲30g
地榆15g	五味子9g	香橼15g	佛手15g

天麻 15g	山萸肉 9g	生薏苡仁 30g	败酱草 30g
车前子 15g	葛根 30g	灵芝 15g	土鳖虫 6g
预知子 15g	茯苓 20g	白及 10g	合欢皮 15g
泽泻 15g	浙贝母 12g	海螵蛸 12g	

7剂，每日1剂，煎服法同前，需坚持服用。

[**按语**] 胁痛是指以一侧或两侧胁肋部疼痛为主要表现的病症，这是患者的一种自觉症状，在临床上比较多见。胁痛的基本病机为气滞、血瘀、湿热蕴结，致肝气疏泄不利，不通则痛；或肝阴不足，络脉失养，不荣则痛。胁痛的发生主要责之于肝胆，且与脾、胃、肾相关，其治疗着眼于肝胆，基本病机为气滞、血瘀、湿热蕴结导致肝胆疏泄失司，病邪作祟，使人体内的气机运行不畅，血液运行不调，不通则痛。疼痛的病机在于气血运行的障碍，在治疗上，笔者根据"通则不痛，痛则不通"的理论，治宜疏肝理气，清利湿热。

本案患者有脂肪肝病史，嗜食肥甘厚味，致脾胃受损，湿热内蕴，肝胆湿热交蒸，疏泄不利，则胁痛。肝疏泄不利，胆汁分泌排泄失常，又加重湿热内蕴，表现出舌暗红、有裂纹、苔黄腻等一派湿热之象。

笔者在治疗胁痛时善用柴胡、茵陈、茯苓、郁金、栀子、延胡索、木香、香附、紫苏梗等疏肝理气、清泄湿热之品，以归肝经的药物为主。疏肝理气多选用较平和的药物，避免使用过于香燥之品。柴胡主入肝胆，具有疏散风热、疏肝解郁之功效，是胁痛的成方制剂中应用最多的药物之一。《本经》言其"主心腹肠胃中结气"。香附味辛香，性平，偏于宣畅十二经气分，兼入血分，并且主入肝经，以疏肝解郁、调经止痛见长。香橼、佛手理气宽胸、止痛、疏肝和胃，可增强调畅气机之效。陈皮、半夏、茯苓理气燥湿，健脾和胃。半夏味辛，性平，长于逐痰化饮，同时半夏还具调和营卫、交通阴阳之功。陈皮味辛、苦，性温，归脾、肺经，既能燥湿化痰，又可理气健脾，《本草备要》云："陈皮，能燥能宣，调中快膈，导滞消痰……利水破癥，宣通五脏，统治百病，皆取其理气燥湿之功。"茯苓，淡渗甘补，祛邪、扶正，渗利水湿而通阳气。《本草衍义》云："茯苓，行水之功多，益心脾不可阙也。"三味合用，痰湿得化，心神安和。青皮、木香和陈皮均为理气药中的常用药，都有理气止痛、行气散结的功效，均可用于由气滞引起的胸胁实痛。香附主归肝经，常用于肝郁气滞，胸、胁、脘腹胀痛等症，被历代中医誉为"气病之总司，女科之元帅"。针对脾胃内盛之湿热，用黄芩、黄连、茵陈、薏苡仁、败酱草、石菖蒲、郁金、半夏、浙贝母、竹茹等清热利湿。车前子、泽泻通利下行，使湿热从下而去。热扰心神，患者夜寐难安，用首乌藤、合欢皮二药配合治疗，首乌藤味甘，性平，归心、肝经，能补养阴血，养心安神。《本草正义》言："首乌藤，今以治夜少安寐，盖取其能引阳入阴耳。"合欢皮味甘，性平，入心、肝经，善于疏肝解郁，悦心安神，能使五脏安和心志欢悦，为悦心安神之要药。《神农本草经》言："合欢皮主安五脏，和心志，令人欢乐无忧。"二者同用，养心安神。使用延胡索、白芷、蒲黄、五灵脂四药通利血脉、祛瘀止痛。再加轻浮升发之葛根，鼓舞脾胃之气上行，宣散郁遏中土之阳气，并引诸药出于皮毛，使邪有出路。

慢性糜烂性胃炎（胃脘痛）案

患者信息：女，47 岁，教师

就诊日期：2018 年 9 月 8 日

[**主诉**] 胃脘疼痛 4 年余，加重伴胃灼热 1 个月。

[**现病史**] 患者缘于 4 年前无明显诱因出现胃脘疼痛、纳呆恶心等症状。曾就诊于当地社区医院，予以输液治疗（具体药物不详），症状有所缓解。出院后病情反复，未予以重视。1 个月前无明显诱因患者再次出现胃脘疼痛、纳呆等症状，遂来我院就诊。现主症：胃脘疼痛，胃胀，胃灼热，反酸，口干，腰背疼痛，乏力，纳呆，寐欠安，大便每日 1 行，不成形，偶出血，小便可。舌质红，中有裂纹，苔黄腻，脉弦滑数。

[**既往史**] 既往体健。

[**过敏史**] 否认食物及药物过敏史。

[**体格检查**] 腹平坦，全腹触之欠柔软，肝脾肋缘下未触及，无腹肌紧张及反跳痛，Murphy 征阴性，麦氏点无压痛，肝区无叩击痛，双肾区无叩击痛，移动性浊音阴性，肠鸣音正常存在。

[**辅助检查**] 电子胃镜（2018 年 9 月 1 日，河北某医院）示：①贲门炎；②胃多发息肉；③慢性非萎缩性胃炎伴糜烂。

[**中医诊断**] 胃脘痛。

[**证候诊断**] 湿热中阻。

[**治法**] 清热化湿，理气和胃。

[**西医诊断**] ①慢性糜烂性胃炎；②贲门炎；③胃多发息肉。

[**处方**]

柴胡 15g	香附 15g	紫苏梗 12g	青皮 15g

茵陈 30g	黄芩 12g	黄连 12g	清半夏 9g
竹茹 10g	陈皮 9g	枳实 15g	厚朴 9g
石菖蒲 15g	郁金 12g	浙贝母 12g	海螵蛸 12g
生石膏 30g	瓦楞粉 30g	木蝴蝶 9g	青果 9g
桑寄生 15g	炒杜仲 15g	续断 15g	葛根 30g
生薏苡仁 30g	败酱草 30g	车前子 15g	首乌藤 15g
合欢皮 15g	仙鹤草 15g	槐花 10g	

21 剂，水煎取汁 400mL，早晚饭后 1 小时温服。

二诊：2018 年 10 月 29 日，患者自诉胃部不适症状明显减轻，胃脘痛未见缓解，纳可，寐一般，大便每日 1 行，成形，无便血；舌质红，舌体胖大，边有齿痕，中有裂纹，脉弦滑数。上方去槐花、木蝴蝶、柴胡、青皮，加延胡索 15g、白芷 10g、广木香 6g。14 剂，每日 1 次，煎服法同前。

三诊：2018 年 11 月 13 日，患者自诉胃脘不适症状进一步减轻（饭后加重），背痛好转，烦躁易怒，纳可，寐可，大便每日一行；舌质红，舌体胖大，边有齿痕，中有裂纹，脉稍弦滑。上方加香橼 15g、佛手 15g、栀子 9g、淡豆豉 9g、北沙参 30g。调整处方如下：

延胡索 15g	香附 15g	紫苏梗 12g	白芷 10g
茵陈 30g	黄芩 12g	黄连 12g	清半夏 9g
竹茹 10g	陈皮 9g	枳实 15g	厚朴 9g
石菖蒲 15g	郁金 12g	浙贝母 12g	海螵蛸 12g
生石膏 30g	瓦楞粉 30g	青果 9g	广木香 6g
桑寄生 15g	炒杜仲 15g	续断 15g	葛根 30g
生薏苡仁 30g	败酱草 30g	车前子 15g	首乌藤 15g
合欢皮 15g	仙鹤草 15g	香橼 15g	佛手 15g
栀子 9g	淡豆豉 9g	北沙参 30g	

14 剂，每日 1 次，煎服法同前。

四诊：2018 年 11 月 27 日，患者自述此次服药后诸症均减轻，精神良好，故在此方基础上继续加减服用半年余，停药后 3 个月随访，无其他不适症状。

[按语] 慢性非萎缩性胃炎是慢性胃炎内镜下的一种类型，是胃黏膜在各种致病因素作用下所发生的非萎缩性慢性炎症性病变，是一种常见的消化系统疾病，糜烂是指内镜下可见胃黏膜上皮的完整性受损，病损不超过黏膜肌层的一种病变。根据其症状表现，归属于中医学"胃脘痛""嘈杂"等病症，中医治疗本病具有独特优势。胃脘痛病机为"不通则痛，不荣则痛"。此案中，

患者 47 岁，中年女性，主诉为胃脘疼痛 4 年余，加重伴胃灼热 1 个月。此患者因湿热而损伤胃腑，病邪盘踞日久，壅滞胃气，耗伤胃阴而变生他邪，产生气滞、食积、阴虚、瘀血等兼症。故临床上除清热外，还应运用降逆、通滞、滋阴、通络等方法。再者，治胃病，应先辨其虚实寒热，再辨其在气在血及兼症。实者多痛剧，虚者多痛缓，此患者胃脘灼热胀痛，为热证，属不通则痛兼有不荣则痛，故方中茵陈、竹茹、清半夏、黄连、黄芩为化浊解毒基础方，既行化浊解毒，清热除湿之功，又有和降胃气之效；石菖蒲、郁金化浊开窍。笔者认为"在气者胀痛，在血者刺痛"，此患者胃脘胀痛为主，故为胃气郁滞，方中用青皮、枳实、厚朴、陈皮、厚朴破气消积、散结除痞以降胃气以通滞，佐柴胡、香附、紫苏梗以疏肝理气。胃脘痛的病理变化比较复杂，胃脘痛日久不愈，可连及脾，也可衍生变证，就此病而言，胃病日久，胃失和降，胃气上逆，故可导致胃灼热反酸，故用石膏、瓦楞粉、浙贝母、海螵蛸清热制酸助清胃火。胃热炽盛，迫血妄行，可致便血，故初诊中用槐花清热凉血止血。又因其自述睡眠质量欠佳故用合欢皮、首乌藤，养心安神。腰背疼痛，故用桑寄生，炒杜仲补肝肾之阴，而强筋骨，壮腰膝。大便不成形，故用葛根升阳止泻，车前子利水渗湿止泻。考虑其胃镜检查结果，慢性非萎缩性胃炎伴糜烂故用薏苡仁、败酱草祛瘀排脓以消胃痈。

慢性糜烂性胃炎（胃凉）案 1

患者信息：男，64 岁，退休人员

就诊日期：2018 年 8 月 3 日

[主诉] 胃凉 2 年余。

[现病史] 患者 2 年前无明显诱因出现胃凉伴有胃脘刺痛，未予治疗，后症状加重，遂就诊于河北某医院，查电子胃镜示：慢性非萎缩性胃炎伴糜烂。予口服中药治疗（具体药物描述不详），症状缓解不明显，遂来我院就诊。现主症：胃凉，胃脘刺痛，偶有嗳气，纳差，寐可，大便每日一行，质可，小便可。舌质紫暗，苔薄黄腻，脉沉涩。

[既往史] 既往体健。

[过敏史] 否认药物及食物过敏史。

[体格检查] 腹平坦，全腹触之欠柔软，剑突下无压痛，无腹肌紧张及反跳痛，肝脾肋缘下未触及，Murphy 征阴性，麦氏点无压痛，肝区无叩击痛，

双肾区无叩击痛，移动性浊音阴性，肠鸣音正常存在。

[**辅助检查**] 电子胃镜（2016 年 9 月 7 日，河北某医院）示：慢性非萎缩性胃炎伴糜烂。

[**中医诊断**] 胃凉。

[**证候诊断**] 气滞血瘀，阳气不通。

[**治法**] 理气活血，通达阳气。

[**西医诊断**] 慢性糜烂性胃炎。

[**处方**]

香附 10g	紫苏梗 9g	蒲黄 9g（包煎）	五灵脂 9g
茵陈 15g	黄芩 12g	黄连 10g	陈皮 9g
竹茹 10g	清半夏 9g	枳实 15g	厚朴 10g
香橼 15g	佛手 15g	延胡索 15g	白芷 10g
荆芥 9g	蒲公英 12g	石菖蒲 15g	郁金 12g
败酱草 30g	生薏苡仁 30g	桂枝 6g	焦神曲 30g

7 剂，每日 1 剂，水煎取汁 400mL，早晚饭后 1 小时温服。

二诊：2018 年 8 月 10 日，患者胃凉减轻，胃脘刺痛减轻，嗳气好转，纳一般，寐可，大便每日一行，质可，小便可；舌紫暗，苔薄黄腻，脉沉涩。上方加土鳖虫 6g、水蛭 3g。7 剂，每日 1 剂，煎服法同前。

三诊：2018 年 8 月 17 日，患者胃凉明显减轻，胃脘刺痛明显减轻，嗳气好转，纳好转，寐可，大便每日一行，质可，小便可；舌紫暗，苔薄黄腻，脉沉涩。上方去蒲黄、五灵脂，加枳壳 9g、红花 9g、桃仁 9g、蜈蚣 2 条。7 剂，每日 1 剂，煎服法同前。

四诊：2018 年 8 月 24 日，患者胃凉明显好转，胃脘刺痛明显好转，无嗳气，纳可，寐可，大便每日一行，质可，小便可；舌紫暗，苔薄黄稍腻，脉沉。继续服药以巩固疗效，调整处方如下：

香附 10g	紫苏梗 9g	枳壳 9g	蜈蚣 2g
茵陈 15g	黄芩 12g	黄连 10g	陈皮 9g
竹茹 10g	清半夏 9g	枳实 15g	厚朴 10g
香橼 15g	佛手 15g	延胡索 15g	白芷 10g
荆芥 9g	天麻 15g	石菖蒲 15g	郁金 12g
败酱草 30g	生薏苡仁 30g	桂枝 6g	焦神曲 30g
红花 9g	桃仁 9g		

14 剂，每日 1 剂，煎服法同前。

五诊：2018 年 9 月 7 日，患者诸症明显好转，嘱其服用健胃愈疡胶囊、阿拉坦五味丸 3 个月以巩固疗效。

[按语] 胃凉是消化系统疾病常见的临床症状之一，既可以单独出现，也可与胃痛、胃胀、吐酸等相兼出现，并且容易迁延难愈。医家多从虚、寒论治，但往往效果不甚理想。笔者认为随着人们饮酒及煎炸炙煿之品摄入增多等饮食习惯的长期改变，导致临床上出现许多病情复杂，且难以治愈的胃凉患者。此时，若仍采用常规治疗，如温补之法，效果往往不甚理想。究其原因，往往是治不得法，错误理解了胃凉产生的真正原因。此时"阳郁不通"才是贯穿该病始终的核心病机。人之五脏六腑、四肢百骸皆有赖于阳气的温煦。反之，由于各种致病因素导致阳气阻塞郁滞，必然使得阳气不足或功能减退。阳气受遏，不能布达于胃腑，胃腑失其濡养、温煦就会出现胃凉。而气滞、血瘀、痰凝、湿阻、食积等病理因素都可能引起阳气郁遏不通，导致胃凉。故其治疗当结合病情，予以理气、活血、化痰、祛湿、消食等法以通阳。

本案患者在胃凉的基础上，伴有明显的胃脘刺痛，舌脉表现为：舌质紫暗，苔薄黄腻，脉沉涩，当从气滞血瘀入手以通阳。清代医家何梦瑶言："郁者，滞而不通之义，百病皆生于郁，人若气血流通，病安从作。一有拂郁，当升不升，当降不降，当化不化，或郁于气，或郁于血，病斯作矣。"郁于血者，精气郁结血络，血脉不通，阳气通路受阻乃病之根源，发为胃凉。故本案在治疗过程中应以活血通络为主，同时配合相应兼夹病机的治疗。方中先以蒲黄、五灵脂组成的失笑散活血化瘀，散结止痛，为治疗瘀血所致多种疼痛的基础方。同时以香附、紫苏梗、香橼、佛手理气解郁，因气行则血行，活血不行气，非其治也；以茵陈、黄芩、黄连、陈皮、竹茹、清半夏、蒲公英等清热化痰；枳实、厚朴、石菖蒲、郁金、薏苡仁、败酱草通畅化郁，使气机调达；小剂量荆芥、桂枝使阳气通达表里。后为进一步加大活血通络之功效，加用蜈蚣、水蛭、土鳖虫等虫类药，以其攻毒走窜之性，迅速荡涤瘀血，使阳气通达，胃凉得愈。

慢性糜烂性胃炎（胃凉）案 2

患者信息：男，54 岁，退休人员

就诊日期：2018 年 7 月 20 日

[主诉] 间断胃脘部发凉 5 年，加重 20 天。

［**现病史**］患者缘于 5 年前过度劳累后出现胃脘部发凉，进食冷饮或着凉后即腹泻，伴腹痛，自行温敷后缓解，曾于河北某医院行电子胃镜检查示：贲门黄色素瘤（已钳除）；慢性非萎缩性胃炎伴糜烂；胃窦黄色素瘤（已钳除）。病理诊断报告示：胃窦，黏膜轻度慢性炎症，黏膜糜烂，间质水肿伴肌组织增生。20 余天前受凉后症状加重，自觉胃凉，温敷后未见明显缓解，遂来我院就诊。现主症：自觉胃中发凉，遇凉后即腹泻，疼痛甚，手足不温，怕冷，无胃灼热反酸、恶心呕吐，偶有嗳气，口苦，纳食减少，寐一般，大便每日一行，质稀，小便可。舌质紫暗，苔薄黄腻，脉弦滑。

［**既往史**］平素健康状况一般，高血压病病史 10 年，未服用药物，平素血压维持在 130/90mmHg 左右。

［**过敏史**］否认食物及药物过敏史。

［**体格检查**］腹平坦，全腹触之柔软，无明显压痛、反跳痛及肌紧张，Murphy 征阴性，麦氏点无压痛，肝脾肋缘下未触及，肝区无叩击痛，肠鸣音正常。

［**辅助检查**］电子胃镜（2017 年 5 月 3 日，河北某医院）：贲门黄色素瘤（已钳除）；慢性非萎缩性胃炎伴糜烂；胃窦黄色素瘤（已钳除）。病理诊断报告示：胃窦，黏膜轻度慢性炎症，黏膜糜烂，间质水肿伴肌组织增生。

［**中医诊断**］胃凉。

［**证候诊断**］气滞血瘀。

［**治法**］行气活血。

［**西医诊断**］慢性糜烂性胃炎。

［**处方**］

当归 9g	川芎 9g	白芍 30g	茯苓 15g
生白术 9g	泽泻 9g	鸡内金 15g	乌药 9g
百合 15g	香附 10g	紫苏梗 9g	石菖蒲 15g
郁金 12g	土鳖虫 6g	水蛭 3g	枳实 15g
厚朴 10g	桂枝 6g	延胡索 15g	白芷 10g
广木香 6g	败酱草 30g	生甘草 6g	焦神曲 30g

7 剂，每日 1 剂，水煎取汁 400mL，早晚饭后 1 小时温服。

二诊：2018 年 7 月 27 日，患者诉胃部发凉减轻，稍有胀满感，手足怕冷好转，纳寐好转；舌紫暗，苔薄黄腻，脉弦滑。上方加清半夏 9g、生薏苡仁 30g、三七粉 2g、蒲公英 12g、香橼 15g、佛手 15g，去水蛭、土鳖虫、木香、生甘草，改鸡内金为 20g。7 剂，每日 1 剂，煎服法同前。

三诊:2018 年 8 月 3 日,患者诉胃部发凉明显缓解,偶有刺痛,手足转温,纳寐可;舌紫暗,苔薄黄腻,脉弦滑。上方加蒲黄 9g(包煎)、五灵脂 9g、荆芥 9g、茵陈 15g、黄芩 12g、黄连 12g、陈皮 9g、竹茹 10g,去当归、川芎、白芍、茯苓、白术、泽泻、鸡内金、乌药、百合。7 剂,每日 1 剂,煎服法同前。调整处方如下:

香附 10g	紫苏梗 9g	石菖蒲 15g	厚朴 10g
郁金 12g	枳实 15g	败酱草 30g	桂枝 6g
延胡索 15g	白芷 10g	焦神曲 30g	清半夏 9g
生薏苡仁 30g	三七粉 2g(冲服)	蒲公英 12g	香橼 15g
佛手 15g	蒲黄 9g(包煎)	五灵脂 9g	荆芥 9g
茵陈 15g	黄芩 12g	黄连 12g	陈皮 9g
竹茹 10g			

上方增损,随症加减服用 2 个月胃凉症状消失,诸症皆愈。

[**按语**] 胃凉有真寒证、假寒证之分,临证须仔细辨别。在《金匮翼》中说:"恶寒有阳虚阳郁之异,阳虚者,宜补而温之;阳郁者,宜开发上焦,以开阳明之气,丹溪所谓久病恶寒,当用解郁是也。"以上提到的"阳虚"即为真寒,"阳郁"为假寒,真假有别,治法各异,不可不分。

观本案患者症状胃凉,遇凉即腹泻,手足不温,看似一片虚寒之象,但与其舌脉并不相符。若为虚寒之证,则应温敷得效,胃凉疼痛减轻,但患者温敷后症状并未明显改善,所以并不是真寒证,而是"阳郁"即阳气郁滞不能温煦脏腑,不能通达四肢。观其舌紫暗,考虑瘀血阻碍气机,使阳气郁滞。

气为血之帅,气行则血行,气结于内,易生瘀血,《程杏轩医案》云:"夫血犹水也,血之结而为瘀,亦如水之结而为冰,所以痛处常冷。"故化瘀先行气,方中使用当归、川芎、木香、香附、郁金、乌药、延胡索等行气活血兼顾,药专力宏,祛除病因。患者患病时间较长,予水蛭、土鳖虫血肉有情之品,破血逐瘀,祛除沉疴。

患者二诊时症状减轻,故减水蛭、土鳖虫等行气活血力强之品,改用三七,加香橼、佛手以加强理气之功。三诊患者诉偶有刺痛,为瘀血未尽之象,加蒲黄、五灵脂以活血祛瘀,患者其他症状好转,方中去当归、川芎、白芍、茯苓、白术、泽泻、鸡内金等,加茵陈、黄芩、黄连等清热祛湿之品,即以期湿热祛,阳气通,胃凉自除。

慢性糜烂性胃炎（胃痞）案 1

患者信息：男，39 岁，工人

就诊日期：2019 年 11 月 29 日初诊

[主诉] 胃脘胀满 1 年余，加重 1 个月。

[现病史] 患者 1 年前因进食油腻食物后出现胃脘胀满，自行服药症状得到缓解（具体药物描述不详），1 个月前症状反复，就诊于河北某医院住院治疗（具体治疗不详），症状缓解不明显，遂就诊于我院。当日查电子胃镜示：贲门炎；慢性非萎缩性胃炎伴糜烂；十二指肠球炎。现主症：胃脘胀满，胸闷，胃灼热、反酸，口干口苦，偶恶心呕吐，纳可，寐尚安，大便 1~2 日一行，略不成形，小便可。舌暗红，边有齿痕，苔薄黄，脉弦滑。

[既往史] 高脂血症病史 1 年，未系统治疗。

[过敏史] 否认药物及食物过敏史。

[体格检查] 腹平坦，腹部欠柔软，无腹肌紧张，无压痛、反跳痛，未触及包块。肝脾肋下未触及，胆囊未触及，Murphy 征阴性，麦氏点无压痛，肝区无叩击痛，双肾区无叩击痛，肠鸣音 4 次 / 分。

[辅助检查] 查电子胃镜（2019 年 11 月 29 日，河北某医院）示：贲门炎；慢性非萎缩性胃炎伴糜烂；十二指肠球炎。

[中医诊断] 胃痞。

[证候诊断] 湿热中阻。

[治法] 清热利湿。

[西医诊断] ①慢性糜烂性胃炎；②贲门炎；③十二指肠炎；④高脂血症。

[处方]

柴胡 15g	香附 10g	紫苏梗 10g	青皮 15g
茵陈 30g	黄芩 12g	黄连 12g	陈皮 9g
竹茹 10g	清半夏 9g	香橼 15g	佛手 15g
冬凌草 15g	射干 10g	木蝴蝶 6g	青果 9g
生薏苡仁 30g	败酱草 30g	浙贝母 12g	海螵蛸 12g
生石膏 30g	瓦楞粉 30g	焦槟榔 10g	石斛 10g
玉竹 9g	甘松 9g		

7 剂，每日 1 剂，水煎取汁 400mL，分早晚饭后 1 小时温服。

末诊：2019年12月6日，头晕，胃灼热、反酸减轻，无胸闷，无恶心呕吐；舌暗红，边有齿痕，苔薄黄，脉弦滑。调整处方如下：

柴胡 15g	香附 10g	紫苏梗 10g	青皮 15g
茵陈 30g	黄芩 12g	黄连 12g	陈皮 9g
竹茹 10g	清半夏 9g	香橼 15g	佛手 15g
冬凌草 15g	射干 10g	木蝴蝶 6g	青果 9g
生薏苡仁 30g	败酱草 30g	浙贝母 12g	海螵蛸 12g
生石膏 30g	瓦楞粉 30g	焦槟榔 10g	石斛 10g
玉竹 9g	甘松 9g	天麻 15g	白蒺藜 15g
八月札 15g	玄参 12g		

30剂，每日1剂，煎服法同前，巩固疗效。1个月后随访，患者遵医嘱，规律饮食，偶胃灼热、反酸，无胃脘胀满，无头晕，故停服中药。

[按语]痞满是指以自觉心下痞塞，胸膈胀满，触之无形，按之柔软，压之无痛为主要症状的疾病，又称"心下痞"。其病位在胃，与肝脾关系密切，肝脾相克又互为所需，五行之中，肝属木，脾属土，木克土，同时，木气疏通条达有利于脾土运化。《中西汇通医经精义·上卷》云："肝属木，能疏泄水谷，脾土得肝木之疏泄则饮食化。"《读医随笔·卷一》言："脾主中央湿土，其体淖泽……其性镇静，是土之正气也，静则易郁，必借木气以疏之，土为万物所归，四气具备，而求助于水和木者尤亟……故脾之用主于动，是木气也。"这些都说明肝的疏泄有利于脾的运化。张锡纯《医学衷中参西录》中指出："人多谓肝木过盛可以克伤脾土，即不能消食。不知肝木过弱不能疏通脾土，亦不能消食。盖肝之系下连气海，兼有相火寄生其中……为其寄生相火也，可借火以生土，脾胃之饮食更赖之熟腐。"即木气过与不及均可影响脾的运化。脾属阴，故又称阴土，喜燥恶湿，脾失健运则生湿邪，使脾阳困阻，使清气不升，浊气不降，秽浊阻于中焦，故肝脾不和者多有胃脘胀满等消化系统疾病。

其发生多与感受寒湿、饮食不节、体虚劳倦、情志失调等损伤中焦，阳气不升，浊气不降有关，以饮食不节为主要发病因素，《素问·痹论》云："饮食自倍，脾胃乃伤。"饮食失于节制，饥饱无常，恣食生冷油腻辛辣刺激等，导致胃纳失常、脾失健运，胃失和降，脾气受困，终致中焦气机升降失司而生痞满。故脾胃受损，气机升降失调为发病的关键。常见于慢性胃炎、消化不良、胃神经官能症等疾病。

西医治疗多是对症之法，疗效欠佳，而中医药治疗痞满有其独到之处。

脾运化水液，肝主疏泄以利气机升降，脾胃运化，水液输布。脾气不升，肝气不疏，津液输布失司，凝聚生湿，久郁化热，湿热内蕴，进一步加重痞满之症。本案患者因进食油腻食物令脾胃受损，脾胃之气壅遏胸中，则见胸闷，久郁生湿化热，则见胃灼热，胃气上逆则反酸，恶心呕吐，津液不能上承则口干口苦，湿邪困脾则大便溏。

笔者在治疗痞满一病时注重调理脾胃气机升降、行气消痞，着眼于"肝气"，肝主疏泄，喜条达舒畅，有利于促进脾胃的运化，协调气机的升降。临床多用柴胡、香附、青皮、紫苏梗、香橼、佛手等。柴胡、香附等入肝经之品行气解郁、疏肝和胃，佛手、香橼、紫苏梗入脾胃经，理脾胃之气滞，以达行气消痞之效。少佐降胃气之品如清半夏之属，以复气机升降。柴胡，既能疏肝解郁，又可轻清升散以助脾阳之升发，《神农本草经百种录》曾载："柴胡，肠胃之药也。观《经》中所言治效，皆主肠胃，以其气味轻清，能于顽土中疏理滞气。"香附，散中有降，为疏肝理气之要药。李杲云："治一切气，并霍乱吐泻腹痛，肾气，膀胱冷，消食下气。"青皮，其性沉降，入肝胆气分，主以疏肝破气、消积化滞。《本草图经》载："主气滞，下食，破积结及膈气。"用浙贝母、海螵蛸、瓦楞粉制酸和胃，配合冬凌草、射干、木蝴蝶、青果利咽。多用芳香温燥之品，清半夏、陈皮燥湿化痰，配伍生薏苡仁泄热除湿，少佐陈皮等加强化湿之功。茵陈、黄芩、黄连、生石膏苦寒清降可燥湿泄热，清脾胃湿热，少佐石斛、玉竹滋阴润燥消痞。笔者在疏肝健脾的基础上用理气导滞药，以防补气药易致气滞，通过疏肝健脾、理气消滞的方法，恢复肝之条达功能，肝脾调和，气机舒畅，脾胃功能得以恢复。

慢性糜烂性胃炎（胃痞）案2

患者信息：男，51岁，退休人员

就诊时间：2018年10月26日

[**主诉**]胃脘胀闷不适伴心悸2个月，加重1周。

[**现病史**]患者2个月前无明显诱因出现胃脘胀闷，伴心悸，胸闷嗳气，情绪不畅。曾就诊于河北某医院，查电子胃镜示：慢性非萎缩性胃炎伴糜烂。心电图示：窦性心律；正常心电图。予中药汤剂治疗（具体药物描述不详），症状缓解。1周前患者熬夜后导致症状加重，遂来我院就诊。现主症：胃脘堵闷憋胀，伴心悸，胸闷嗳气，情绪不畅，纳可，夜寐欠安，大便质可，一日1

行，小便可。舌质暗红，苔黄腻，边齿痕，脉弦滑。

[**既往史**] 既往体健。

[**过敏史**] 否认食物及药物过敏史。

[**体格检查**] 腹平坦，全腹触之柔软，剑突下无压痛，无腹肌紧张及反跳痛，肝脾肋缘下未触及，Murphy 征阴性，麦氏点无压痛，肝区无叩击痛，双肾区无叩击痛，移动性浊音阴性，肠鸣音正常存在。

[**中医诊断**] 胃痞。

[**证型**] 肝胃郁热，湿热中阻。

[**治法**] 疏肝和胃，清热祛湿。

[**西医诊断**] 慢性糜烂性胃炎。

[**处方**]

枳实 15g	厚朴 10g	升麻 9g	炒莱菔子 15g
焦槟榔 15g	柴胡 15g	香附 15g	紫苏梗 12g
青皮 15g	茵陈 15g	黄芩 12g	黄连 12g
陈皮 9g	竹茹 10g	清半夏 9g	石菖蒲 15g
郁金 12g	香橼 15g	佛手 15g	八月札 15g
枳壳 9g	延胡索粉 3g（冲服）		丹参粉 3g（冲服）
檀香 9g	砂仁 6g（后下）	首乌藤 15g	合欢皮 15g
炒酸枣仁 15g			

7 剂，每日 1 剂，水煎取汁 400mL，早晚饭后 1 小时温服。

二诊：2018 年 11 月 1 日，患者胸闷，嗳气，情绪不畅减轻，胃部不适稍好转，但仍有憋胀感，纳可，寐好转；舌质暗红，苔黄腻，边齿痕，脉弦滑。此为脾胃气机尚未完全恢复，上方加八月札 15g、桃仁 9g、红花 9g，7 剂，每日 1 剂，煎服法同前。

三诊：2018 年 11 月 8 日，患者诸症好转，偶有胸闷，嗳气，近日大便不爽，黏腻，纳可，寐好转；舌质暗红，苔薄黄腻，边齿痕，脉弦滑。此为湿热余邪尚未完全清肃，遂调整处方如下：

生薏苡仁 30g	败酱草 30g	苦参 9g	蒲公英 12g
八月札 15g	桃仁 9g	红花 9g	枳实 15g
厚朴 10g	升麻 15g	焦槟榔 15g	柴胡 15g
香附 15g	紫苏梗 12g	炒酸枣仁 15g	青皮 15g
茵陈 15g	黄芩 12g	黄连 12g	陈皮 9g
竹茹 10g	清半夏 9g	石菖蒲 9g	郁金 12g

香橼 15g	佛手 15g	枳壳 9g	延胡索粉 3g（冲服）
丹参粉 3g（冲服）	檀香 9g	砂仁 6g（后下）	首乌藤 15g
合欢皮 15g	炒莱菔子 15g		

7剂，每日1剂，煎服法同前。后随症加减服药3个月，诸症自除。

[按语] 综观患者舌脉，辨证为肝胃郁热，湿热中阻证。患者曾因心悸，胸闷不舒，就诊于心内科，查心电图及心脏彩超未见明显异常。笔者结合多年临床经验发现，胃病患者多会出现心悸等心脏疾病的常见表现，在排除心脏疾患后，应着重从脾胃论治。患者平素情绪不畅，肝气失疏，日久导致气机郁结，脾胃气机升降失常，清阳不升，浊气不降，脾胃运化功能失司，水谷精微无以布散全身，停滞中焦，郁久化热，湿热内生。浊气湿热上扰于心则出现心悸、胸闷诸症。

方中以枳实、厚朴、升麻、炒莱菔子、焦槟榔等调理脾胃气机升降；脾胃气机升降正常与肝主疏泄功能密切相关，故以柴胡、香附、香橼、佛手疏肝理气；又湿浊容易克犯脾土，使脾胃功能失调，故以茵陈、黄芩、陈皮、石菖蒲清脾胃湿浊，使脾胃气机升降有序，运化正常，浊气无以上犯，痰浊无以为生，自然不能上扰心神。然治病当标本兼治，治胃同时应兼顾心脏，故佐以首乌藤、合欢皮安心神，丹参、酸枣仁养心血，使心神安和，心血充盛。全方补泻兼施，祛邪而不伤正，补益而不敛邪，故药到病除。

慢性糜烂性胃炎（胃痞）案 3

患者信息：女，50岁，退休人员

就诊日期：2017年3月25日

[主诉] 间断胃脘胀满1年，加重半月。

[现病史] 患者1年前无明显诱因出现胃脘胀满，伴胃灼热，半月前因饮食不节症状加重，就诊于当地医院，查电子胃镜示：慢性浅表性胃炎伴糜烂，予西药治疗（具体药物描述不详），症状未见明显好转，遂来我院就诊。现主症：胃脘胀满，饭后尤甚，伴胃灼热，口气重，无口干、口苦，纳差，寐一般，大便每日1行，头干质黏，小便可；舌暗红，苔中根部黄腻，脉弦滑。

[既往史] 既往体健。

[过敏史] 否认药物及食物过敏史。

[体格检查] 腹平坦，全腹触之欠柔软，剑突下无压痛，无腹肌紧张及反

跳痛，肝脾肋缘下未触及，Murphy 征阴性，麦氏点无压痛，肝区无叩击痛，双肾区无叩击痛，移动性浊音阴性，肠鸣音正常存在。

［**辅助检查**］电子胃镜（2017 年 3 月 7 日，河北某医院）示：慢性浅表性胃炎伴糜烂。

［**中医诊断**］胃痞。

［**证候诊断**］肝郁气滞，湿热中阻。

［**治法**］疏肝解郁，清利湿热。

［**西医诊断**］慢性糜烂性胃炎。

［**处方**］

柴胡 15g	香附 15g	青皮 15g	紫苏梗 12g
茵陈 30g	黄芩 12g	黄连 12g	陈皮 9g
竹茹 10g	清半夏 9g	枳实 15g	厚朴 12g
香橼 15g	佛手 15g	生石膏 30g	浙贝母 12g
海螵蛸 12g	瓦楞粉 30g	焦槟榔 15g	炒莱菔子 15g
蒲公英 30g	瓜蒌 15g	车前子 15g	泽泻 12g
鸡内金 30g	首乌藤 15g	合欢皮 15g	

7 剂，每日 1 剂，水煎取汁 400mL，早晚饭后 1 小时温服。

二诊：2017 年 4 月 3 日，患者胃脘胀满，胃灼热减轻，口气重，纳一般，寐一般，大便每日一行，质可，小便可；舌质暗红，苔中根部黄腻，脉弦滑。上方加橘核 9g、荔枝核 9g。7 剂，每日 1 剂，煎服法同前。

三诊：2017 年 4 月 10 日，患者胃脘胀满减轻，胃灼热减轻，口气重，纳一般，寐一般，大便每日一行，质可，小便可；舌质暗红，苔中根部黄腻，脉弦滑。上方加冬凌草 15g、射干 12g。7 剂，每日 1 剂，煎服法同前。

四诊：2017 年 4 月 17 日，患者背凉明显好转，胃灼热无，口气重减轻，纳可，寐可，大便每日一行，质可，小便可；舌暗红，苔中根部薄黄腻，脉弦滑。在上方基础上，加瞿麦 15g、萹蓄 15g。7 剂，每日 1 剂。煎服法同前。

五诊：2017 年 4 月 24 日，患者症状明显改善，效不更方，具体处方如下：

柴胡 15g	香附 15g	青皮 15g	紫苏梗 12g
茵陈 30g	黄芩 12g	黄连 12g	陈皮 9g
竹茹 10g	清半夏 9g	枳实 15g	厚朴 12g
香橼 15g	佛手 15g	生石膏 30g	浙贝母 12g
海螵蛸 12g	瓦楞粉 30g	焦槟榔 15g	炒莱菔子 15g
蒲公英 30g	瓜蒌 15g	车前子 15g	泽泻 12g

鸡内金 30g	首乌藤 15g	合欢皮 15g	冬凌草 15g
射干 12g	萹蓄 15g	瞿麦 15g	橘核 9g
荔枝核 9g			

14 剂，2 日 1 剂，煎服法同前。后随症加减服用 3 个月，诸症自除。

[按语] 尤在泾在《伤寒贯珠集》中言："胃中者，冲气所居，以为上下升降之用者也。"因此，胃腑作为气机升降之枢纽，其功能至关重要。笔者认为消化系统疾病尤重脾胃中气及气机运转，脾胃调和，中州健旺，则气机升降出入平衡而调和通畅，故治疗应当注重调理脾胃、健运中气、调畅气机、升降通滞。如《临证指南医案·脾胃》中写道："总之脾胃之病，虚实寒热，宜燥宜润，固当详辨，其于升降二字，尤为紧要。"而胃腑作为中焦枢纽的重要一部分，其以阳腑降于阴，若其通降失调，则可出现胃脘胀满等临床表现。胃腑作为中焦土之属，其性喜润恶燥，以通为顺，以降为用，故本病治疗当以凉润通降为大法。

本案患者临床症状并无明显特殊性，表现为临床常见的胃脘胀满，伴有胃灼热、口气重，胃镜检查提示伴有糜烂，病情虽平淡无奇，实则难以论治，缺乏有针对性的突破口，后经过反复询问患者情况，了解到患者大便虽然每日一行，但解之不畅，每次头干质黏。再察患者舌脉，舌暗红，苔中根部黄腻，根部尤甚。基于这些证候，笔者认为该患者核心病机为肝郁气滞，湿热中阻，升降失常，且病势偏于下焦，当通下而解。故重用焦槟榔、炒莱菔子、蒲公英、瓜蒌之属祛邪于下，导湿热之邪从大便而去。虽泻下，但势缓而不急攻，更佐以车前子、泽泻分消湿热之邪，所以取得很好的疗效。方中焦槟榔，《名医别录》言其："主消谷逐水，除痰癖。"更能入胸腹破滞气而不停，入肠胃逐痰癖而直下，能调诸药下行，故尤为适宜此证，以消诸邪与大便而解。

慢性糜烂性胃炎（胃痞）案 4

患者信息：女，49 岁，个体经营者

就诊日期：2019 年 7 月 19 日

[主诉] 饭后胃胀 6 年。

[现病史] 患者 6 年前因饮食不慎出现饭后胃胀，痞塞不舒，感觉食物纳运不畅，但未予治疗。近日症状加重，遂就诊于我院，查电子胃镜示：慢

性非萎缩性胃炎伴糜烂；贲门炎。现主症：饭后胃胀，痞塞不舒，偶有反酸，纳一般，寐一般，大便每日一行，质可，小便可。舌尖红，苔薄黄腻，脉弦滑。

[既往史] 既往体健。

[过敏史] 否认药物及食物过敏史。

[体格检查] 腹平坦，全腹触之欠柔软，剑突下无压痛，无腹肌紧张及反跳痛，肝脾肋缘下未触及，Murphy 征阴性，麦氏点无压痛，肝区无叩击痛，双肾区无叩击痛，移动性浊音阴性，肠鸣音正常存在。

[辅助检查] 电子胃镜（2019 年 7 月 19 日，河北某医院）示：慢性非萎缩性胃炎伴糜烂；贲门炎。

[中医诊断] 胃痞。

[证候诊断] 肝郁气滞，湿热中阻。

[治法] 疏肝解郁，清热化湿。

[西医诊断] ①慢性糜烂性胃炎；②贲门炎。

[处方]

柴胡 15g	香附 12g	青皮 15g	紫苏梗 12g
茵陈 15g	黄芩 12g	黄连 10g	陈皮 9g
竹茹 10g	清半夏 9g	枳实 15g	厚朴 10g
香橼 15g	佛手 15g	石菖蒲 12g	郁金 12g
蒲公英 12g	败酱草 30g	生薏苡仁 30g	焦神曲 30g
鸡内金 20g	首乌藤 15g	合欢皮 15g	生龙齿 20g

7 剂，每日 1 剂，水煎取汁 400mL，早晚饭后 1 小时温服。

二诊：2019 年 7 月 26 日，患者胃胀减轻，偶有反酸，纳一般，寐欠安，入睡困难，易惊醒，大便每日一行，质可，小便可；舌尖红，苔薄黄腻，脉弦滑。上方改石菖蒲为 15g，加百合 15g、炒酸枣仁 15g、砂仁 6g（后下）、木蝴蝶 6g。7 剂，每日 1 剂，煎服法同前。

三诊：2019 年 8 月 3 日，患者胃胀明显减轻，极少反酸，纳好转，寐差减轻，仍入睡困难，易醒，大便每日一行，质可，小便可；舌尖红，苔薄黄腻，脉弦细滑。上方改百合为 30g，加八月札 15g、莲子心 9g、远志 9g。7 剂，每日 1 剂，煎服法同前。

四诊：2019 年 8 月 10 日，患者胃胀明显好转，无反酸，纳可，寐好转，大便每日一行，质可，小便可；舌尖红，苔薄黄腻，脉弦细滑。继续服药以巩固疗效，调整处方如下：

柴胡 15g	香附 12g	青皮 15g	紫苏梗 12g
茵陈 15g	黄芩 12g	黄连 10g	陈皮 9g
竹茹 10g	清半夏 9g	枳实 15g	厚朴 10g
香橼 15g	佛手 15g	石菖蒲 12g	郁金 12g
蒲公英 12g	败酱草 30g	生薏苡仁 30g	焦神曲 30g
鸡内金 20g	首乌藤 15g	合欢皮 15g	生龙齿 20g
百合 30g	炒酸枣仁 15g	砂仁 6g（后下）	木蝴蝶 6g
莲子心 9g	远志 9g	连翘 12g	

7剂，每日1剂，煎服法同前。后随症加减服用3个月，诸症自除。

[**按语**] 中医认为心属火，胃属土，二者之间存在火土相生的母子关系。若生克制化失衡，则会出现母病及子、子病犯母之病理状态，即心病及胃、胃病及心或心胃同病。《素问·经脉别论》中提到："食气入胃，浊气归心，淫精于脉。"脾胃为气血生化之源，为心血充盈提供物质基础，饮入于胃，上奉于心，充实百脉，以养神明。心者为君主之官，为五脏六腑之大主，心气充沛，则脾胃气机升降调畅。可见气血由脾胃所生，为心所主，共系五脏调和、阴平阳秘之功。脾胃为中焦枢纽，脾主升清，胃主降浊，斡旋失司，浊阴之气不降反升，逆乱于心，故《素问·逆调论》有云："胃不和则卧不安。"因此笔者认为胃脘胀满不适与心是有着密切联系的。

本案患者饭后胃胀，痞塞不舒，感觉食物纳运不畅。笔者认为痞满辨证首分虚实。①因虚致痞者，多为脾气亏虚，脾失健运，表现为痞闷时轻时重，按之得舒，纳呆不欲食，少气懒言，倦怠乏力，大便稀溏，脉细弱无力，一般为饭前胃胀；②因实致痞者，多见于食积内停、痰湿中阻、湿热阻胃及肝气犯胃等证，多表现为饭后胃胀。故该患者当以实痞论治。而本案患者本身除胃脘胀满、反酸症状外，尚有严重的失眠情况。根据二诊及三诊的临床情况，笔者发现患者的胃胀表现与其睡眠情况高度相关。当睡眠得到改善时，其胃胀也得到缓解。而睡眠欠佳时，其胃胀等临床症状也尤为加重。故方中大量选用酸枣仁、龙齿、莲子心、远志、百合、首乌藤、合欢皮、石菖蒲、郁金等心经药物来养心安神，宁心益智。其中石菖蒲豁痰开窍、化湿和中、安神益智，郁金行气化痰、清心解郁，二者组合，取菖蒲郁金汤之意，调心和胃，为心胃相关疾病的有效药对，尤为适用本案患者。

慢性萎缩性胃炎（胃痞）案

患者信息：男，62 岁，公务员

就诊日期：2018 年 4 月 13 日

[**主诉**] 间断胃脘胀满 1 年，加重 1 周。

[**现病史**] 患者缘于 1 年前与人争吵后出现胃胀，伴胃灼热、反酸，就诊于当地卫生机构，口服西药及中药汤剂（具体药物描述不详），后症状间断反复出现。于当地医院行电子胃镜检查示：慢性浅表萎缩性胃炎。病理检查报告：慢性浅表性胃炎，中度肠上皮化生，局灶轻度不典型增生。口服中药汤剂治疗，效果欠佳，遂来我院就诊。现主症：胃脘部胀满，嗳气后好转，偶见胃痛，间断胃灼热、反酸，口干口苦，以晨起时明显，食欲欠佳，纳减，寐差（入睡困难），大便每日 1~2 次，质稀不成形，小便可。舌暗红，苔黄腻，脉弦滑数。自发病来体重下降 8.5kg。

[**既往史**] 既往体健。

[**过敏史**] 否认食物及药物过敏史。

[**体格检查**] 腹平坦，胃脘部触之欠柔软，剑突下无压痛，无腹肌紧张及反跳痛，肝脾肋缘下未触及，Murphy 征阴性，麦氏点无压痛，肝区无叩击痛，双肾区无叩击痛，移动性浊音阴性，肠鸣音正常存在。

[**辅助检查**] 电子胃镜（2017 年 7 月 15 日，江苏某医院）示：慢性浅表萎缩性胃炎。病理检查报告（2017 年 7 月 15 日，江苏某医院）示：慢性浅表性胃炎，中度肠上皮化生，局灶轻度不典型增生。

[**中医诊断**] 胃痞。

[**证候诊断**] 肝胃郁热，湿热瘀阻。

[**治法**] 清热祛湿，化瘀通络。

[**西医诊断**] 慢性萎缩性胃炎伴肠上皮化生、不典型增生。

[**处方**]

茵陈 20g	黄芩 12g	黄连 12g	白花蛇舌草 15g
半边莲 15g	半枝莲 15g	绞股蓝 15g	金银花 15g
滑石 30g（包煎）	生石膏 30g	知母 15g	藿香 9g
车前子 15g	香橼 15g	佛手 15g	枳实 15g
厚朴 9g	焦槟榔 12g	炒莱菔子 10g	炒鸡内金 15g

蒲黄 9g（包煎）　五灵脂 9g　　　　　石斛 15g　　　　　麦冬 10g

14 剂，每日 1 剂，水煎取汁 400mL，早晚饭后 1 小时温服。

二诊：2018 年 4 月 26 日，患者胃胀减轻，胃灼热、反酸症状较前好转，食欲有所好转；舌暗红，苔薄黄腻，脉弦滑略数。上方去滑石、藿香，加败酱草 30g、薏苡仁 30g。患者路途遥远，予中药 30 剂，每日 1 剂，煎服法同前。

三诊：2018 年 5 月 26 日，患者诸症好转，偶见胃胀，无明显胃灼热、反酸，大便每日一行，质可；舌暗红，苔薄黄腻，脉弦略滑。上方去黄芩、金银花，加百合 30g、生地黄 15g。调整后处方如下：

茵陈 20g	黄连 12g	半边莲 15g	白花蛇舌草 15g
半枝莲 15g	绞股蓝 15g	生石膏 30g	知母 15g
车前子 15g	香橼 15g	佛手 15g	枳实 15g
厚朴 9g	焦槟榔 12g	炒莱菔子 10g	炒鸡内金 15g
蒲黄 9g（包煎）	五灵脂 9g	石斛 15g	麦冬 10g
败酱草 30g	生薏苡仁 30g	百合 30g	生地黄 15g

30 剂，每日 1 剂，煎服法同前。

患者每月按时随诊。2019 年 1 月 4 日复查电子胃镜，镜下诊断：慢性浅表性胃炎。病理检查报告：慢性浅表性胃炎伴轻度肠上皮化生。患者再次就诊已无明显不适，体重增长 6kg，仍随诊。

[按语] 慢性萎缩性胃炎为胃癌转化的关键环节，是胃癌的癌前疾病，其癌变率为 2.55%~7.46%，故积极治疗慢性萎缩性胃炎对延缓、阻断其向胃癌转化有着重要的意义。在中医学中，慢性萎缩性胃炎属于"痞满""胃脘痛"等范畴。笔者认为本病病位在胃，与肝、脾密切相关。脾以升为健，胃以降为和，脾胃为人体升降之枢，调畅全身气机，但易受情志、饮食、外感等影响而导致升降逆乱。中土气机升降失常，则（气）"滞"，中州运化无权，饮食停滞形成（食）"积"，水液停聚形成"湿"，气滞、湿阻不祛，郁而生"热"，热久灼伤阴液而（阴）"虚"，多种病理产物相互胶结于脉道则成"瘀"。气机郁滞，胃络受阻，气不布津，血不养经，胃失滋润濡养，胃热阴伤，胃腑损伤，胃液减少，血败肉腐，则腺体萎缩。本病的核心病机为郁热阴伤，滞、积、湿、热、瘀为主要病理因素，日久则伤及脾胃，形成虚实夹杂之证。

本案患者因工作原因平素饥饱无常，久之脾胃腐熟运化作用失常，宿食积滞。与人争吵后，情志不遂，肝气郁结。木克脾土，脾失健运，水湿停聚；横逆犯胃，胃失和降。气滞则血瘀，多种病理因素郁滞不散则化热，热盛久之则伤阴。其发病过程遵循食积、气滞、湿阻、热郁、络瘀、阴伤的规律。

在组方上，根据其病机特点，形成理气、化积、祛湿、清热、通络、养阴"五散一养"综合治疗。方中以石膏合知母用于胃腑热盛者，二药合用取自《伤寒论》白虎汤。石膏辛甘大寒，甘寒以止渴生津，大寒以清脾胃实热，配以苦寒质润之知母，既能助石膏清胃热，又能滋阴生津，二药合用既能清脾胃实热，又无伤阴之忧。湿、热二邪常胶结致病，遂取黄连直折胃腑之湿热，事半而功倍。焦槟榔、炒莱菔子、炒鸡内金取"保和丸"之意，消食化滞健胃。胃以降为和，《本草约言》云："槟榔，入胸腹破滞气而不停，入肠胃逐痰癖而直下，能调诸药下行。"调气则以枳实、厚朴为主，佐以香橼、佛手疏肝和胃，解发病之源。散其血瘀，则以蒲黄合五灵脂，破血行血，散结止痛。麦冬甘平滋润，为纯补胃阴之药，合石斛共奏益胃生津，顾护阴液。随着患者疗程增加，病情好转，则酌情减去苦寒碍胃之品，而增加百合、生地黄以加强滋养胃阴之效，使祛邪而不伤正。诸药合用，使病邪散，升降复，胃体得养。同时，经现代药理学研究，方中白花蛇舌草、半边莲、半枝莲、绞股蓝等还具有显著的抗肿瘤的作用。患者胃黏膜病理由中度肠上皮化生，局灶轻度不典型增生转为轻度肠上皮化生，体重增加 6kg，效果确切。

慢性萎缩性胃炎（胃脘痛）案

患者信息：男，32 岁，职员

就诊日期：2020 年 6 月 15 日

[**主诉**] 胃脘不适 3 年，加重 1 周。

[**现病史**] 患者 3 年前因饮食不节出现胃脘部不适，平日偶尔出现胃部隐痛，口干，口苦，嗳气，大便不成形，期间症状反复，未系统诊疗。2019 年 7 月曾就诊于河北某医院，检查电子胃镜示：慢性非萎缩性胃炎。检查电子结肠镜示：直肠炎。服用"四联"半月，症状有所改善，其后未进行任何治疗。1 周前再次因饮食不节出现上述症状加重，遂就诊于我院，当日于我院检查电子胃镜示：贲门炎；慢性萎缩性胃炎；十二指肠球炎。病理诊断报告：黏膜慢性炎症。现主症：胃部隐痛，口干，口苦，嗳气，纳呆，寐安，大便不成形，每日一行，小便可。舌紫暗，苔黄厚腻，脉弦滑。

[**既往史**] 既往体健。

[**过敏史**] 否认食物及药物过敏史。

[**体格检查**] 腹平坦，全腹触之欠柔软，剑突下无压痛，无腹肌紧张及反

跳痛，肝脾肋缘下未触及，Murphy 征阴性，麦氏点无压痛，肝区无叩击痛，双肾区无叩击痛，移动性浊音阴性，肠鸣音正常存在。

[辅助检查]电子胃镜（2019 年 7 月 14 日，河北某医院）示：慢性非萎缩性胃炎。电子结肠镜（2019 年 7 月 14 日，河北某医院）示：直肠炎。电子胃镜（2020 年 6 月 15 日，河北某医院）示：贲门炎；慢性萎缩性胃炎；十二指肠球炎。病理诊断报告：黏膜慢性炎症。

[中医诊断]胃脘痛。

[证候诊断]浊毒中阻，瘀血内结。

[治法]化浊解毒，活血化瘀。

[西医诊断]①慢性萎缩性胃炎；②贲门炎；③十二指肠球炎。

[处方]

茵陈 30g	黄芩 12g	黄连 12g	陈皮 9g
竹茹 9g	清半夏 9g	柴胡 15g	厚朴 9g
石菖蒲 15g	白芷 10g	郁金 12g	丹参 15g
砂仁 6g（后下）	炒莱菔子 10g	藿香 9g	檀香 9g
金钱草 30g	车前子 15g	焦槟榔 10g	芦根 30g
延胡索 15g	败酱草 30g		

7 剂，每日 1 剂，水煎取汁 400mL，早晚饭后 1 小时温服。

二诊：2020 年 6 月 22 日，患者服药 1 周后，胃脘部隐痛改善，嗳气改善，口苦减轻，仍纳呆；舌紫暗，苔黄腻，脉滑。上方加佩兰 9g、炒麦芽 15g、焦神曲 15g，余不变。14 剂，每日 1 剂，煎服法同前。

三诊：2020 年 7 月 6 日，患者服药 2 周后，胃脘部不适症状明显好转，但一旦出现饮食不适，即出现症状反复，晨起口苦减轻；舌紫暗，苔黄腻，脉滑。上方改茵陈为 40g，余不变。7 剂，每日 1 剂，煎服法同前。

四诊：2020 年 7 月 13 日，患者服药 1 周后，症状明显改善；舌暗红，苔中根部黄腻，脉滑数。上方改茵陈为 50g，余不变。

调整处方如下：

茵陈 50g	黄芩 12g	黄连 12g	陈皮 9g
竹茹 9g	清半夏 9g	柴胡 15g	厚朴 9g
石菖蒲 15g	白芷 10g	郁金 12g	丹参 15g
砂仁 6g（后下）	炒莱菔子 10g	藿香 9g	檀香 9g
金钱草 30g	车前子 15g	焦槟榔 10g	芦根 30g
延胡索 15g	败酱草 30g	佩兰 9g	炒麦芽 15g

焦神曲 15g

7剂，每日1剂，煎服法同前。

患者随症加减，规律服药4周后，症状皆好转，舌暗红，苔薄黄腻，脉弦，停药。

[按语] 笔者认为本病乃内外因共同导致，内因为脾胃素虚、饮食不节、情志失调等，外因为外感六淫之邪，寒邪入体，多为本虚标实、虚实夹杂之证，发病部位在胃，与肝、脾两脏关系密切，核心病机为浊毒内蕴。本案患者病程已3年有余，且未进行过系统治疗，病程较长，病机复杂，从舌脉来看，此患者属于浊毒中阻，瘀血内结证。正如《临证指南医案》中："初病在经，久病入络，以经主气，络主血。"浊毒又常夹瘀血，日久又伤阴。浊毒瘀血内阻脾胃，故有胃脘部隐痛。气机不畅，故有嗳气。日久伤阴故有口干。初诊方中，茵陈、黄芩、黄连、清半夏、陈皮、竹茹为化浊解毒基础方为君，患者有苔黄厚腻，故重用茵陈30g以加重化浊之力。茵陈，味苦、辛，性微寒，归脾、胃、肝、胆经，功能清利湿热，利胆退黄。《本草撮要》云："凡湿热为病，推为上品。"本品苦寒之中又禀清香芳化之性，既能导湿热从小便而去，又能芳化湿浊之邪出表，为清利脾胃肝胆湿热之要药。柴胡、厚朴、炒莱菔子、焦槟榔调理中焦脾胃气机升降。石菖蒲、郁金药对合用以助君药清热化痰。延胡索、白芷药对合用以减轻胃痛，延胡索理气活血止痛，《本草纲目》云其"能行血中气滞，气中血滞，故专治一身上下诸痛"。丹参、檀香、砂仁取丹参饮之意以活血化瘀。丹参饮出自《时方歌括》，正所谓"一味丹参饮，功同四物汤"，方中重用丹参以活血祛瘀，又配伍檀香、砂仁以行气活血止痛。二诊时，患者仍有纳呆，故加佩兰与前方藿香合用以醒脾化湿开胃，又加焦神曲、炒麦芽以消食开胃。三诊、四诊时，患者已经规律服药4周，仍有舌苔厚腻，体内浊毒仍胶结，故三诊改茵陈为40g，四诊改茵陈为50g，以加重化浊之功。诸药合用，化浊解毒，活血化瘀，浊毒祛，瘀血除，胃络通，气机畅，则诸症自愈。

慢性萎缩性胃炎伴糜烂（嘈杂）案

患者信息：男，52岁，个体经营者

就诊日期：2019年11月2日

[主诉] 间断胃脘嘈杂20年，加重10天。

[**现病史**] 患者 20 年前因饮食不节出现胃脘嘈杂，期间多次就诊于我院（具体药物描述不详），4 年前查电子胃镜示：慢性糜烂性胃炎伴胆汁反流；食管白斑。病理诊断报告示：胃窦黏膜轻度慢性炎症，腺体轻度肠上皮化生。3 年前复查电子胃镜示：慢性非萎缩性胃炎伴糜烂；胃溃疡（S 期）。病理诊断报告：小肠型肠上皮化生。2 年前复查电子胃镜示：慢性食管炎；慢性非萎缩性胃炎；胃窦溃疡（S 期）。病理诊断报告示：胃角黏膜中度慢性炎症，间质水肿伴肌组织增生；胃窦黏膜中度慢性炎症，黏膜糜烂，间质水肿。1 年前复查电子胃镜示：食管胃黏膜异位；Barrett 食管；慢性萎缩性胃炎。病理诊断报告：黏膜中度慢性炎症，黏膜糜烂，间质水肿，腺体中度肠上皮化生。期间未予以特殊治疗，1 个月前复查电子胃镜示：食管胃黏膜异位；胃窦溃疡愈合瘢痕？；慢性萎缩性胃炎伴糜烂。病理诊断报告示：胃角黏膜慢性炎症，间质毛细血管丰富，伴腺体肠上皮化生。胃窦黏膜慢性炎症，伴腺体肠上皮化生。近期饮食不规律，症状加重，遂就诊于我院。现主症：胃脘嘈杂，空腹甚，反酸，口干口苦，易怒，消瘦，纳少，寐差（易醒），大便 2~3 日一行，质干，小便可。舌暗红，有裂纹，苔黄腻，脉弦细滑。患者自发病以来精神可，体重下降。

[**既往史**] 既往体健。

[**过敏史**] 否认药物及食物过敏史。

[**体格检查**] 腹部平坦，腹部欠柔软，无腹肌紧张，无压痛、反跳痛，未触及包块。肝脾肋下未触及，胆囊未触及，Murphy 征阴性，麦氏点无压痛，肝区无叩击痛，双肾区无叩击痛，肠鸣音 4 次 / 分。

[**辅助检查**] 查电子胃镜（2019 年 10 月 3 日，河北某医院）示：食管胃黏膜异位；胃窦溃疡愈合瘢痕？；慢性萎缩性胃炎伴糜烂。病理诊断报告示：胃角黏膜慢性炎症，间质毛细血管丰富，伴腺体肠上皮化生；胃窦黏膜慢性炎症，伴腺体肠上皮化生。

[**中医诊断**] 嘈杂。

[**证候诊断**] 湿热中阻。

[**治法**] 清热化湿。

[**西医诊断**] ①慢性萎缩性胃炎伴肠上皮化生；②食管胃黏膜异位。

[**处方**]

茵陈 30g	黄芩 12g	黄连 12g	陈皮 9g
竹茹 10g	清半夏 9g	冬凌草 15g	射干 10g
木蝴蝶 6g	青果 9g	生石膏 30g	浙贝母 12g

海螵蛸 12g	瓦楞粉 30g	香橼 15g	佛手 15g
紫苏梗 9g	首乌藤 15g	合欢皮 15g	芦根 30g
生薏苡仁 30g	败酱草 30g	延胡索 15g	白芷 10g

21 剂，每日 1 剂，水煎取汁 400mL，分早晚饭后 1 小时温服。

二诊：2019 年 11 月 29 日，患者口干、口苦减轻，寐好转；舌暗红，有裂纹，苔黄腻，脉弦细。上方加白花蛇舌草 15g、天竺黄 6g、胆南星 6g。21 剂，每日 1 剂，煎服法同前。

三诊：2019 年 12 月 23 日，患者胃脘嘈杂、反酸减轻，大便 1~2 日一行；舌暗红，苔黄腻，脉弦细。上方加夏枯草 15g、生龙齿 20g、生地黄 10g、青皮 10g、瓜蒌 12g，去合欢皮、白芷，改冬凌草为 30g。21 剂，每日 1 剂，煎服法同前。

末诊：2020 年 1 月 17 日，患者诸症均明显减轻；舌暗红，苔黄腻，脉弦细。上方加半枝莲 15g、半边莲 15g、白芷 10g、全蝎 3g、枳实 15g、厚朴 9g、栀子 9g、淡豆豉 9g、鸡内金 10g、合欢皮 15g，去夏枯草、生地黄、青皮、瓜蒌、射干、木蝴蝶、败酱草、青果。

调整处方如下：

茵陈 30g	黄芩 12g	黄连 12g	陈皮 9g
竹茹 10g	清半夏 9g	冬凌草 30g	天竺黄 6g
胆南星 6g	生龙齿 20g	生石膏 30g	浙贝母 12g
海螵蛸 12g	瓦楞粉 30	香橼 15g	佛手 15g
紫苏梗 9g	首乌藤 15g	合欢皮 15g	芦根 30g
生薏苡仁 30g	白花蛇舌草 15g	延胡索 15g	白芷 10g
半枝莲 15g	半边脸 15g	全蝎 3g	枳实 15g
厚朴 9g	栀子 9g	淡豆豉 9g	鸡内金 10g

7 剂，每日 1 剂，煎服法同前，巩固疗效。随访后，患者守方服用 1 个月，胃脘无明显嘈杂感，体重增加 2kg，故停服中药。

[按语] 嘈杂是指胃中空虚，似饥非饥，似辣非辣，似痛非痛，莫可名状，时作时止的病证。临床常表现为患者自觉胸骨后中、下段至上腹间非痛非胀的不适感，伴反酸、嗳气、胃胀、胃痛等。常见于胃食管反流病、慢性胃炎等疾病。《景岳全书·嘈杂》曰："嘈杂一证，或作或止，其为病也，则腹中空空，若无一物，似饥非饥，似辣非辣，似痛非痛，而胸膈懊侬，莫可名状，或得食而暂止，或食已而复嘈，或兼恶心，而渐见胃脘作痛。"嘈杂多与"热"有关，分"实热"和"虚热"。其病位在胃，发病与脾、肝关系密切，肝脾胃

三脏不和，或久病阴血亏耗，胃腑失于和降，发为嘈杂，实为湿热痰气，虚为阴血不足。饮食不节，日积月累，脾胃运化失常，致湿热或痰热中阻，胃失通降之职；或急躁易怒，郁郁寡欢致肝失条达，横逆犯胃，肝胃不和，胃失和降，均可引发嘈杂。总之，嘈杂的病因病机为脾胃虚弱为本，痰湿、热邪、气郁等为标，胃失和降为发病关键。

西医对于嘈杂没有专门的定义，临床常以患者自觉胸骨后中、下段至上腹部之间非痛非胀的不适感，并常与反酸、嗳气、胃胀、胃痛等相伴或先后出现来确立诊断。临证时对嘈杂的认定主要依靠患者的自觉症状，多为胸骨后至上腹部的不适感觉，非胀非痛，可在饥饿时明显加重。临床上多见上腹部不适、嗳气、食欲减退、恶心、口苦、胸骨后灼热不适感等消化不良的症状，同时较易因为胃肠动力的紊乱发生反酸的症状。患者经电子胃镜检查，具有胆汁反流，胃黏膜慢性炎症，肠上皮化生的器质性改变，自觉空腹时上腹部不适感加重，口干口苦，纳少，故诊断为嘈杂。

笔者认为治疗嘈杂的关键在于清脾胃湿热，理肝胃气机，使用陈皮、青皮、香附、枳实、厚朴、紫苏梗、香橼、佛手等疏肝行气之品，黄芩、黄连、薏苡仁、败酱草、茵陈、白花蛇舌草清中焦湿热，其中，白花蛇舌草不仅能改善病变组织的血液循环，纠正缺血、缺氧，还有利于胃黏膜的修复。冬凌草、射干、木蝴蝶、青果通利咽喉，还可改善食管黏膜炎症表现。浙贝母、海螵蛸、瓦楞粉同用制酸止痛，栀子、淡豆豉二药解胸膈郁热，首乌藤、合欢皮二药安神助眠。

慢性萎缩性胃炎伴糜烂（胃痞）案

患者信息：男，62岁，退休人员

就诊时间：2018年4月13日

[**主诉**]间断胃胀3年，加重半年。

[**现病史**]患者3年前因饮食不节出现胃胀、反酸、胃灼热，半年内体重下降3kg，未经系统治疗。半年前因外出应酬饮酒后反酸、胃灼热症状加重，就诊于当地医院，具体治疗用药不详，出院后病情仍时有反复。2018年3月30日于苏州某医院行电子胃镜示：慢性胃炎伴多发糜烂；病理诊断报告示：胃窦小弯慢性浅表性炎伴肠上皮化生，局灶呈萎缩样改变。后经多方打听，来我院就诊。现主症：胃胀，胃灼热，反酸，大便每日一行，不成形，小便

可，纳可，夜寐欠安。舌紫暗，苔薄黄腻，脉弦滑数。

［**既往史**］既往体健。

［**过敏史**］否认食物及药物过敏史。

［**体格检查**］腹平坦，全腹触之欠柔软，剑突下无压痛，无腹肌紧张及反跳痛，肝脾肋缘下未触及，Murphy 征阴性，麦氏点无压痛，肝区无叩击痛，双肾区无叩击痛，移动性浊音阴性，肠鸣音正常存在。

［**辅助检查**］电子胃镜（2018 年 3 月 30 日，苏州某医院）示：慢性胃炎伴多发糜烂。病理诊断报告示：胃窦小弯慢性浅表性炎伴肠上皮化生，局灶呈萎缩样改变。

［**中医诊断**］胃痞。

［**证候诊断**］浊毒瘀阻。

［**治法**］化浊解毒通络。

［**西医诊断**］慢性萎缩性胃炎伴糜烂伴肠上皮化生。

［**处方**］

枳实 15g	厚朴 10g	浙贝母 12g	海螵蛸 12g
生薏苡仁 30g	败酱草 30g	延胡索 15g	白芷 10g
生石膏 30g	瓦楞粉 30g	焦槟榔 10g	车前子 15g
清半夏 9g	茵陈 20g	黄芩 12g	半边莲 15g
半枝莲 15g	白花蛇舌草 15g	苦参 10g	鸡骨草 15g
绞股蓝 15g	板蓝根 15g		

7 剂，每日 1 剂，水煎取汁 400mL，早晚饭后 1 小时温服。

二诊：2018 年 4 月 20 日，患者反酸、胃灼热好转，与家人生气，出现胃脘隐痛，大便日一行，不成形；舌暗红，苔薄黄，脉弦滑数。上方去绞股蓝、鸡骨草，加莲子心 9g、香橼 15g、佛手 15g、石菖蒲 15g、郁金 12g、冬凌草 15g、射干 9g。7 剂，每日 1 剂，煎服法同前。

末诊：2018 年 4 月 27 日，患者诸症好转，仍时有胃胀、嗳气，纳可，寐一般，大便每日一行，质可；舌暗红，苔薄黄腻，右脉弦滑，左脉弦细涩。上方去白芷，加全蝎 2g、蜈蚣 2g、紫苏梗 9g、木香 6g。7 剂，每日 1 剂，煎服法同前。

调整处方如下：

枳实 15g	厚朴 10g	浙贝母 12g	海螵蛸 12g
生薏苡仁 30g	败酱草 30g	延胡索 15g	生石膏 30g
瓦楞粉 30g	焦槟榔 10g	车前子 15g	莲子心 15g

香橼 15g	佛手 15g	石菖蒲 15g	郁金 12g
冬凌草 15g	射干 9g	清半夏 9g	茵陈 20g
黄芩 12g	半边莲 15g	半枝莲 15g	白花蛇舌草 15g
苦参 10g	板蓝根 15g	全蝎 6g	蜈蚣 6g
紫苏梗 9g	广木香 6g		

7剂，每日1剂，煎服法同前。患者随证加减服用半年，诸症全无，胃镜下显示糜烂面愈合。

[**按语**] 笔者认为本病的核心病机为浊毒瘀阻。胃属阳土，胃病易于化热化火，初为湿热，湿盛则浊聚，久郁化热，湿浊化热蕴毒，故毒由温热转化而来，即热为毒之渐，毒为热之极，毒寓于热，热由毒生，变由毒起。患者浊毒不解，蕴于中焦，既可加重气滞湿阻，又能入血入络，造成瘀血，伤阴耗气，最终造成浊毒瘀阻，故应以化浊解毒通络为基本的治疗方法，清湿热，化浊毒，改善机体内环境，以控制细胞癌变，甚至可以逆转胃癌前病变。

患者以胃胀、胃灼热、反酸前来就诊，系患者饮食不节多食肥甘厚味，造成脾胃功能失调，运化失司，水湿内生，未予重视，病情加重，"湿为浊之渐，浊为湿之极"，湿滞日久化生浊毒。湿热浊毒阻滞中焦，脾胃气机失调；气滞血瘀不通则痛，出现胃胀胃痛；胃失和降则反酸，胃灼热。脾胃运化失调，不能将水谷化为精微并将精微物质转输至全身以濡养脏腑形体官窍，则患者日渐消瘦；运化废物和饮食糟粕障碍则大便不成形。舌紫暗红、苔薄黄腻、脉弦滑数俱是湿热之征。故治疗当清其湿热，恢复脾胃运化，并兼以活血化瘀，攻毒疗癌。组方时以茵陈、车前子清利湿热；黄芩、清半夏燥湿化痰；枳实、厚朴疏肝和胃；海螵蛸、浙贝母、瓦楞粉制酸止痛；薏苡仁、败酱草祛瘀生新；白花蛇舌草、半边莲、半枝莲攻毒疗疮抗癌；延胡索疏通气血；生石膏清泄胃中瘀火。二诊患者因情绪刺激导致肝郁气滞，故应用香橼、佛手理气药疏肝理气止痛，并且气行则湿化。三诊因久病瘀血阻络出现涩脉，故加入全蝎、蜈蚣破血消癥。诸药合用，清热祛湿，泻火解毒，湿热祛则浊毒消，脾胃健运，疾病痊愈。

笔者在治疗癌前病变时常用到白花蛇舌草、半枝莲、半边莲这几味药物，据研究显示，白花蛇舌草能增强免疫，抗化学诱变，具有抗肿瘤、抗菌、保肝利胆等作用；半边莲与半枝莲也都有攻毒疗癌的功效。临床应用此类药物治疗癌前病变，疗效显著。

慢性萎缩性胃炎伴糜烂（胃脘痛）案 1

患者信息：女，60 岁，农民

就诊日期：2017 年 2 月 11 日

[**主诉**] 间断胃胀痛 1 个月，加重伴反酸、胃灼热 1 周。

[**现病史**] 患者于 1 个月前因饮食不节出现胃脘胀痛，伴反酸、胃灼热。曾于河北某医院就诊，服用药物（具体药物描述不详）后，症状无明显好转，未予重视。期间症状反复，未系统诊疗。1 周前因情志不畅且作息不规律，胃胀痛加重并伴有反酸、胃灼热。遂来我院就诊，检查电子胃镜示：慢性非萎缩性胃炎伴糜烂。病理诊断报告示：黏膜中度慢性炎症，黏膜糜烂，间质水肿，腺体中度肠上皮化生。现主症：间断胃胀，胃痛，反酸，胃灼热，干呕，纳可，寐差，大便干结，每日一行，小便调。舌暗红，苔薄黄腻，脉弦滑。

[**既往史**] 既往体健。

[**过敏史**] 否认食物及药物过敏史。

[**体格检查**] 腹平坦，全腹触之欠柔软，剑突下压痛（＋），无腹肌紧张及反跳痛，肝脾肋缘下未触及，Murphy 征阴性，麦氏点无压痛，肝区无叩击痛，双肾区无叩击痛，移动性浊音阴性，肠鸣音正常存在。

[**辅助检查**] 电子胃镜（2017 年 2 月 11 日，河北某医院）示：慢性非萎缩性胃炎伴糜烂。病理诊断报告：黏膜中度慢性炎症，黏膜糜烂，间质水肿，腺体中度肠上皮化生。

[**中医诊断**] 胃脘痛。

[**证候诊断**] 浊毒内蕴。

[**治法**] 清热利湿，化浊解毒。

[**西医诊断**] 慢性萎缩性胃炎伴糜烂，伴中度肠上皮化生。

[**处方**]

茵陈 15g	黄芩 12g	黄连 12g	陈皮 9g
竹茹 10g	清半夏 9g	柴胡 15g	枳实 15g
厚朴 12g	延胡索 15g	白芷 10g	瓜蒌 15g
栀子 12g	蒲公英 30g	生石膏 30g	浙贝母 15g
海螵蛸 15g	瓦楞粉 30g	焦槟榔 15g	三七粉 2g（冲服）
炒莱菔子 15g			

7剂，每日1剂，水煎取汁400mL，早晚饭后1小时温服。

二诊：2017年2月19日，患者服药7天后，仍有胃胀胃痛，反酸，胃灼热、干呕好转；舌暗红，苔根部黄腻，脉弦滑。上方加败酱草30g，余不变。每日1剂，煎服法同前。

三诊：2017年3月25日，患者规律服药1个半月后，胃痛，反酸、胃灼热好转，出现饥饿时胃胀，偶尔身痒。大便干结好转，每日2次；舌暗红，苔薄黄腻，脉弦细滑。上方加香附15g、青皮15g、紫苏梗12g、地肤子15g、红景天3g，茵陈改为30g，余不变。每日1剂，煎服法同前。

四诊：2017年8月12日，患者规律服药后复查胃镜，电子胃镜（2017年8月12日，河北某医院）示：慢性萎缩性胃炎伴糜烂。同月14日病理诊断报告示：黏膜轻度慢性炎症，间质水肿，腺体中度肠上皮化生。上方去柴胡、香附、青皮、紫苏梗、陈皮、竹茹、清半夏，加半边莲15g、半枝莲15g、白花蛇舌草15g、苦参10g、鸡骨草15g、绞股蓝15g、板蓝根15g，余不变。每日1剂，煎服法同前。

五诊：2018年1月29日，患者规律服药后再次来我院就诊，复查胃镜，电子胃镜（2018年1月29日，河北某医院）示：慢性非萎缩性胃炎。患者自觉胃部无明显不适，纳可，寐一般，大便每日一行，质可；舌暗红，苔薄黄腻，脉弦。处方不变。

调整处方如下：

茵陈30g	黄芩12g	黄连12g	枳实15g
厚朴12g	延胡索15g	白芷10g	瓜蒌15g
栀子12g	蒲公英30g	生石膏30g	浙贝母15g
海螵蛸15g	瓦楞粉30g	焦槟榔15g	三七粉2g（冲服）
炒莱菔子15g	败酱草30g	地肤子15g	红景天粉3g（冲服）
半边莲15g	半枝莲15g	白花蛇舌草15g	苦参10g
鸡骨草15g	绞股蓝15g	板蓝根15g	

每日1剂，煎服法同前。

患者又随症加减服药3个月，症状皆除，停药。

［**按语**］本例患者经过胃镜检查，确诊胃部病变属于胃癌前病变。胃癌前病变是慢性萎缩性胃炎转变为胃癌的关键的过程。在慢性萎缩性胃炎基础上伴发的肠上皮化生和异型增生被称为胃癌前病变，包括肠型化生和异型增生（上皮内瘤变），是一个病理学概念，是胃黏膜上皮在反复修复中脱离正轨而出现的形态和功能上的异常。目前较为认可的胃癌发生进展过程为慢性萎

缩性胃炎—胃黏膜小肠型肠上皮化生—胃黏膜大肠型肠上皮化生—不典型增生—胃癌。早期干预可有效逆转细胞向恶性发展并预防胃癌的发生。因此，胃癌前病变成为胃癌二级预防的研究重点。而目前西医对于治疗胃癌前病变缺乏有效方案，主要提倡定期内镜活检，发现癌变予黏膜或胃大部切除，根除幽门螺杆菌、口服叶酸、抗氧化剂（如维生素C、胡萝卜素等）和非甾体抗炎药（NSAIDs）等药物，而缺乏明确有效的可逆转病变的药物。祖国传统医学博大精深，在治疗并逆转胃癌前病变方面颇有特色。笔者认为，胃癌前病变从中医辨证来看，大都属于浊毒内蕴证候，浊毒内蕴即本病的核心病机，抓住了疾病的核心病机，精准用药，效如桴鼓。

在本案中，患者由于日常饮食习惯较差，且易情志不舒，故出现肝郁气滞，日久肝郁化火，横逆犯胃则出现反酸、胃灼热。又因嗜食肥甘厚味，则易酿生痰湿，日久则生热，热极则成毒。浊毒之邪困着脾胃，脾胃失调，气机不通且脾胃亦失于正常濡养，不通则痛，不容则痛，故患者有胃痛，胃胀。舌暗红、苔黄腻、脉滑亦为浊毒内蕴之征。清湿热，祛浊毒，调脾胃，则症状自除。初诊方中茵陈、黄芩、黄连、陈皮、竹茹、半夏为清热利湿，化浊解毒之基础方。又配柴胡、枳实、厚朴疏肝理气以消除胀满。白芷、延胡索药对合用以止胃痛。生石膏、蒲公英、栀子以助清除郁热。浙贝母、海螵蛸、瓦楞粉角药合用以制酸止痛。瓜蒌滑肠助通便。焦槟榔、炒莱菔子消食和胃。三诊时患者遇风邪侵袭则有身痒，故加地肤子、红景天以祛湿活血止痒。此处用红景天有一箭双雕之妙，红景天味酸、苦，性平，功能祛风利湿，活血散瘀，止血止痛，正所谓治风先治血，血行风自灭，故用红景天活血化瘀以止身痒。又本案患者病程较长，病入血分，且浊毒致病易夹瘀，故用红景天亦活血通络以除脾胃瘀血。四诊时复查胃镜仍未好转，湿热之邪胶着难解，故去柴胡、香附、青皮、紫苏梗、陈皮、竹茹、清半夏，改茵陈为30g，并加半边莲、半枝莲、白花蛇舌草、苦参、鸡骨草、绞股蓝、板蓝根，新加药物更加苦寒峻猛以加强除湿热之力，现代药理研究表明此组药物均有抗癌作用，其中半边莲味辛、苦，性寒，具有清热解毒、利尿消肿、散瘀止血之效。半枝莲性平，味辛，归心、肺、小肠经，具有清热解毒、利尿消肿的功效。五诊时复查胃镜，患者病情好转，由原来的慢性萎缩性胃炎变为慢性非萎缩性胃炎，胃癌前病变得以逆转，且患者舌暗红、苔薄黄腻，说明顽固胶着于中焦脾胃的浊毒之邪终将祛除。患者再规律服药3个月以巩固疗效，症状皆除，停药。

慢性萎缩性胃炎伴糜烂（胃脘痛）案 2

[患者信息] 男，41 岁，职员

就诊日期：2019 年 11 月 1 日

[主诉] 间断胃脘部隐痛 3 年，加重 20 余天。

[现病史] 患者缘于 3 年前劳累后出现胃脘隐痛，无恶心呕吐，2018 年 7 月于河北某医院行电子胃镜检查示：慢性非萎缩性胃炎伴糜烂，病理报告诊断示：黏膜慢性炎症伴部分腺体轻度异型增生。2018 年 10 月于我院住院治疗，后于我院门诊口服中药（具体药物描述不详）治疗，症状缓解。20 余天前因工作紧张后复发，遂来我院就诊。自患病以来，神清，精神较紧张，现主症：胃脘部隐痛，伴有饭后下坠感，进食油腻后胃胀，嗳气，无胃灼热、反酸，无口干口苦，乏力，纳可，寐差，大便每日 1~2 次，质可，小便可。舌暗红，边有齿痕，苔黄腻，脉弦滑。体重下降约 10kg。

[既往史] 既往体健。

[过敏史] 否认食物及药物过敏史。

[体格检查] 腹平坦，全腹触之欠柔软，剑突下无压痛，无腹肌紧张及反跳痛，肝脾肋缘下未触及，Murphy 征阴性，麦氏点无压痛，肝区无叩击痛，双肾区无叩击痛，移动性浊音阴性，肠鸣音正常存在。

[辅助检查] 电子胃镜（2018 年 7 月 25 日，河北某医院）示：慢性非萎缩性胃炎伴糜烂。病理诊断报告：（胃窦，活检）黏膜慢性炎症伴部分腺体轻度异型增生。

[中医诊断] 胃脘痛。

[证候诊断] 湿热中阻，肝气郁结。

[治法] 清热祛湿，疏肝解郁。

[西医诊断] 慢性萎缩性胃炎伴糜烂，伴轻度异型增生。

[处方]

茵陈 30g	黄芩 12g	黄连 12g	竹茹 10g
陈皮 9g	清半夏 9g	香附 12g	紫苏梗 10g
青皮 15g	柴胡 15g	石菖蒲 15g	郁金 12g
车前子 15g	葛根 30g	生薏苡仁 30g	败酱草 30g
延胡索 15g	白芷 10g	胆南星 6g	天竺黄 6g

浙贝母 12g	海螵蛸 12g	枳实 15g	厚朴 15g
合欢皮 15g	香橼 15g	佛手 15g	徐长卿 15g

7 剂，每日 1 剂，水煎取汁 400mL，早晚饭后 1 小时温服。

二诊：2019 年 12 月 23 日，患者胃隐痛，胃脘部下坠感好转，嗳气，情绪较紧张，纳可，入睡困难；舌暗红，边有齿痕，苔薄黄腻。电子胃镜（2019 年 12 月 23 日，河北某医院）示：慢性非萎缩性胃炎伴糜烂。病理诊断报告：（胃窦，活检）黏膜慢性炎症，腺体重度肠上皮化生，病理分型：小肠型肠上皮化生。上方加生龙齿 20g、广木香 6g。6 剂，每日 1 剂，煎服法同前，嘱患者调整情绪，放松心情，按时服药。

三诊：2019 年 12 月 28 日，患者胃隐痛明显减轻，无明显嗳气，入睡差，情绪好转；舌暗红，边有齿痕，苔薄黄。上方改香附 10g，加首乌藤 15g、合欢皮 15g、栀子 9g、淡豆豉 9g、焦神曲 15g、蒲黄 9g（包煎）、五灵脂 9g。7 剂，每日 1 剂，煎服法同前。嘱患者生活饮食调护。

四诊：2020 年 1 月 4 日，患者胃脘部无明显隐痛，偶有入睡困难，效不更方，继服中药 14 剂，调整处方如下：

茵陈 30g	黄芩 12g	黄连 12g	竹茹 10g
陈皮 9g	清半夏 9g	香附 10g	紫苏梗 10g
青皮 15g	柴胡 15g	石菖蒲 15g	郁金 12g
车前子 15g	葛根 30g	生薏苡仁 30g	败酱草 30g
延胡索 15g	白芷 10g	胆南星 6g	天竺黄 6g
浙贝母 12g	海螵蛸 12g	枳实 15g	厚朴 15g
合欢皮 15g	香橼 15g	佛手 15g	徐长卿 15g
生龙齿 20g	广木香 6g	首乌藤 15g	合欢皮 15g
栀子 9g	淡豆豉 9g	焦神曲 15g	蒲黄 9g（包煎）
五灵脂 9g			

考虑患者重度肠上皮化生，加之情志影响，易于反复发作，随诊调整 4 个月，症状全无。

[按语] 本案患者主因劳累后出现胃脘部隐痛，劳倦过度损伤脾气，致运化失职，气机阻滞，不通则痛。正如《脾胃论》所说："百病皆由脾胃衰而生也。"因工作紧张使病情加重，在问诊中也感到患者情绪紧张，过分关注病情，使肝气失于条达，横逆克伐脾土，加重损伤脾气，长期可导致体重下降。《素问·至真要大论》载："诸湿肿满，皆属于脾。"脾健运失司，水湿停聚，酿湿成热，湿热中阻，气机升降失调，脾气不升故伴有下坠感，胃气不降则见

嗳气；脾主"为胃行其津液"，共同发挥主运化水谷和水液的作用；脾失健运，则"水反为湿，谷反为滞"，水湿内停为患。湿热停聚中焦，脾虚湿困，故见进食油腻后胃胀，乏力；胃不和则卧不安，加之情绪紧张，故寐差，舌暗红，边有齿痕，苔黄腻，脉弦滑，为湿热中阻，肝郁气滞之象。

需注意本案患者虽存在隐痛、下坠感、乏力的虚证表现，但并非是"真虚"，而是由于肝气郁结，湿热中阻，湿热困脾，气机升降失调造成的"真实假虚"症状，故需祛除湿热，升清阳，降浊阴，则精神充养，自然隐痛、下坠、乏力的感觉消失。

故方中以茵陈、黄芩、黄连清热燥湿，薏苡仁、败酱草、车前子、徐长卿利水渗湿，陈皮、竹茹、清半夏燥湿健脾化痰；枳实、厚朴、紫苏梗、青皮消胀除满，香橼、佛手疏肝解郁，柴胡、葛根升举阳气，配伍枳实治疗胃部下坠感；延胡索、白芷、香附、郁金活血行气止痛，对于肠上皮化生的患者加用活血祛瘀之品可有效改善症状，但需根据患者具体病情酌加；浙贝母、海螵蛸制酸止痛，常与延胡索等配伍治疗慢性胃炎、胃及十二指肠溃疡，保护胃黏膜；以胆南星、天竺黄、石菖蒲息风定惊，开窍豁痰，可有效调节情绪紧张，以合欢皮解郁安神。全方以清热祛湿为主，疏肝理气解郁，安神定志兼顾，湿热得去，脾气健运，精神得缓。

患者因工作、复查胃镜等原因二诊间隔时间较长，症状好转不显著，前方加木香行气止痛，健脾消食，与香附、厚朴、青皮等相伍取木香顺气丸之意，患者入睡困难加生龙齿镇静安神。三诊患者症状改善，仍诉入睡难，故加首乌藤养血安神，栀子、淡豆豉清热除烦安眠，焦神曲健脾和胃，胃病日久易入血络，以蒲黄、五灵脂活血化瘀止痛。四诊时，诸症均解，为防复发随症加减4个月，以巩固疗效。

慢性萎缩性胃炎伴疣状糜烂（胃脘痛）案

患者信息：女，65岁，农民

就诊日期：2019年5月20日

[**主诉**] 间断胃脘胀痛5年，加重1周。

[**现病史**] 患者缘于5年前无明显诱因出现胃脘胀痛，空腹时明显，进食后可缓解。2019年5月11日就诊于河北某医院，查电子胃镜示：慢性萎缩性胃炎伴疣状隆起。病理诊断报告示：（胃窦，活检）黏膜慢性炎症，伴轻度异

型增生及个别腺体肠上皮化生。予"质子泵抑制剂、阿莫西林、莫沙必利"等药物口服（具体药物描述不详），症状时轻时重。1周前无明显诱因上述症状加重，遂来我院就诊。现主症：胃脘胀痛，手足凉，纳可，寐欠安，二便调。舌紫暗，苔黄腻，脉弦涩。

［**既往史**］既往体健。

［**过敏史**］否认药物及食物过敏史。

［**体格检查**］腹平坦，剑突下轻压痛，肝脾肋缘下未触及，无腹肌紧张及反跳痛，Murphy 征阴性，麦氏点无压痛，肝区无叩击痛，双肾区无叩击痛，移动性浊音阴性，肠鸣音正常存在。

［**辅助检查**］电子胃镜（2019 年 5 月 11 日，河北某医院）示：慢性非萎缩性胃炎伴疣状隆起；病理诊断报告（2019 年 5 月 11 日，河北某医院）示：（胃窦，活检）黏膜慢性炎症，伴轻度异型增生及个别腺体肠上皮化生。

［**中医诊断**］胃脘痛。

［**证候诊断**］脾胃湿热，胃络瘀阻。

［**治法**］清热化湿，活血通络。

［**西医诊断**］慢性萎缩性胃炎伴疣状糜烂，伴肠上皮化生、异型增生。

［**处方**］

白花蛇舌草 15g	半边莲 15g	半枝莲 15g	苦参 10g
茵陈 15g	黄芩 12g	黄连 12g	延胡索 15g
白芷 10g	枳实 15g	败酱草 30g	生薏苡仁 30g
厚朴 9g	香橼 15g	佛手 15g	全蝎 6g
合欢皮 15g	首乌藤 15g	蜈蚣 2 条	川牛膝 10g
苏木 9g			

7 剂，每日 1 剂，水煎取汁 400mL，分早晚饭后 1 小时温服。并嘱患者节饮食，调情志。

二诊：2019 年 5 月 27 日，患者自诉胃脘胀痛感好转，手足凉好转，口黏，寐欠安，多梦；舌紫，苔黄腻，脉弦涩。上方加茯神 15g、藿香 15g、佩兰 15g。14 剂，每日 1 剂，煎服法如前。

三诊：2019 年 6 月 10 日，患者胃脘胀痛明显缓解，偶嗳气；舌紫暗，苔薄黄腻，脉弦。上方去苏木，加降香 6g。14 剂，每日 1 剂，煎服法如前。

四诊：2019 年 6 月 25 日，患者自诉偶有胃脘胀痛，手足凉明显好转，无口黏，寐一般；舌紫暗，苔薄黄腻，脉弦涩。上方去合欢皮、首乌藤、茯神、藿香、佩兰，加生龙骨 20g、生牡蛎 20g、地龙 10g。调整处方如下：

白花蛇舌草 15g	半边莲 15g	半枝莲 15g	苦参 10g
茵陈 15g	黄芩 12g	黄连 12g	延胡索 15g
白芷 10g	枳实 15g	败酱草 30g	生薏苡仁 30g
厚朴 9g	香橼 15g	佛手 15g	全蝎 6g
蜈蚣 2g	川牛膝 10g	降香 6g	生龙骨 20g
生牡蛎 20g	地龙 10g		

14 剂，每日 1 剂，煎服法如前。

五诊：2019 年 7 月 10 日，患者自述诸症均减轻，考虑此病缠绵难愈，嘱其按上方续服 7 剂中药，2 日 1 剂，煎服法如前。嘱患者节饮食，调情志，慎起居，其后间断加减治疗 6 个月后，于河北某医院查电子胃镜示：慢性非萎缩性胃炎；病理性报告示：胃黏膜有炎性细胞浸润。继续服药，不适随诊。

[按语] 本案患者经胃镜及病理检查诊断为慢性萎缩性胃炎伴疣状糜烂，中医辨证此属脾胃湿热和胃络瘀阻相兼证型。胃喜润恶燥，为多血多气之腑；脾喜燥恶湿，为气血生化之源，脾升胃降，气机通畅，则气血通畅，五脏得养。若脾胃气机失调，则水反为湿，谷反为滞，湿邪日久化热，阻滞中焦，凝滞胃腑，形成湿热；胃络不通，日久成瘀。热之极为毒，毒与瘀互结，热壅血败肉腐，形成糜烂病灶。

此案中，患者主要症状为胃脘胀痛，手足凉，详查舌脉可知，证属脾胃湿热，胃络瘀阻。笔者认为此病的湿热属性与瘀血相互交结，易酿生浊毒，损伤胃腑而成癌前病变，故可用虫类药，以毒攻毒，控制病情发展的趋势。此方中，运用虫类药全蝎、蜈蚣，以虫通络。张锡纯在《医学衷中参西录》中云："全蝎，其性虽毒，专善解毒，消除一切疮疡，与蜈蚣为伍药，其力相得益彰也。"药理学研究表明，全蝎、蜈蚣等均对消化道肿瘤有明显的抑制作用，对内脏痛具有明显的镇痛作用。此外，使用药对与药组清热利湿，化瘀利水，如用茵陈、黄芩、黄连辛开苦降，三者配伍清热燥湿为君；以半枝莲、半边莲、白花蛇舌草泄热解毒为臣，佐以延胡索、白芷活血止痛。其中延胡索、白芷皆为辛散温通之品，延胡索止痛明显，白芷除止痛外，更能除湿。二者相配，白芷可助延胡索止痛之功，是活血止痛之良药，药理学研究表明延胡索、白芷配伍，药效明显优于延胡索单味药的止痛效果。薏苡仁、败酱草配伍可清热、利湿、消痈，以薏苡仁健脾除湿为主，败酱草清热解毒为辅，从而使湿去则热无所依，且二药皆能消痈，使痛毒去则胃黏膜愈合。方中枳实、厚朴、香橼、佛手为疏肝理气之品，四药合用可促进脾胃运化，协调气机升降，以防痰、瘀、湿等邪毒乘虚而入。总之，全方可使湿浊去，瘀血通，气机调。再根据症状辨证论治，防止恶化，可促进胃黏膜恢复。

胃溃疡（胃脘痛）案

患者信息：男，22岁，学生

就诊日期：2019年3月5日

[**主诉**]间断胃脘疼痛1年，加重1个月。

[**现病史**]患者于1年前因饮食不节出现间断性胃脘疼痛，就诊于当地医院，查电子胃镜示：胃多发溃疡，^{14}C呼气试验阳性。予"奥美拉唑肠溶胶囊、胶体果胶铋胶囊、阿莫西林胶囊"口服（具体用量不详），自觉效果不明显。之后间断口服"茵连和胃颗粒"，1袋/次，3次/日，病情时轻时重。1个月前再次因饮食不节出现胃脘疼痛，自服"溃疡散"，症状未见减轻，遂来我院就诊。现主症：胃脘疼痛，餐后明显，无嗳气，无口干口苦，无反酸、胃灼热，无恶心、呕吐，纳可，寐欠安，大便每日1行，质偏黏。舌暗红，苔黄腻，脉弦滑。

[**既往史**]既往体健。

[**过敏史**]否认药物及食物过敏史。

[**体格检查**]腹平坦，剑突下轻压痛，无腹肌紧张及反跳痛，肝脾肋缘下未触及，Murphy征阴性，麦氏点无压痛，肝区无叩痛，双肾区无叩击痛，移动性浊音阴性，肠鸣音正常存在。

[**辅助检查**]电子胃镜（2018年2月4日，河北某医院）示：胃多发溃疡。^{14}C呼气试验（2018年2月4日，河北某医院）示：阳性。

[**中医诊断**]胃脘痛。

[**证候诊断**]湿热中阻，胃失和降。

[**治法**]清热化湿，理气和胃。

[**西医诊断**]胃溃疡。

[**处方**]

茵陈20g	黄芩12g	黄连12g	陈皮9g
竹茹10g	清半夏9g	栀子15g	香附15g
紫苏梗12g	青皮15g	枳实15g	厚朴9g
延胡索15g	白芷10g	生薏苡仁30g	败酱草30g
首乌藤15g	合欢皮15g		

14 剂，每日 1 剂，水煎取汁 400mL，分早晚饭后 1 小时温服。

二诊：2019 年 3 月 20 日，患者诉饱餐后胃脘疼痛感减轻，近期纳差；舌红，苔黄厚腻，脉弦滑。上方加炒莱菔子 15g、炒槟榔 15g、焦神曲 30g。14 剂，每日 1 剂，煎服法同前。

三诊：2019 年 4 月 5 日，患者诉时有胃脘胀痛，偶胃灼热，纳可，寐好转；舌质暗，苔薄黄，脉弦涩。上方去香附、茵陈，加胆南星 6g、天竺黄 6g。14 剂，每日 1 剂，煎服法同前。

四诊：2019 年 4 月 20 日，胃脘部压痛，时轻时重，且有胃灼热症状产生，自诉 5 日前因同学聚会喝酒引发，二便调；舌暗红，苔薄黄腻，脉弦稍涩。调整处方如下：

茵陈 20g	黄芩 15g	黄连 15g	清半夏 9g
竹茹 10g	陈皮 9g	连翘 15g	蒲公英 15g
射干 15g	冬凌草 15g	生薏苡仁 30g	败酱草 30g
百合 20g	生地黄 20g		

共 7 剂，每日 1 剂，煎服方法如前。其病情明显好转，继续服药 3 个月，随证加减。期间嘱患者忌食生冷油腻辛辣，保持良好的生活习惯。随访半年，复查电子胃镜，镜下见溃疡已愈合，形成红色瘢痕，周边无充血水肿，未见新发溃疡灶。

［按语］中医学认为，胃溃疡属于"胃脘痛""胃痛"的范畴，关于本病发病，多由外邪犯胃、饮食伤胃、情志不畅和脾胃虚弱等因素引发。外感诸邪，其中以寒邪为主，内客于胃，均会引起胃脘气机阻滞，胃失和降，不通则痛。《素问·举痛论》中指出："寒气客于肠胃之间，膜原之下，血不得散，小络急引，故痛。"饮食不节或宿食积滞胃脘，久则郁而化热，湿热相搏，损伤脾胃，胃气壅滞，致胃失和降，不通则痛。《沈氏尊生书·胃痛》中指出："胃痛，邪干胃脘病也……惟肝气相乘为尤甚，以木性暴，且正克也。"可见脾胃与肝的关系最为密切。此外，素体脾胃虚弱或久病正虚不复，亦会引发胃溃疡。关于本病治疗，疾病的早期以疏肝理气、活血通络、清热解郁为主，后期治疗以健脾益胃为主。

笔者认为此患者因饮食不节，损伤脾胃，脾胃运化失职，湿浊内生，郁而化热，火热内结，不通则痛，出现胃脘疼痛等症，结合舌脉可知，是属湿热中阻证，治疗时以清热化湿，理气和胃为主要治疗原则。方中茵陈、黄芩、黄连、栀子清热燥湿为君药，祛除湿浊；陈皮、青皮、香附、紫苏梗为臣药，理气和中；佐以半夏、竹茹助臣药消痞散结；枳实、厚朴助君药燥湿行气；

最后根据症状再加延胡索、白芷理气止痛；首乌藤、合欢皮解郁安神。在消化性溃疡治疗中，笔者常用薏苡仁、败酱草。薏苡仁性凉，味甘、淡，归脾、胃、肺经，具有清热利湿、除风湿、利小便、益肺排脓、健脾胃、强筋骨之功，凉能泻火，淡能渗湿，甘能入脾补脾，从而达到利水渗湿、健脾的目的。《本草纲目》云："薏苡仁阳明药也，能健脾，益胃。"败酱草性微寒，味辛、苦，入胃、大肠、肝经，具有清热解毒、消痈排脓、祛瘀止痛之功。现代药理研究表明，败酱草能增强网状细胞和白细胞的吞噬能力，促进抗体形成，提高血清溶菌酶水平，从而达到抗菌消炎的目的，对慢性胃炎、肝炎、结肠炎均有较好的治疗效果。二药合用可清热、利湿、解毒、消痈，以薏苡仁健脾除湿为主，败酱草清热解毒为辅，从而使湿去则热无所依，且二药皆能消痈，使痈毒去则胃黏膜愈合。消化性溃疡容易复发，患者需要定期检测，在日常生活中保持良好的生活习惯，劳逸结合，适当休息，减轻精神压力，适量锻炼，合理饮食。

胃息肉（胃痞）案

患者信息：女，50岁，退休人员

就诊日期：2017年4月1日

[**主诉**] 间断胃脘部憋闷疼痛3年，加重10天。

[**现病史**] 患者3年前无明显诱因出现间断胃脘部憋闷疼痛，未予重视。期间症状反复，未系统诊疗。10天前因饮食不慎后出现胃脘部憋闷疼痛，伴胃灼热、反酸，自服"奥美拉唑肠溶片"后效果不明显，遂来我院就诊，查电子胃镜检查示：胃底息肉（已钳除）、慢性非萎缩性胃炎。现主症：胃脘部憋闷疼痛，伴胃灼热、反酸、晨起口干、口苦、偶有呕吐，纳一般，夜寐欠安，大便每日一行，质可，小便可。舌暗红，边齿痕，苔薄黄腻，脉弦滑。

[**既往史**] 既往体健。

[**过敏史**] 否认食物及药物过敏史。

[**体格检查**] 腹平坦，全腹触之柔软，剑突下无压痛，无腹肌紧张及反跳痛，肝脾肋缘下未触及，Murphy征阴性，麦氏点无压痛，肝区无叩击痛，双肾区无叩击痛，移动性浊音阴性，肠鸣音正常存在。

[**辅助检查**] 电子胃镜（2017年4月1日，河北某医院）示：胃底息肉（已钳除）、慢性非萎缩性胃炎。

［**中医诊断**］胃痞。

［**证候诊断**］肝胃郁热，湿热中阻。

［**治法**］疏肝和胃，清热化湿。

［**西医诊断**］①胃息肉；②慢性非萎缩性胃炎。

［**处方**］

冬凌草 15g	射干 9g	枳实 15g	厚朴 9g
蒲公英 15g	生薏苡仁 30g	败酱草 30g	夏枯草 15g
焦槟榔 15g	延胡索 15g	白芷 9g	三七粉 2g（冲服）
茵陈 15g	黄芩 9g	黄连 9g	陈皮 9g
竹茹 9g	清半夏 9g	柴胡 15g	香附 10g
紫苏梗 9g	青皮 12g	首乌藤 15g	合欢皮 15g

14 剂，每日 1 剂，水煎取汁 400mL，早晚饭后 1 小时温服。

二诊：2017 年 4 月 15 日，患者诉因 2 天前与他人发生争执导致两侧胁肋部胀痛，胃脘部胀痛较前略有减轻，胃灼热、反酸症状较前好转，晨起口干、口苦、呕吐症状消失，纳一般，夜寐欠安，大便质可，每日一行，小便可；舌暗红，边齿痕，苔薄黄腻，脉弦滑。因患者情绪激动导致肝气郁结，治疗时应着重疏肝理气止痛，故上方加香橼 15g、佛手 15g、瓜蒌 15g、石菖蒲 15g、郁金 12g，14 剂，每日 1 剂，煎服法同前。

三诊：2017 年 4 月 30 日，患者诉胁肋部胀痛消失，胃脘部胀痛减轻，胃灼热、反酸症状减轻，晨起口干、口苦，纳好转，寐好转，大便质可，每日一行，小便可；舌暗红，边齿痕，苔薄黄腻，脉弦滑。调整处方如下：

鸡内金 15g	蒲公英 30g	浙贝母 15g	海螵蛸 15g
香橼 15g	佛手 15g	瓜蒌 15g	石菖蒲 15g
郁金 12g	冬凌草 15g	射干 9g	枳实 15g
厚朴 9g	蒲公英 15g	生薏苡仁 30g	败酱草 30g
夏枯草 15g	焦槟榔 15g	延胡索 15g	白芷 9g
茵陈 15g	黄芩 9g	黄连 9g	陈皮 9g
竹茹 9g	清半夏 9g	柴胡 15g	香附 10g
紫苏梗 9g	青皮 12g	首乌藤 15g	合欢皮 15g

14 剂，每日 1 剂，煎服法同前。

四诊：2017 年 5 月 13 日，患者不适症状基本消失，考虑此病缠绵难愈，且易于反复发作，守方加减治疗 1 年余。2018 年 6 月 15 日查电子胃镜示：慢性非萎缩性胃炎；贲门炎，未见息肉样病灶。

[**按语**] 中医并无胃息肉的记载，常根据其临床症状归为"痞满""胃脘痛"等范畴。随着电子胃镜的广泛应用，越来越多的胃息肉被发现，但目前西医治疗方法单一，复发率较高。笔者根据多年临床治疗经验，认为胃息肉的形成与湿、热、瘀关系密切，治疗多发胃息肉建议先行内镜下切除，再结合中药综合调理机体内环境，从而降低胃息肉的复发率及癌变率。

本案患者为中老年女性，多年来饮食不规律，导致脾失健运，脾胃功能失常则脾不升清，胃不降浊，湿浊内生，久郁化热，郁热停留日久，阻滞经络气机，血瘀不行，息肉乃成。组方选用茵陈、黄芩、黄连、陈皮、竹茹、清半夏清热燥湿；蒲公英、薏苡仁、败酱草、夏枯草除湿排痈；同时该患者平素情绪激动，易怒，此乃肝气郁结所致，气机郁结，久而化热，脾失健运，胃失和降，故出现烦躁易怒、口干口苦、嗳气等症。方中选用柴胡、香附、紫苏梗、青皮疏肝解郁；冬凌草、射干清喉利咽；首乌藤、合欢皮以解郁安神。二诊因患者出现两侧胁肋部胀痛，故方中加香橼、佛手以疏理肝气，瓜蒌、石菖蒲、郁金以增强健脾化湿之功。三诊患者诸症好转，方中加鸡内金以健脾化积，恢复脾胃运化功能，浙贝母、海螵蛸以缓解患者口干、口苦症状。诸药相伍，效果显著。

肠道疾病篇

功能性胃肠病（functional gastrointestinal disorder，FGIDs）是一组表现为慢性或反复发作性的胃肠道综合征，FGIDs与消化道动力紊乱、内脏高敏感性、黏膜和免疫功能改变、肠道菌群变化及中枢神经系统处理功能异常有关，近年更重视肠–脑互动异常的机制。临床上，以功能性消化不良和肠易激综合征多见。

炎症性肠病（inflammatory bowel disease，IBD）专指病因未明的炎症性肠病（idiopathic inflammatory bowel disease），包括溃疡性结肠炎（ulcerative colitis，UC）和克罗恩病（Crohn's disease，CD）。病因尚不明确，与环境、遗传及肠道微生态等多因素相互作用导致肠道异常免疫失衡有关。

慢性结肠炎、直肠炎目前并无统一标准的病名定义，主要是指结直肠受一种或多种病原体感染等各种致病因素侵袭而导致的结直肠黏膜炎性充血、水肿、渗出、溃疡或出血病变，主要发病部位为结肠、乙状结肠、直肠，也可累及全结肠，临床以腹痛、腹胀、黏液脓血便、腹泻等为主要表现，同时伴有大便稀溏、里急后重等症状。

中医学根据肠道疾病的临床表现，多归属于"泄泻""便秘""痢疾"等范畴。《素问·至真要大论》曰："暴注下迫，皆属于热。"《素问·阴阳应象大论》有："湿盛则濡泄。"《金匮要略·五脏风寒积聚病脉证并治第十一》阐明胃热过盛，脾阴不足，以致大便干燥而坚的病机与证治。其发病多由感受外邪、饮食不节、情志失调或久病脏腑虚弱等所致，主要病机是脾胃运化功能失调，肠道分清泌浊、传导功能失司，导致大便次数、性状、排便周期改变等异常。

肠易激综合征（便秘）案

患者信息：男，43岁，个体经营者

就诊时间：2020年2月3日

[**主诉**] 便秘3年，加重1周。

[**现病史**] 患者于3年前饮酒后感冒出现恶寒、发热、腹痛、腹胀、腹泻，

大便稀带有黏液，于当地中医诊所就诊，给予涩肠止泻中药（具体药物描述不详）服用。3 天后出现便秘，大便多日未解，后通过使用开塞露帮助大便排出。2017 年 12 月 16 日就诊于河北某医院，查电子胃镜示：慢性非萎缩性胃炎。自述 3 年间症状时轻时重，常需开塞露通便。1 周前因与人争吵出现症状加重，遂来我院就诊。现主症：腹胀，脐周痛，纳一般，寐可，大便 2 日一行，排出困难，形状较细，质不干，小便可。舌暗红，苔黄厚腻，脉弦滑。

[**既往史**] 既往体健。

[**过敏史**] 否认药物及食物过敏史。

[**体格检查**] 腹平坦，全腹触之欠柔软，剑突下无压痛，无腹肌紧张及反跳痛，肝脾肋缘下未触及，Murphy 征阴性，麦氏点无压痛，肝区无叩击痛，双肾区无叩击痛，移动性浊音阴性，肠鸣音正常存在。

[**辅助检查**] 电子胃镜（2017 年 12 月 16 日，河北某医院）示：慢性非萎缩性胃炎。

[**中医诊断**] 便秘。

[**证候诊断**] 肝郁脾虚。

[**治法**] 疏肝健脾。

[**西医诊断**] ①肠易激综合征（便秘型）；②慢性非萎缩性胃炎。

[**处方**]

枳实 15g	厚朴 9g	香橼 15g	佛手 15g
石菖蒲 15g	郁金 12g	栀子 10g	蒲公英 15g
瓜蒌 15g	炒莱菔子 12g	焦槟榔 12g	金钱草 30g
石韦 15g	金银花 15g	延胡索 15g	茵陈 30g
黄芩 12g	黄连 12g	陈皮 9g	竹茹 10g
清半夏 9g			

14 剂，每日 1 剂，水煎取汁 400mL，早晚饭后 1 小时温服。

二诊：2020 年 2 月 16 日，患者自述症状好转，大便 1~2 日一行，质可，稍费力，脐周痛缓解，纳一般，寐可；舌暗红，苔薄黄腻，脉弦滑。上方加八月札 15g，白芷 10g，青皮 9g。14 剂，每日 1 剂，煎服法同前。

末诊：2020 年 2 月 30 日，患者自述诸症好转，偶有腹胀，纳可，寐一般，大便每日一行，质可，无排出费力；舌暗红，苔薄黄，脉弦滑。14 剂，每日 1 剂，煎服法同前。上方去石韦，加广木香 9g，橘核 9g，大腹皮 6g，柴胡 12g，甘松 9g，改茵陈为 20g。

调整处方如下：

枳实 15g	厚朴 9g	香橼 15g	佛手 15g
石菖蒲 15g	郁金 12g	栀子 10g	蒲公英 15g
瓜蒌 15g	炒莱菔子 12g	焦槟榔 15g	金钱草 30g
广木香 9g	金银花 15g	延胡索 15g	茵陈 20g
黄芩 12g	黄连 12g	陈皮 9g	竹茹 10g
清半夏 9g	八月札 15g	青皮 9g	橘核 9g
大腹皮 6g	柴胡 12g	甘松 9g	白芷 10g

7 剂，每日 1 剂，煎服法同前。后守方加减 5 个月，症状全无。1 年后电话随访，患者病情未复发。

[**按语**] 肠易激综合征是一种以慢性或复发性腹痛、排便频率及形状异常为主要症状的综合征，是常见的肠道功能紊乱性疾病，而便秘型肠易激综合征则是其常见亚型。中医学理论认为，便秘型肠易激综合征属"便秘""腹痛"等范畴，其发病与饮食不节、脏腑虚弱及情志不调等有关，形成便秘的基本病机是邪滞大肠，腑气闭塞不通或肠失温润，推动无力，导致大肠传导功能失常。

本案患者为中年男性，生活压力大，饮食不规律，肝气郁滞，横逆犯胃，肝属木，脾属土，木旺乘土，土郁木陷，中焦气机失调，脾胃运化无力，大肠传导失司。故肝郁脾虚为本病病机，因脾胃运化失调，水液失于运化，湿邪内生，进而化生湿热，进一步阻碍中焦气机。综上所述，治疗应注重疏肝健脾，兼以祛湿清热，恢复中焦气机，使气机升降有序，脾气升清，胃气降浊，大便得通。

笔者组方时善用对药，即两药配伍使用，既可增强疗效，又可制约毒性，体现着中医学配伍的精髓。柴胡、青皮木药也，主疏泄，脾胃属土，主运化，土得木而达，故唯木药之性可疏土，木之特性可解郁；香橼、佛手辛温，主入肝、脾、胃经，既可疏肝又可健脾；枳实、厚朴均能行气散结，燥湿除胀满，二者相配伍常可用于脾虚湿滞之证；石菖蒲、郁金性温芳香，善能芳化湿浊之邪，振奋阳气，祛邪外出。瓜蒌甘寒微苦，长于宽胸散结，理气开郁，润肠通便，据现代药理学研究显示，瓜蒌子含有多种油脂，能使肠道光滑而使大便容易排出；炒莱菔子味辛、甘，性平，归肺、脾、胃经，消食除胀，降气化痰，用于饮食停滞，脘腹胀痛，大便秘结，积滞泻痢，痰壅喘咳，擅长降腑气以通便，二药皆为治疗便秘的良药。诸药合用，使中焦气机通畅，脾气升清，胃气降浊，腑气得通，便秘痊愈。

功能性便秘（便秘）案 1

患者信息：女，24 岁，职员

就诊日期：2019 年 11 月 30 日

[**主诉**] 便秘 7 年余，加重 2 周。

[**现病史**] 患者缘于 7 年前上学时饮食不规律，且作息不规律，长期精神紧张，出现便秘，大便质干，平均 1 周一次，自觉胃脘部及下腹部胀满，平日饮用蜂蜜水，多食用苹果、香蕉等，症状亦不缓解，1 周前因与同事吵架且饮食不节出现上述症状加重，自行饮用大黄水，效果不明显，遂来我院就诊，现主症：便秘，大便质干，平均 1 周一行，腹胀、口干、嗳气、五心烦热、纳呆、寐一般。舌紫暗，苔薄黄腻，脉细滑。

[**既往史**] 既往体健。

[**过敏史**] 否认食物及药物过敏史。

[**体格检查**] 腹平坦，全腹触之欠柔软，剑突下无压痛，无腹肌紧张及反跳痛，肝脾肋缘下未触及，Murphy 征阴性，麦氏点无压痛，肝区无叩击痛，双肾区无叩击痛，移动性浊音阴性，肠鸣音正常存在。

[**辅助检查**] 未行。

[**中医诊断**] 便秘。

[**证候诊断**] 气滞血瘀，阴虚内热。

[**治法**] 理气活血，滋阴清热。

[**西医诊断**] 功能性便秘。

[**处方**]

白芍 30g	川芎 9g	鸡内金 15g	当归 9g
茯苓 15g	百合 15g	枳实 15g	厚朴 9g
北沙参 30g	玄参 30g	虎杖 15g	蒲公英 30g
生地黄 20g	桃仁 9g	炒莱菔子 10g	焦槟榔 10g
牡丹皮 10g	火麻仁 30g		

7 剂，每日 1 剂，水煎取汁 400mL，早晚饭后 1 小时温服。

二诊：2019 年 12 月 7 日，患者服药 1 周后，便秘有所改善；舌紫暗，苔薄黄腻，脉细。上方加生白术 15g、麦冬 12g。7 剂，每日 1 剂，煎服法同前。

三诊：2019 年 12 月 14 日，患者服药 1 周后，原本症状有明显改善，但因家庭工作原因，便秘再次加重，且腹胀明显，两胁胀痛，性情急躁，寐差；舌紫暗，苔黄腻，脉弦滑。治宜疏肝理气、泄热通便，调整处方如下：

柴胡 15g	香附 15g	青皮 15g	紫苏梗 12g
茵陈 15g	黄芩 12g	黄连 12g	陈皮 9g
竹茹 10g	清半夏 9g	枳实 15g	厚朴 9g
香橼 15g	佛手 15g	焦槟榔 15g	炒莱菔子 10g
首乌藤 15g	合欢皮 20g		

7剂，每日1剂，水煎取汁400mL，早晚饭后1小时温服。

患者随症加减，规律服药2周后，症状皆好转，停药。

[**按语**] 近年来随着生活水平的提高，功能性胃肠病发病率逐年升高。功能性肠胃病多由社会因素、精神因素及生理因素所致，其中功能性肠胃病中较为常见的为便秘，患者会出现秘结不通、粪便干燥、排便间隔时间增加、排便次数减少或粪便不干但排便困难等症状。功能性便秘属中医学"便秘"范畴。笔者认为习惯性便秘的核心病机为肠腑气滞，阴血亏虚。

本案患者由于多年前饮食不节，且精神紧张，导致脾胃损伤，肝郁气滞，肝气犯胃，故有胃胀，中焦受损且肝气不舒，气机阻滞不能推动大便下行，故有便秘。便秘日久损伤血络，故又有瘀血停滞，日久郁而化热则伤阴故又出现阴虚症状，阴液亏虚，无水行舟，更加重便秘。初诊方中枳实、厚朴、炒莱菔子、焦槟榔理气通便。当归、川芎、生地黄、白芍取四物汤之意以补血活血，笔者将熟地黄换为生地黄，以防止熟地黄滋腻碍胃，取生地黄滋阴凉血之妙。百合、沙参、玄参滋阴以增水行舟，桃仁活血以除瘀血，同时亦有通便作用，茯苓、鸡内金健脾和胃，牡丹皮滋阴清热，虎杖既可散瘀又可泻下通便，一举两得。重用火麻仁以润肠通便。二诊方中加生白术，使用白术治疗便秘，首见于《伤寒论》第174条："若其人大便硬，小便自利者，去桂加白术汤主之。"明确指出大便硬是加用白术的用药指征。笔者认为，大便干结者，若单纯从润肠通便入手，而不健运脾土，只是治标之法，重用生白术，使脾土健旺，才是治疗便秘之根本。现代研究表明，挥发性成分、多糖和内酯类成分是白术发挥药理作用的主要成分，白术挥发油能促进胃肠蠕动，而多糖能促进肠道黏膜修复，从而起到止泻作用。有学者对不同方法炮制后白术的功效指标含量进行研究，发现白术炒制后，挥发油含量降低，多糖含量升高，这与中医学中生白术偏于益气通便，炒白术偏于燥湿止泻的药性理论相吻合。故在治疗便秘时，用生白术为宜，不宜用炒白术。三诊时，患者出现肝郁气滞化火严重，宜疏肝理气，泄热通便。故用柴胡、香附、青皮、紫苏梗以疏肝理气。诸药合用，疏肝理气、滋阴清热、润肠通便，气机畅，郁热清，阴液复，便秘自除。

功能性便秘（便秘）案 2

患者信息：女，73 岁，退休

就诊日期：2019 年 6 月 22 日

[**主诉**] 便秘 5 年，加重 1 周。

[**现病史**] 患者由于冠心病近 5 年来长期卧床，周身无力，腰膝酸软，饮食减少，大便干结如球状，每逢大便倍感痛苦，甚至需借外力，方得排解。期间间断服用当归龙荟胶囊、麻仁通便胶囊等通便药物，病情时好时坏。1 周前，患者受凉后发热，热退后腹满便秘尤甚，遂来我院就诊。现主症：大便 4 日未行，伴有下腹胀满，无腹痛，头晕耳鸣，身体消瘦，纳差，寐欠安。平素大便 4~6 日一行，便干如羊屎状，排便困难，用力努挣则汗出短气，便后乏力。舌暗红，苔薄黄，脉沉细。

[**既往史**] 既往冠心病史 10 年，口服阿司匹林肠溶片，100mg，1 次 / 日；阿托伐他汀钙片，10mg，1 次 / 日。高血压病史 15 年，血压最高达 185/105mmHg，口服苯磺酸左氨氯地平片，2.5mg，1 次 / 日，血压控制可。

[**过敏史**] 否认药物及食物过敏史。

[**体格检查**] 腹平坦，左下腹触之欠柔软、压痛，无腹肌紧张及反跳痛，肝脾肋缘下未触及，Murphy 征阴性，麦氏点无压痛，肝区无叩痛，双肾区无叩击痛，移动性浊音阴性，肠鸣音正常存在。

[**辅助检查**] 心脏彩超（2019 年 5 月 31 日，河北某医院）示：二、三尖瓣少量反流，左室舒张功能减低。

[**中医诊断**] 便秘。

[**证候诊断**] 气阴两虚证。

[**治法**] 益气养阴，润肠通便。

[**西医诊断**] ①功能性便秘；②冠状动脉粥样硬化性心脏病；③高血压 3 级（极高危）。

[**处方**]

黄芪 20g	玄参 15g	北沙参 15g	柴胡 15g
香附 15g	紫苏梗 12g	青皮 15g	枳实 15g

厚朴 9g	香橼 15g	佛手 15g	莲子心 15g
首乌藤 15g	合欢皮 15g	火麻仁 9g	郁李仁 12g
麦冬 10g	生白术 20g	炒槟榔 15g	焦神曲 30g
炒莱菔子 15g			

14剂，每日1剂，水煎取汁400mL，分早晚饭后1小时温服。

二诊：2019年7月8日，患者诉大便得解，腹胀减轻，排便无力，纳可，寐好转；舌暗红，苔薄黄，脉沉细无力。上方加当归20g，白芍20g。21剂，每日1剂，煎服法同前。

三诊：2019年7月27日，患者诉大便2~3日一行，口干，腹胀症状明显减轻，纳可，寐可；舌红，少苔，脉沉细。上方去首乌藤、合欢皮、炒槟榔、焦神曲、炒莱菔子，加知母15g。14剂，每日1剂，煎服法同前。

四诊：2019年8月9日，患者服药期间形成良好的排便习惯，大便1~2日一行，粪质偏干，耳鸣症状未见缓解，其他未诉明显不适，纳可，寐安；舌脉同前。上方加升麻10g，山茱萸20g，磁石30g。调整处方如下：

黄芪 20g	玄参 15g	北沙参 15g	柴胡 15g
香附 15g	紫苏梗 12g	青皮 15g	枳实 15g
厚朴 9g	香橼 15g	佛手 15g	莲子心 15g
火麻仁 9g	郁李仁 12g	麦冬 10g	生白术 20g
当归 20g	白芍 20g	知母 15g	升麻 10g
山茱萸 20g	磁石 30g		

14剂，每日1剂，煎服法同前。

五诊：2019年8月26日，患者自诉，诸症均有好转，继续服用上方共14剂。嘱患者养成良好的排便习惯，如无其他不适，停药随诊。

[按语] 功能性便秘主要由于胃肠道蠕动减弱及肠道不协调运动引起，胃肠道结构无异常。患者具有排便困难、排便次数减少、排硬便或干球便等症状。主要通过建立良好的生活习惯辅以药物治疗控制病情。中医学中，便秘是指粪便在肠内滞留过久，秘结不通，排便周期延长，或周期不长，但粪质干结，排除艰难，或粪质不硬，虽有便意，但便而不畅的病证。《伤寒论·辨脉法》提出："其脉浮而数，能食而不大便者，此为实，名曰阳结也。其脉沉而迟，不能食，身体重，大便反硬，名曰阴结也。"指出便秘当从阴阳分类。金元时期，张洁古首倡实秘、虚秘之别。这种虚实分类法，经过后世不断充实和发展，至今仍是临床论治便秘的纲领。

笔者认为便秘是由多种原因引起的，临床证候虽复杂，但不外乎虚实两类。实证有热结、气滞、寒积，虚证有气虚、血虚、阴虚和阳虚。老年人常真阳亏损，温煦无权，阴邪凝结；或阴亏血燥，大便液枯，无力行舟，均可导致便秘，且多属虚证。但临床常有虚实互见，寒热错杂者，故不能一见老年人便秘就云补虚，又不可猛进攻伐之剂，而犯虚虚之戒，变生他证。此患者年老体虚，又长期卧床，久卧伤气；气虚则无力传送津液，阴津不足，肠失濡润，形成气阴两虚之便秘。治当益气养阴，润肠通便。方中黄芪、白术可补肺脾之气故为君药；玄参、麦冬、沙参滋阴增液，郁李仁、火麻仁润肠通便。佐以香附、青皮、紫苏梗、枳实、厚朴等大队理气药，以理气行滞。增强理气之功效。其中枳实味辛、苦，性微寒，归脾、胃、大肠经，具有破气消积、化痰除痞等功效。既善破气，又能导滞，为破气消积除痞之要药，用于胃肠气滞证。厚朴味苦、辛，性温，归脾、胃、肺、大肠经，具有燥湿、行气、平喘等功效。功能燥湿行气除满，积滞消则肠胃自调，用于湿阻中焦证恰如其分。《伤寒论》中的大承气汤将此二药相须使用，其行气力猛，具有"动肠"的功效，笔者多将此对药用于胃脘胀满、痞闷伴有大便秘结或大便黏腻不爽之症，效果明显，亦体现药简力宏之特点。并根据其兼症加减治疗，功宏而力专。最后嘱患者在日常生活中多吃富含纤维的食物，促进肠道蠕动，促进排便。适当增加日常的活动和锻炼，通过增加肠道蠕动，改善胃肠道功能。养成每日定时排便的习惯，保持心情舒畅。

结肠炎伴多发息肉（泄泻）案

患者信息：男，56 岁，退休人员

就诊时间：2019 年 11 月 1 日

[主诉] 间断腹泻 3 年余。

[现病史] 患者于 3 年前一次饮酒后出现腹泻，伴左下腹刺痛，脐周凉，于某医院就诊，查电子胃镜示：慢性非萎缩性胃炎。查电子结肠镜示：慢性结肠炎；结肠多发息肉。腹部彩超示：轻度脂肪肝；右肾囊肿。3 年间腹泻症状时有发生。患者于 3 天前饮食生冷食物后出现腹泻，下腹刺痛，脐周凉，口服消炎药（具体药物描述不详）后缓解不明显，遂来我院就诊。现主症：腹泻，大便每日 3~4 次，泻下质稀加有黏液，左下腹刺痛，脐周凉，胸闷、乏力，纳可，夜寐欠安，小便可。舌暗红，舌体胖大，苔黄厚腻，脉滑数。

[既往史] 既往体健。

［**过敏史**］否认食物及药物过敏史。

［**体格检查**］腹平坦，全腹触之欠柔软，左下腹轻压痛，无腹肌紧张及反跳痛，肝脾肋缘下未触及，Murphy 征阴性，麦氏点无压痛，肝区无叩击痛，双肾区无叩击痛，移动性浊音阴性，肠鸣音正常存在。

［**辅助检查**］查电子胃镜（2018 年 1 月 31 日，吉林某医院）示：慢性非萎缩性胃炎。查电子结肠镜（2018 年 1 月 31 日，吉林某医院）示：慢性结肠炎；结肠多发息肉。腹部彩超示：轻度脂肪肝；右肾囊肿。

［**中医诊断**］泄泻。

［**证候诊断**］湿热瘀阻。

［**治法**］清热化瘀，祛湿止泻。

［**西医诊断**］①慢性结肠炎；②结肠息肉；③慢性非萎缩性胃炎；④脂肪肝；⑤右肾囊肿。

［**处方**］

延胡索 15g	白芷 10g	莪术 9g	三棱 9g
广木香 6g	石菖蒲 15g	郁金 12g	桂枝 6g
焦槟榔 15g	枳实 15g	厚朴 9g	车前子 15g
生薏苡仁 30g	败酱草 30g	全蝎 6g	蜈蚣 2g

7 剂，每日 1 剂，水煎取汁 400mL，早晚饭后 1 小时温服。

二诊：2019 年 11 月 9 日，患者述泄泻次数有所减少，大便每日 2 次，质稀偶有胸闷，脐周凉，纳可，寐一般；舌暗红，舌体胖大，苔黄厚腻，脉弦滑数。上方去木香、车前子、石菖蒲、郁金、蜈蚣，加香橼 15g、佛手 15g、蒲黄 9g、五灵脂 9g、炒莱菔子 15g、菝葜 10g、金钱草 15g。7 剂，每日 1 剂，煎服法同前。

三诊：2019 年 11 月 17 日，患者自述饮食硬物后出现小腹凉，胃堵，胸闷（下午甚），右肋间时有针刺感，乏力，纳可，寐一般，大便每日 1~2 次；舌暗红，苔根部黄腻，边有齿痕。上方去蒲黄、五灵脂、炒莱菔子、菝葜、焦槟榔，加川牛膝 12g、胆南星 6g、丹参 9g、檀香 6g、砂仁 9g、木香 6g、浮小麦 15g、橘核 9g。14 剂，每日 1 剂，煎服法同前。

四诊：2019 年 12 月 1 日，患者述诸症好转，偶有困倦乏力，纳可，寐一般，大便每日一行，质可；舌暗红，苔黄腻，脉弦滑数。调整处方如下：

川牛膝 12g	胆南星 6g	砂仁 9g（后下）	广木香 6g
浮小麦 15g	橘核 9g	香橼 15g	佛手 15g
金钱草 15g	延胡索 15g	白芷 10g	莪术 9g

桂枝 6g　　　　枳实 15g　　　　厚朴 9g　　　　生薏苡仁 30g

败酱草 30g　　　全蝎 6g

7 剂，每日 1 剂，煎服法同前。7 剂后患者自述诸症全消，嘱其节饮食，避风寒，畅情志，不适随诊。停药。

[**按语**] 结肠息肉是指从黏膜表面突出至结肠腔的息肉病变，是大肠黏膜组织的异型增生。在中医学中，没有肠息肉的名称，主要按照患者的临床症状进行判断，将其分为泄泻、便秘、肠覃、肠癖等病症。

《内经》称本病证为"鹜溏""飧泄""濡泄""洞泄""注下""后泄"等，且对本病的病机有较全面的论述，如《素问·生气通天论》曰："因于露风，乃生寒热，是以春伤于风，邪气留连，乃为洞泄。"认为泄泻的发病与外感风寒之邪密切相关。《素问·阴阳应象大论》曰："湿胜则濡泻。"可见湿邪留恋可引发泄泻。《素问·举痛论》曰："寒气客于小肠，小肠不得成聚，故后泄腹痛矣。"认为小肠受寒可生泄泻。《素问·至真要大论》曰："诸呕吐酸，暴注下迫，皆属于热。"故古代医家认为，引起泄泻的发病因素很多，风、寒、热、湿等病理因素均可引起泄泻。

笔者认为，除上述诸因外，血瘀亦能引起泄泻，临床上应辨证施治，不可一味化湿止泻，活血化瘀亦是治疗泄泻的重要法则。本案患者自述平素喜好饮酒，酒毒易化生湿热，湿热之邪阻滞脾胃，脾胃运化失调，清气不升，浊气不降，清气在下，则生飧泄；湿热之邪日久则阻滞气机，气为血之帅，气滞则血瘀，血行不畅则腹部刺痛；中焦运化失度，清浊混杂而下，并走大肠则为泄泻。王清任《医林改错》中提到"泻肚日久，百方不效，是总提瘀血过多"。故泄泻久治不愈者，辨证属血瘀者，治当从瘀论，而本案患者湿热与瘀血并存，相互影响，相互滋生，故治应化瘀除湿，才能清除病根，使泄痢痊愈。

本案中石菖蒲，具有芳香化湿、醒神通关开窍的作用，兼能活血行气，通经络，不论辨证寒热，皆可使用石菖蒲搭配治疗；而郁金具有疏肝解郁、理气活血的作用，为血中之气药，两药合用清化脾胃湿浊而行瘀血。车前子味甘、淡，性微寒，归肺、肝、肾、膀胱经，能清热利尿、渗湿止泻，既能导湿热入小便，又能利小便以实大便。薏苡仁味甘气和，清中浊品，能健脾阴，大益肠胃，主治脾虚泄泻；败酱草辛散苦泄寒凉，既可清热解毒，又可消痈排脓，且能活血止痛，祛瘀生新，两者相配伍为治疗肠痈腹痛的首选药物，故针对结肠炎有良好作用。枳实、厚朴均能行气散结，消痞除满，所谓"气行则血行，气滞则血瘀"，在此方中二药配伍可行气活血，消癥散结。延胡索辛散温通，可活血行气止痛，《本草纲目》曰："延胡索，能行血中气滞，气中血滞，故专治一身上下诸痛，用之中的，妙不可言。"白芷性温，味辛，可祛风止痛，消肿排脓。二药合用，可活血化瘀，行气止痛。三棱苦平辛散，入肝脾血分，为血中气药，长于破血中之气，以破血通经；莪术苦辛温香，入肝脾气分，为气中血药，善破气中之血，以破气消积。三棱、莪术配伍用，出自《经验良方》三棱丸，二药伍用，气血双施，活血化瘀、行气止痛、化积消块力彰。蜈蚣与全蝎，二者药性相似，均入肝经，同为息风止痉的要药。二者常常作为药对配伍使用，以提高息风止痉、通络止痛的效果。牛膝补肝肾，强筋骨，逐瘀通经，引血下行。在此方中可引瘀血下行，从而达到祛瘀生新之效。诸药合用，活血化瘀，化湿行气，祛除湿、瘀二邪，泄泻康复。

慢性结肠炎（泄泻）案 1

患者信息：女，53 岁，教师

就诊日期：2018 年 1 月 18 日

[**主诉**] 间断腹泻 1 年，加重 1 周。

[**现病史**] 患者缘于 1 年前受凉后出现泄泻，大便每日 2~3 次，大便不成形，偶有两胁疼痛，畏寒，纳可，寐欠安。1 年来，多次就诊于我院，间断口服中药、中成药（具体药物不详）病情有所缓解，但稍有饮食不慎及受凉即可出现上述症状。为进一步诊治，遂就诊于我科。现主症：大便不成形，每日 2~3 次，胃脘灼热，易胃胀，饭后尤甚，两胁痛，纳呆，乏力，面色暗黄，寐一般。舌暗红，苔黄腻，脉弦滑。患者自发病以来精神状态欠佳，体重在 1 年内减少 5kg。

[**既往史**] 既往体健。

[**过敏史**] 否认药物及食物过敏史。

[**体格检查**] 腹平坦，全腹触之柔软，剑突下无压痛，无腹肌紧张及反跳痛，肝脾肋缘下未触及，Murphy 征阴性，麦氏点无压痛，肝区无叩击痛，双肾区无叩击痛，移动性浊音阴性，肠鸣音正常存在。

[**辅助检查**] 电子结肠镜（2018 年 1 月 17 日，河北某医院）示：慢性结肠炎。

[**中医诊断**] 泄泻。

[**证候诊断**] 湿热困脾。

[**治法**] 清热化湿，疏肝健脾。

[**西医诊断**] 慢性结肠炎。

[**处方**]

茵陈 15g	黄芩 12g	黄连 12g	清半夏 9g
竹茹 10g	陈皮 9g	广木香 6g	香橼 15g
佛手 15g	生白术 10g	泽泻 9g	葛根 30g
柴胡 15g	白芍 9g	防风 9g	首乌藤 15g
合欢皮 15g	仙鹤草 30g	延胡索 15g	白芷 10g

共 14 剂，每日 1 剂，水煎取汁 400mL，分早晚饭后 1 小时温服。嘱患者忌生冷油腻辛辣，并保持心情舒畅。

二诊：2018 年 2 月 2 日，患者诉偶饭后胃脘隐痛，着凉后易腹泻，大便每日 2~3 次，不成形，纳可，寐可，精神状态可；舌暗红，苔黄稍腻，脉沉弦细。上方加车前子 15g、生薏苡仁 30g、败酱草 30g。共 14 剂，每日 1 剂，煎服方法及饮食禁忌同前。

三诊：2018 年 2 月 16 日，患者大便每日 1~2 次，大便基本成形，但有黏腻感。着凉后矢气多，无两胁肋胀痛，晨起易口干，偶心烦，纳可，寐可，脉沉弦。上方加石菖蒲 15g、郁金 12g、知母 15g、徐长卿 15g。共 14 剂，每日 1 剂，煎服方法及饮食禁忌同前。

四诊：2018 年 3 月 2 日，患者此次因外感后，咽痛，偶有胃脘胀痛，纳一般，寐可，受凉后大便不成形，每日一行；舌暗红，苔薄黄腻，脉浮细。上方去车前子、白芍、防风、知母，加枳实 15g、厚朴 9g、冬凌草 15g、射干 10g。调整处方如下：

茵陈 15g	黄芩 12g	黄连 12g	清半夏 9g
竹茹 10g	陈皮 9g	广木香 6g	香橼 15g
佛手 15g	生白术 10g	泽泻 9g	葛根 30g
柴胡 15g	首乌藤 15g	合欢皮 15g	仙鹤草 30g
延胡索 15g	白芷 10g	生薏苡仁 30g	败酱草 30g
石菖蒲 15g	郁金 12g	徐长卿 15g	射干 10g
枳实 15g	厚朴 9g	冬凌草 15g	

共 7 剂，2 日 1 剂，煎服方法同前。守方加减服用 3 个月，其后半年随访，患者无其他明显不适。

[**按语**] 泄泻是以排便次数增多，粪便稀溏，甚至如水样为主症的病证。久泄指慢性泄泻，多指每年发病时间在 2 个月以上，反复不愈为主。病位主要在大肠，核心病机为脾虚湿盛，又可因外感、饮食、情志、体虚等致病因素

的影响而夹寒、夹热、夹滞，最终虚实夹杂，多累及肝肾，易形成久泄。慢性泄泻多因脾虚不运生湿，湿邪困脾，气机受阻，故亦多累及他脏。治法以运脾化湿为主，去除兼症为辅。笔者积极倡导"核心病机观"，以病为纲，认为脾虚湿盛是泄泻的核心病机，是贯穿疾病发生、发展、变化的本质。脾胃一虚，升降失调，四脏受损。在疾病发展过程中可能会出现肾阳不足、肝郁气滞、心火亢盛、肺失清肃等不同于核心病机的兼夹病机，是疾病某一阶段运动、变化、发展的关键。故治疗时，需抓住疾病的本质，施以清脾、理脾、运脾、燥脾、畅脾、健脾"六位一体"的以治脾为中心的核心治法，同时不忘某一阶段的兼夹病机，辨证论治，选用温肾、疏肝、清心、宣肺等治法，标本兼顾。

此案中，患者病情虚实夹杂，且病程较长，属慢性泄泻。首先湿热为患，损伤脾胃，运化失常，清浊不分，引起泄泻；此外，湿热中阻，胃气壅滞导致胃脘灼热、胀痛。肝气不舒，肝郁克脾，故胁肋胀痛。纳呆、乏力、面黄为湿热困脾之候。方中茵陈、黄芩、黄连、半夏、陈皮、竹茹清热燥湿为君药。臣以木香，与黄连组成香连丸辛开苦降，行大肠滞气，止湿热之泄泻；白术、泽泻祛湿燥脾。佐以白芍柔肝，防风疏肝，二者与陈皮、白术组成痛泻要方，共奏抑肝补脾之功；因风药轻扬升散，故加柴胡、葛根，以木之性助肝之条达，以达渗湿止泻之功；随症加减延胡索、白芷和血止痛，首乌藤、合欢皮补养心神。使以香橼、佛手理气通滞。全方着眼于治脾，佐以疏肝、养心。治脾时融清脾、理脾、运脾、燥脾、畅脾、健脾为一体，综合治之。疏肝时重视风药的使用，养心时强调益火补土，同时心主神志，神志清明对慢性结肠炎不良情绪也有调节作用，这又与嘱咐患者饮食禁忌前后呼应。二诊时，患者存在腹泻每日2~3次，故加入车前子，加大利水渗湿止泻之功，薏苡仁、败酱草利水渗湿、清热解毒。三诊时，大便黏腻，矢气多，偶心烦，口干，加徐长卿行气除湿止痛；石菖蒲、郁金清湿热，开胃气，解抑郁；知母滋阴生津。四诊时，因外感风热而咽痛，故加冬凌草、射干利咽止痛。

慢性结肠炎（泄泻）案 2

患者信息：男，30 岁，职员

就诊日期：2019 年 6 月 1 日

[主诉] 间断腹泻 1 年，加重 4 天。

[现病史] 患者 1 年前因饮食失节而致腹泻，未予重视。期间症状反复，

未系统诊疗。半年前患者饱食后症状加重，遂就诊于河北某医院，查电子结肠镜示：慢性结肠炎。大便常规示：棕褐色软便，无潜血，予中药汤剂口服治疗（具体药物描述不详），症状缓解。4 天前患者进食油腻之品后导致腹泻症状加重，遂来我院就诊。现主症：腹泻，大便每日 3~4 次，质黏，矢气频，情绪激动易怒，纳一般，夜寐欠安（入睡困难），小便可。舌质暗红，苔中根部黄腻，脉弦滑。

［**既往史**］既往体健。

［**过敏史**］否认食物及药物过敏史。

［**体格检查**］腹平坦，全腹触之柔软，剑突下无压痛，无腹肌紧张及反跳痛，肝脾肋缘下未触及，Murphy 征阴性，麦氏点无压痛，肝区无叩击痛，双肾区无叩击痛，移动性浊音阴性，肠鸣音正常存在。

［**辅助检查**］电子结肠镜（2018 年 11 月 29 日，河北某医院）示：慢性结肠炎。大便常规示：棕褐色软便，无潜血。

［**中医诊断**］泄泻。

［**证候诊断**］肝郁脾虚，湿热中阻。

［**治法**］疏肝健脾，清热化湿。

［**西医诊断**］慢性结肠炎。

［**处方**］

柴胡 15g	香附 15g	紫苏梗 12g	青皮 15g
茵陈 15g	黄芩 12g	黄连 12g	陈皮 9g
竹茹 10g	清半夏 9g	广木香 6g	葛根 30g
石菖蒲 15g	郁金 12g	车前子 15g	茯苓 20g
白芷 10g	延胡索 15g	防风 9g	香橼 15g
佛手 15g	徐长卿 15g	老鹳草 15g	首乌藤 15g
合欢皮 15g	炒麦芽 15g		

7 剂，每日 1 剂，水煎取汁 400mL，早晚饭后 1 小时温服。

二诊：2019 年 6 月 8 日，患者腹泻次数减少，每日 2~3 次，但仍黏腻不爽，矢气频，纳可，寐差；舌质暗红，苔中根部黄腻，脉弦滑。上方加甘松 9g、仙鹤草 30g、藿香 9g、佩兰 9g，去青皮、竹茹、清半夏、老鹳草，改紫苏梗为 9g。7 剂，每日 1 剂，煎服法同前。

三诊：2019 年 6 月 15 日，患者腹泻好转，大便每日 2 次，质可，无黏液，矢气好转，纳可，寐好转，舌质暗红，苔中根部稍腻，脉弦滑。调整处方如下：

柴胡 15g	香附 12g	紫苏梗 9g	苏木 9g
制乳香 6g	制没药 6g	白芍 15g	甘松 9g
仙鹤草 30g	藿香 9g	佩兰 9g	广木香 6g
葛根 30g	石菖蒲 15g	郁金 12g	车前子 15g
茯苓 20g	白芷 10g	延胡索 15g	防风 9g
香橼 15g	佛手 15g	徐长卿 15g	首乌藤 15g
炒麦芽 15g	白头翁 15g	荔枝核 15g	

7剂，每日1剂，煎服法同前。

[按语] 本例患者因平素饮食不节致使脾胃升降失司，湿浊内阻，下注大肠，则大便黏腻不爽，又患者情绪易于激动；舌质暗红，苔中根部黄腻，脉弦滑，辨证为肝郁脾虚，湿热中阻之证。《伤寒论》第三十四条云："太阳病，桂枝证，医反下之，利遂不止，脉促者，表未解也；喘而汗出者，葛根黄芩黄连汤主之。"病案中症状虽与条文中不尽相同，但病机是一致的，皆因湿热之邪所致，故方中选用葛根芩连汤清热祛湿止利。

车前子健脾利水渗湿，分清浊而止泻，谓之利水道而不动气，水道利则清浊分，凡因湿盛引起的水泄，用车前子引导水湿从小便出而达到止泻目的。茯苓甘淡，渗湿健脾，利水而不伤气，为治疗湿邪内阻泄泻之要药，两药合用以达"利小便实大便"之意。肝性善条达，肝失疏泄，气机郁滞则导致腹胀，方中用柴胡、香附条达肝气，疏肝解郁。同时柴胡尚能升提中气，防止久泄中气下陷。肝属木，脾属土，肝木太旺则克犯脾土，脾失健运，运化无权，水湿内停。湿邪困脾，清气不升，运化无权，水谷水湿不化，故大便溏泄，脾胃运化失职，水湿内停，气机不利，故矢气多，配以炒麦芽健脾消食和胃，配以陈皮理气健脾燥湿。临证之时，多用"风药"，如防风之品，有升清燥湿之性，谓之"风性清轻，风之所过，水湿必除"，用于脾虚湿盛，清阳不升之泄泻。于二诊中加用藿香、佩兰是从中焦开始化湿，最终使水湿从小便而出。香橼、佛手、广木香调理肝脾之气机。佐以首乌藤、合欢皮养心安神。全方补泻兼施，祛邪而不伤正，补益而不敛邪，故药到病除。

慢性结肠炎（泄泻）案 3

患者信息：男，35岁，公司职员

就诊日期：2018 年 6 月 11 日

[**主诉**] 间断腹泻4年，加重5天。

[**现病史**] 患者缘于4年前遇冷气后出现腹泻，每日3~6次，就诊于当地医疗机构，予消炎药（具体药物描述不详）治疗后症状缓解。此后症状间断反复出现，曾口服中药汤剂治疗，效果欠佳。5天前外出就餐后腹泻症状加重，遂来我院就诊。现主症：大便每日3~5次，便溏不爽，严重时成水样便，无黏液脓血，便时肛门偶感灼热，脐周偶有疼痛，腹部时有下坠感。病情可因环境温度降低而加重，纳可，夜寐安，小便正常。舌质紫暗，苔薄黄腻，脉沉弦细。

[**既往史**] 既往体健。

[**过敏史**] 否认食物及药物过敏史。

[**体格检查**] 腹平坦，全腹触之柔软，左下腹轻压痛，无腹肌紧张及反跳痛，肝脾肋缘下未触及，Murphy 征阴性，麦氏点无压痛，肝区无叩击痛，双肾区无叩击痛，移动性浊音阴性，肠鸣音正常存在。

[**辅助检查**] 电子胃镜（2018年6月11日，河北某医院）示：贲门炎；慢性非萎缩性胃炎。电子结肠镜（2018年6月11日，河北某医院）示：慢性结肠炎。

[**中医诊断**] 泄泻。

[**证候诊断**] 肝郁脾虚，湿热中阻。

[**治法**] 疏肝醒脾，清热利湿。

[**西医诊断**] ①慢性结肠炎；②贲门炎；③慢性非萎缩性胃炎。

[**处方**]

柴胡15g	香附15g	紫苏梗12g	青皮15g
茵陈15g	黄芩12g	黄连12g	陈皮9g
竹茹10g	清半夏9g	白芍15g	防风9g
广木香6g	葛根30g	秦皮15g	炒麦芽15g
首乌藤15g	徐长卿15g	老鹳草15g	车前子15g
延胡索15g	白芷10g	仙鹤草15g	

7剂，每日1剂，水煎取汁400mL，早晚饭后1小时温服。

二诊：2018年6月18日，患者大便每日3~4次，质偏稀，大便不爽；舌暗红，苔薄黄腻，脉弦滑。上方加莲子肉12g、炒扁豆10g、羌活9g、甘松9g，去白芍、清半夏、竹茹、青皮，改紫苏梗为10g、香附为10g。7剂，每日1剂，煎服法同前。

三诊：2018年6月25日，患者大便次数明显减少，每日2~3次，大便不成形，肛门无明显灼热感，腹部无疼痛，无下坠感；舌暗红，苔薄黄腻，脉细滑。上方加荷叶9g、焦神曲15g，改车前子为20g、茵陈为30g。调整处方如下：

柴胡 15g	香附 10g	紫苏梗 10g	茵陈 30g
黄芩 12g	黄连 12g	陈皮 9g	防风 9g
广木香 6g	葛根 30g	秦皮 15g	炒麦芽 15g
首乌藤 15g	徐长卿 15g	老鹳草 15g	车前子 20g
延胡索 15g	白芷 10g	仙鹤草 15g	莲子肉 12g
炒扁豆 10g	羌活 9g	甘松 9g	荷叶 9g
焦神曲 15g			

7剂，每日1剂，煎服法同前。患者腹泻症状明显好转，继续随诊1月余，无明显不适。

[按语] 本案患者就诊时所诉症状，看似一派阳虚之象，但仔细分析患者的病史及舌脉之象后发现实则不然。《景岳全书·虚实篇》云："至虚之病，反见盛势；大实之病，反有羸状，此不可不辨也。"人体表现出虚象，不单单是因为体内气血阴阳亏虚，气滞、瘀血、痰浊、水湿等病理因素在体内蕴结日久，阻碍气血的正常运行，亦可呈现体虚之象。笔者强调，在临床诊断中，舌象及脉象往往能够真实地反映患者的病情，此患者亦然。《医门棒喝》说："关舌本，可验其阴阳虚实，审舌垢，即知其邪之寒热深浅也。"《临证验舌法》云："凡内外杂症，著其气于舌，据舌以分虚实，而虚实不爽焉；据舌以分脏腑，配主方，而脏腑不差，主方不误焉。"真阳虚之人，其舌质淡胖，舌苔白滑，而此患者发病日久，湿热之邪久病入络，瘀阻脉道，舌质则为紫暗，中焦湿热之气上蒸于舌，故苔薄黄腻。综合患者病史症状及舌脉之象，遂辨证为肝郁脾虚，湿热中阻。但应注意，此处的脾虚征象，不是指脾气或脾阳亏虚，而是由于湿邪困脾，脾失健运而出现的一组类似虚证的表现。

本案患者平素工作紧张，发病缘于外感，此时人体鼓阳气卫外，中焦脾胃空虚，外邪夹湿直中中焦脾土，湿邪困脾，脾之运化失司，水湿之邪，下注大肠，则为泄泻。湿邪致病缠绵难愈，日久酿湿成热，加之患者失治误治，伤寒表证未解，湿热之邪陷于阳明，故长期大便频多，便溏不爽，肛门时有灼热感。患者病情迁延不愈，体内湿热之邪愈重，阻遏阳气升发，气机不通，阳气不能温煦，故患者恶寒喜暖，又因外出进食油腻之品，阳气升提受阻，故腹部时有下坠感。

此患者并非阳虚之人，如用辛温燥烈之品则犹如"抱薪救火"，如用大量收敛固涩之药又恐"闭门留寇"，故此时治疗应以通利为主。"通因通用"是反治法之一，《医学真传·心腹痛》所云："夫通则不痛，理也，但通之法，各有不同。调气以和血，调血以和气，通也；下逆者使之上行，中结者使之旁达，亦通也；虚者助之使通，寒者温之使通，无非通之之法也。若必以下泄为通，则妄矣！"通法是一种临床运用广泛的治疗方法。要广义地理解"通"的含义，营、卫、气、血、痰涎、孔窍、二便等皆在可通的范畴。因而宜用理气清热祛湿之品，解郁醒脾，恢复脾胃运化之功。

方中以茵陈、黄芩、黄连去清除湿热，黄芩、黄连又可厚肠止利。葛根一味，汪昂赞其为"能升阳明清气，又为治泻圣药"，合黄芩、黄连，取葛根芩连汤"清热升阳止利"之法，又合秦皮、仙鹤草顾护正气，使清利而不伤正。白芍寒泻肝火，酸敛逆气，缓中止痛，可解患者脐周之痛，防风辛能散肝，香能醒脾，风能胜湿，为理脾引经之要药。此二药合陈皮乃取痛泻要方共调肝脾之意。半夏降逆和胃，佐以陈皮理气行滞，健脾燥湿，以绝生湿之源。车前子通利，可使部分湿热之邪从小便而出，乃"利小便而实大便"之意。炒麦芽既可健脾，又可疏肝；对症予首乌藤安神助眠。患者服用21剂后诸症明显减轻，大便每日1~2次。此患者病为泄泻，若简单依"通因通用"字面之意，则应重用泻下之剂，但纵观该患者用药，全方虽并无泻下之品，但并非无"通法"。针对此患者，方中应用清热、祛湿、疏肝、理气之品亦皆为通法的体现，灵活运用，事半而功倍。

慢性直肠炎（肛门坠胀）案

患者信息：男，56岁，工人

就诊日期：2020年8月21日初诊

[主诉] 间断肛门坠胀2个月。

[现病史] 患者2个月前因进食不易消化食物后出现肛门坠胀，腹泻，就诊于邢台某医院，查肝胆脾胰双肾彩超示：轻度脂肪肝；肝囊肿；考虑胆囊多发息肉样病变。查电子胃镜示：慢性非萎缩性胃炎。查电子结肠镜示：末端回肠炎；慢性直肠炎；结肠多发息肉内镜下切除术。病理诊断报告示：（升结肠）黏膜慢性炎症伴黏膜下平滑肌增生。经治疗症状未得到明显缓解（具体治疗不详），遂就诊于我院，查电子胃镜示：慢性非萎缩性胃炎伴疣状糜烂。查电子结肠镜示：回盲部多发憩室；直肠炎。现主症：肛门坠胀，腹泻，纳

可，寐欠安（多梦），大便每日 2~3 次，小便可。舌紫暗，中有裂纹，苔薄黄腻，脉弦滑。

[既往史] 轻度脂肪肝 1 年余，未经系统治疗。

[过敏史] 否认药物及食物过敏史。

[体格检查] 腹部平坦，腹部欠柔软，无腹肌紧张，无压痛、反跳痛，未触及包块。肝脾肋下未触及，胆囊未触及，Murphy 征阴性，麦氏点无压痛，肝区无叩击痛，双肾区无叩击痛，肠鸣音 4 次 / 分。

[辅助检查] 查电子胃镜（2020 年 8 月 21 日，河北某医院）示：慢性非萎缩性胃炎伴疣状糜烂。查电子结肠镜（2020 年 8 月 24 日，河北某医院）示：回盲部多发憩室；直肠炎。

[中医诊断] 肛门坠胀。

[证候诊断] 湿热中阻，肝郁气滞。

[治法] 清利湿热，疏肝理气。

[西医诊断] ①慢性直肠炎；②慢性非萎缩性胃炎伴疣状糜烂。

[处方]

柴胡 15g	香附 10g	紫苏梗 10g	黄芩 12g
黄连 12g	广木香 6g	薤白 6g	延胡索 15g
清半夏 9g	白芷 10g	车前子 15g	香橼 15g
佛手 15g	合欢皮 15g	徐长卿 15g	石菖蒲 12g
郁金 10g	胆南星 3g	首乌藤 15g	葛根 30g
仙鹤草 15g	鹿衔草 15g	焦神曲 15g	焦槟榔 12g
生薏苡仁 30g			

7 剂，每日 1 剂，煎服法同前。

末诊：2020 年 8 月 29 日，患者无腹泻，肛门坠胀减轻，寐好转，上方加陈皮 9g、升麻 9g，去合欢皮、焦神曲。

调整处方如下：

柴胡 15g	香附 10g	紫苏梗 10g	黄芩 12g
黄连 12g	广木香 6g	薤白 6g	延胡索 15g
半夏 9g	白芷 10g	车前子 15g	香橼 15g
佛手 15g	陈皮 9g	徐长卿 15g	石菖蒲 12g
郁金 10g	胆南星 3g	首乌藤 15g	葛根 30g
仙鹤草 15g	鹿衔草 15g	升麻 9g	生薏苡仁 30g

7 剂，每日 1 剂，煎服法同前，巩固治疗。1 周后随访，患者已无明显肛

门坠胀感，故停服中药。

[**按语**] 肛门坠胀是临床常见症状，患者主要表现为自觉肛门坠胀不适，甚者坠胀难忍，有时放射到腰骶、臀部及大腿，便意感增强，或觉肛内麻木，或觉灼热感，或有蚁虫咬噬感，或剧痛难忍，常伴有异物感、肛门堵塞感，里急后重、便意频频，反复发作，轻则数日，重则数月，甚至数年，久治难愈，严重影响了患者的生活质量。多因外感六淫，内伤七情，饮食不洁，过劳损伤，致使阴阳失调，脏腑亏损，气血不和，经络阻滞，瘀血浊气下注。患者多伴随情志异常，如精神忧郁、心烦失眠、烦躁不安、无故悲泣、喜怒无常等表现。且很多患者因肛门坠胀反复发作，久治不愈而致心理压力增大，出现焦虑、抑郁等。七情失常，则肝气郁结，肝木乘土，脾胃气机受阻，升降失调。

中医古籍中没有对肛门坠胀的明确记载，其属于"后重"范畴。"后重"一词首见于《难经·第五十七难》，其述"大瘕泄者，里急后重，数至圊而不能便，茎中痛"，是指肛门沉重坠胀，便后不尽感。清代叶桂在《临证指南医案》言："翁（六五）湿热皆主伤气。气下陷坠肛而痛。"张聿青也指出："肛坠有二，一则气虚，一则湿坠，气虚不痛，此则作痛，故曰湿热也。"明确提出湿热下趋大肠为其病机。

肛门正常生理功能依赖于肺之宣肃、脾之升清、肝之疏泄、肾之开阖。肺藏魄，与大肠相表里，肺气宣降有序，则大肠传导正常，肛门开阖有度。肺气失肃则大肠、肛门失度，大便不畅气机不调则生坠胀。肝主疏泄，调畅气机，心主血脉，主藏神，与人体情志调节关系密切。肛门坠胀多与情志相关，肝气不舒，心不藏神，则情志不畅，气血失调，致痰浊瘀血流注肛门，出现肛门坠胀。中医认为直肠炎的病因病机多是脾虚湿胜，日久化热，湿热蕴结肠胃所致，其根本病因是脾胃气机升降异常，湿滞热结，阻遏大肠气机。其发病多与脾气不升、肝气郁结、气滞血瘀、湿热下注有关，笔者治疗此病以疏肝行气，清利湿热为大法。

笔者使用徐长卿、延胡索、郁金、合欢皮等疏肝行气、活血止痛。部分肛门坠胀患者伴有便意频繁、里急后重症状，考虑多与大肠气滞有关，笔者常配伍木香和槟榔行气导滞，缓解里急后重感。升麻、柴胡升阳举陷，能升提下陷之中气，李东垣曾说："胃中清气在下，必加升麻、柴胡以引之。"柴胡、升麻、葛根、白芷等，此类药物味薄气轻，具有轻扬上升发散之性，既能升阳举陷，又能升阳除湿。陈皮调理气机，以助升降，使清浊之气各行其道，并可理气和胃。木香、陈皮、薤白、香橼、佛手、紫苏梗等理气导滞，是谓"调气则后重自除"。薏苡仁以健脾化湿、肃降肺气，黄芩、黄连、半夏、胆南星、石菖蒲以清热燥湿化痰。肛门坠胀的患者大多伴有失眠的表现，更有甚者需口服安眠药来辅助睡眠。长期睡眠不好的患者，脏腑功能紊乱，气血阴阳平衡失调，易诱发不良情绪，如烦躁、焦虑等，故治疗上笔者善于配伍首乌藤、合欢皮等养心安神之品。

慢性直肠炎（泄泻）案 1

患者信息：女，35 岁，职员

就诊日期：2019 年 10 月 24 日

[主诉] 泄泻 1 个月，加重 3 天。

[现病史] 患者缘于 1 个月前饮食失节而致腹泻，曾就诊于河北某医院，查电子结肠镜示：慢性直肠炎。电子胃镜示：慢性非萎缩性胃炎伴疣状糜烂。病理诊断报告示：胃窦黏膜慢性炎症，肠上皮化生。Hp 阴性。曾间断服用中药、西药（具体药物描述不详），症状时轻时重。3 天前因饮食不慎再次出现腹泻症状加重。现主症：腹泻、肠鸣，每日 5~8 行，大便黏腻不爽伴肛门下坠，饮食后腹部隐痛，情绪稍有变化即可出现腹泻，纳差，夜寐不安，小便调。舌暗红，苔黄腻，脉弦滑。

[既往史] 既往体健。

[过敏史] 否认食物及药物过敏史。

[体格检查] 腹平坦，全腹触之柔软，剑突下无压痛，无腹肌紧张及反跳痛，肝脾肋缘下未触及，Murphy 征阴性，麦氏点无压痛，肝区无叩击痛，双肾区无叩击痛，移动性浊音阴性，肠鸣音正常存在。

[辅助检查] 电子胃镜（2019 年 10 月 4 日，河北某医院）示：慢性非萎缩性胃炎伴疣状糜烂。病理诊断报告示：胃窦黏膜慢性炎症，肠上皮化生。Hp 阴性。电子结肠镜（2019 年 10 月 4 日，河北某医院）示：慢性直肠炎。

[中医诊断] 泄泻。

[证候诊断] 湿热下注。

[治法] 清热利湿止泻。

[西医诊断] ①慢性直肠炎；②慢性萎缩性胃炎伴糜烂。

[处方]

| 茵陈 30g | 黄芩 12g | 黄连 12g | 陈皮 9g |

竹茹 10g	清半夏 9g	柴胡 12g	香附 15g
紫苏梗 12g	枳实 15g	厚朴 9g	生龙骨 20g
香橼 15g	佛手 15g	秦皮 15g	石菖蒲 15g
郁金 12g	车前子 15g	首乌藤 15g	延胡索 15g
白芷 10g	橘核 9g	生薏苡仁 30g	败酱草 30g
焦神曲 30g	生牡蛎 20g	白芍 15g	葛根 30g
生白术 20g	防风 15g		

7 剂，每日 1 剂，水煎取汁 400mL，早晚饭后 1 小时温服。

二诊：2019 年 11 月 1 日，患者自诉泄泻有所好转，泄泻次数由原来的每日 5~8 次减至每日 3~4 次，且里急后重感减轻；舌暗红，苔薄黄腻，脉弦滑。又新加咽痛，上方加青果 9g、木蝴蝶 6g，余不变，7 剂，每日 1 剂，煎服法同前。

三诊：2019 年 11 月 8 日，患者自述泄泻明显好转，大便每日 3 次，质可，无里急后重，口干口苦症状明显；舌暗红，苔薄黄腻，脉弦细滑。上方加石斛 15g，余不变。调整处方如下：

茵陈 30g	黄芩 12g	黄连 12g	陈皮 9g
竹茹 10g	清半夏 9g	柴胡 12g	香附 15g
紫苏梗 12g	枳实 15g	厚朴 9g	生龙骨 20g
香橼 15g	佛手 15g	秦皮 15g	石菖蒲 15g
郁金 12g	车前子 15g	首乌藤 15g	延胡索 15g
白芷 10g	橘核 9g	生薏苡仁 30g	败酱草 30g
焦神曲 30g	生牡蛎 20g	白芍 15g	葛根 30g
生白术 20g	防风 15g	青果 9g	木蝴蝶 6g
石斛 15g			

7 剂，每日 1 剂，煎服法同前。

患者又随症加减服用 2 周，诸症皆除，停药。

[按语]本案患者由于饮食失节，致使脾胃升降失司，湿浊内阻，久而化生湿热。湿热之邪内蕴，阻碍气机，故脘腹部隐痛；湿热困脾，致运化不健，从而使得肠道的分清泌浊及传导功能失司，水反为湿，谷反为滞，合污而下则生泄泻。湿热蕴于下焦，下注大肠，则肠鸣、大便黏腻而时有下坠感且舌质红、苔黄腻、脉弦滑皆为湿热内蕴之证。

初诊方中茵陈、黄芩、黄连、竹茹、半夏清热利湿为君，又加秦皮苦寒燥湿以助君药解肠中热毒。秦皮味苦、涩，性寒，归肝、胆、大肠经，可清热燥湿，收涩，明目，用之既可燥肠中之湿又可收涩止泄，一箭双雕，切合病机。香附、紫苏梗、枳实、厚朴、香橼、佛手、橘核行气导滞为臣。其中香橼、佛手对药合用。香橼性温，味辛、苦、酸，归肝、脾、肺经，具有疏肝理气、宽中化痰的功效。《医林纂要》云："治胃脘痛，宽中顺气，开郁。"佛手性温，味辛、苦、酸，归肝、脾、胃、肺经，具有疏肝理气、和胃止痛、燥湿化痰的功效。柴胡、葛根为风药合用，以祛风为长，气轻微薄，轻扬发散，辛可升阳，苦可燥湿，辛香可醒脾，属木之性助肝条达，以达胜湿止泻之功。白术、白芍、陈皮、防风取痛泻要方之意，从而缓解患者稍有情绪激动即腹泻的症状。痛泻要方出自《丹溪心法》，功可补脾柔肝，祛湿止泻，方中白术燥湿健脾，白芍养血泻肝，陈皮理气醒脾，防风散肝疏脾。四药相配，补脾土而泻肝木，调气机以止痛泻。车前子使得湿热从小便而去，利小便以实大便。三诊时患者泄泻明显好转，口干明显，考虑患者腹泻伤阴，故加石斛以养胃阴。诸药合用，共奏清热利湿、行气导滞、疏肝健脾之功。湿热祛，气机通，肝脾和，则泄泻自止。

慢性直肠炎（泄泻）案 2

[患者信息] 男，56 岁，工人

就诊日期：2020 年 8 月 1 日

[**主诉**] 间断腹泻 3 个月。

[**现病史**] 患者 3 个月前因饮食不节出现腹泻，自行口服药物（具体药物描述不详），症状未缓解，其间就诊于河北某医院，2020 年 5 月 11 日查电子胃镜示：慢性非萎缩性胃炎伴疣状糜烂。2020 年 5 月 11 日查电子结肠镜示：①回盲部多发憩室；②直肠炎。现主症：腹泻，大便每日 3~4 次，量多，不成形，纳可，寐可，小便少。舌紫暗，有小裂纹，苔黄腻，脉沉弦细。

[**既往史**] 既往体健。

[**过敏史**] 否认药物及食物过敏史。

[**体格检查**] 腹部平坦，腹部欠柔软，无腹肌紧张，无压痛、反跳痛，未触及包块。肝脾肋下未触及，胆囊未触及，Murphy 征阴性，麦氏点无压痛，肝区无叩击痛，双肾区无叩击痛，肠鸣音 4 次/分。

[**辅助检查**] 电子胃镜（2020 年 5 月 11 日，河北某医院）示：慢性非萎缩性胃炎伴疣状糜烂。电子结肠镜（2020 年 5 月 11 日，河北某医院）示：

①回盲部多发憩室，②直肠炎。

[**中医诊断**] 泄泻。

[**证候诊断**] 湿热中阻。

[**治法**] 清热化湿。

[**西医诊断**] ①慢性直肠炎；②慢性非萎缩性胃炎伴疣状糜烂。

[**处方**]

茵陈 15g	黄芩 12g	黄连 12g	陈皮 9g
清半夏 9g	徐长卿 15g	仙鹤草 15g	葛根 30g
广木香 6g	车前子 15g	延胡索 15g	白芷 10g
地榆 15g	莲子肉 10g	炒扁豆 10g	首乌藤 15g
败酱草 15g	生薏苡仁 30g		

7剂，每日1剂，水煎取汁400mL，分早晚饭后1小时温服。

二诊：2020年8月8日，患者腹泻症状减轻，大便每日2~3次，仍不成形；舌暗红，有裂纹，苔黄腻，脉沉弦细。上方加藿香9g、佩兰9g，改茵陈为30g。14剂，每日1剂，煎服法同前。

三诊：2020年8月22日，患者腹泻症状好转，大便每日2次，量可，成形；舌暗红，苔黄腻，脉弦数。上方加秦皮15g、鹿衔草15g、泽泻10g、白术10g，去佩兰。调整处方如下：

茵陈 30g	黄芩 12g	黄连 12g	陈皮 9g
清半夏 9g	徐长卿 15g	仙鹤草 15g	葛根 30g
广木香 6g	车前子 15g	延胡索 15g	白芷 10g
地榆 15g	莲子肉 10g	炒扁豆 10g	首乌藤 15g
败酱草 15g	生薏苡仁 30g	藿香 9g	秦皮 15g
鹿衔草 15g	泽泻 10g	生白术 10g	

7剂，每日1剂，煎服法同前。

末诊：2020年8月29日，患者无腹泻症状，大便每日1~2次，量可，成形，停药。

[**按语**] 本病的病因多因于湿，"通利小便"方为上策，此意即"利小便所以实大便也"。明代的李梴在其论著《医学入门》泄泻篇中提道："凡泻皆兼湿，初宜分理中焦，渗利下焦……且补虚不可纯用甘温，太甘则生湿。"泄泻发病之初，大多都兼夹有湿，或因湿邪困阻中焦脾胃，或因脾虚生湿，故而治疗宜用苦温燥湿、温开苦降之法分理中焦脾胃，同时配伍一些淡渗利湿之品，使湿邪从下焦小便排泄出体外，也就是所谓的"利小便所以实大便"之意。

笔者善用白术、车前子、泽泻、薏苡仁、败酱草之品。其中，白术甘温能健脾，苦温能燥湿，具健脾燥湿之功；车前子甘而滑利，寒凉清热，具利尿通淋之用。两药配伍，有健脾燥湿，利小便实大便之效，可治疗脾虚湿盛之湿泻、暑泻。泽泻性寒，善于泻肾经之相火，利膀胱之湿热；白术性温，善于健脾而燥湿。二药合用，攻中寓补，补中寓攻，白术健脾升清阳，泽泻利水降浊阴，共奏健脾利湿之功。薏苡仁利水渗湿、健脾止泻，《本草纲目》："薏苡仁阳明药也，能健脾，益胃。虚则补其母，故肺痿肺痈用之。筋骨之病，以治阳明为本，故拘挛筋急，风痹者用之。土能生水除湿，故泄痢水肿用之。"败酱草能清热解毒、排脓祛瘀；薏苡仁善于利湿排脓。二药配用，共奏清热解毒排脓之功。患者湿热盛，笔者配黄连、木香、黄芩等，以清湿热，而行气滞。秦皮性苦寒而收涩，功能清热燥湿、收涩止痢、止带，可治疗细菌性痢疾、阿米巴痢疾、急慢性肠炎属于大肠湿热内盛者。炒扁豆可除湿止泻，《本草纲目》曰其："止泄痢，消暑，暖脾胃，除湿热，止消渴。"莲子肉主要用于脾虚久泻，食欲不振，《本草纲目》曰其："交心肾，厚肠胃，固精气，强筋骨，补虚损……止脾泻泄久痢，赤白浊，女人带下崩中诸血病。"地榆，味苦微涩，性寒而降，既消且涩，可治慢性直肠炎属湿热下注大肠者。泄泻日久而未痊愈的患者，多由于中气不足或下陷所致，笔者多配合使用升清的方药，以达到清气提升而泄泻自止的功效。葛根味辛升发，能升发清阳，鼓舞脾胃清阳之气上升而奏止泻痢之效。藿香气味芳香，功能醒脾化湿，为芳香化湿浊的要药，善于化湿浊止呕吐；佩兰气味清香，性平不燥，善祛中焦秽浊陈腐之气。两药配伍，相须为用，化湿解暑功效倍增，适用于夏令伤暑，湿浊中阻的胸闷、腹满、呕恶，或热病夹湿的脘腹胀满，恶心欲吐等。另外，仙鹤草可升清降浊、复健脾胃、发汗解表，现代药理研究也证实仙鹤草有止血、抗炎抑菌、抗过敏、抗肿瘤等作用，可以减缓肠蠕动、肠痉挛，有止痛、止泻功效。徐长卿治痢疾，泄泻之余，也可除湿，行气止痛。笔者在清利湿热治其本的同时佐以固涩、升清之品以达止泻之目的。

慢性直肠炎（绕脐痛）案

患者信息：男，39 岁，职员

就诊时间：2017 年 3 月 23 日

[主诉] 绕脐痛 1 年，加重 1 个月。

[**现病史**] 患者 1 年前因饮食不慎出现绕脐隐痛，未予治疗，1 个月前症状突然加重，脐周隐隐作痛，频频发作，就诊于河北某医院，查电子结肠镜示：慢性直肠炎，予中药汤剂口服治疗（具体药物描述不详），症状未见明显好转，遂来我院就诊。现主症：绕脐隐痛，频频发作，伴头汗出，纳可，寐可，大便每日一行，质可，小便可；舌暗红，苔黄腻，脉弦滑。

[**既往史**] 既往体健。

[**过敏史**] 否认药物及食物过敏史。

[**体格检查**] 腹平坦，全腹触之欠柔软，脐周轻压痛，无腹肌紧张及反跳痛，肝脾肋缘下未触及，Murphy 征阴性，麦氏点无压痛，肝区无叩击痛，双肾区无叩击痛，移动性浊音阴性，肠鸣音正常存在。

[**辅助检查**] 电子结肠镜（2017 年 2 月 20 日，河北某医院）示：慢性直肠炎。

[**中医诊断**] 绕脐痛。

[**证候诊断**] 肝郁气滞，湿热中阻。

[**治法**] 疏肝解郁，清热除湿。

[**西医诊断**] 慢性直肠炎。

[**处方**]

柴胡 15g	香附 12g	青皮 15g	紫苏梗 12g
茵陈 15g	黄芩 12g	黄连 10g	陈皮 9g
竹茹 10g	清半夏 9g	枳实 15g	厚朴 10g
香橼 15g	佛手 15g	石菖蒲 15g	郁金 12g
败酱草 30g	生薏苡仁 30g	瓜蒌 15g	炒莱菔子 12g
鸡内金 20g	首乌藤 15g	合欢皮 15g	生龙齿 20g
焦槟榔 10g			

7 剂，每日 1 剂，水煎取汁 400mL，早晚饭后 1 小时温服。

二诊：2017 年 3 月 30 日，患者自诉解大便后腹部疼痛减轻，纳可，寐可，大便每日一行，质可，小便可；舌暗红，苔黄腻，脉弦滑。上方加徐长卿 15g、葛根 30g，7 剂，每日 1 剂，煎服法同前。

三诊：2017 年 4 月 6 日，患者绕脐痛明显减轻，纳可，寐可，大便每日一行，质可，小便可；舌暗红，苔薄黄腻，脉弦滑。上方改瓜蒌为 20g。7 剂，每日 1 剂，煎服法同前。

四诊：2017 年 4 月 13 日，患者绕脐痛基本好转，纳可，寐可，大便每日一行，质可，小便可；舌暗红，苔薄黄腻，脉弦滑。继续服药以巩固疗效，

调整处方如下：

柴胡 15g	香附 12g	青皮 15g	紫苏梗 12g
茵陈 15g	黄芩 12g	黄连 10g	陈皮 9g
竹茹 10g	清半夏 9g	枳实 15g	厚朴 10g
香橼 15g	佛手 15g	石菖蒲 15g	郁金 12g
败酱草 30g	生薏苡仁 30g	瓜蒌 20g	炒莱菔子 12g
鸡内金 20g	首乌藤 15g	合欢皮 15g	生龙齿 20g
焦槟榔 10g	徐长卿 15g	葛根 30g	

7剂，每日1剂，煎服法同前。

五诊：2017年4月20日，患者无明显不适，嘱注意饮食调护。

[按语]《素问·腹中论》："帝曰：人有身体髀股胻皆肿，环脐而痛，是为何病？岐伯曰：病名伏梁，此风根也。其气溢于大肠而著于肓，肓之原在脐下，故环脐而痛也。"其病机或肝气横逆、气滞作痛，或肝脾不和、气滞湿阻，或瘀血阻络，经脉不畅等。而在《伤寒论·辨阳明病脉证并治》言："病人不大便五六日，绕脐痛，烦躁，发作有时者，此有燥屎，故使不大便也。"可见大便情况与其有着重要关联，或可从此论治。

本案患者绕脐痛近年余，舌脉表现为舌质暗红，苔黄腻，脉弦滑。笔者认为，该患者属于肝郁气滞，湿热中阻，热与痰结于中焦肚脐部位，进而发为本病。本例选用了小陷胸汤，合小柴胡汤加减，方中用半夏、瓜蒌、黄连，取小陷胸汤清热涤痰。其中，黄连发挥清热的功效，半夏发挥豁痰的功效，而瓜蒌清热涤痰，更兼具润下作用，使痰热之邪从大便而去。同时配合枳实、厚朴，取承气汤之意，但仅选用枳实、厚朴，弃用大黄、芒硝，以当今之人，体质多不耐攻伐，更符合现下临床诊疗环境的实际情况。

慢性腹泻（泄泻）案

患者信息：男，45岁，工人

就诊时间：2018年11月23日

[主诉]腹泻2年，加重1个月。

[现病史]患者2年前每于饮食不当或饮酒后出现腹泻不适，无黏液脓血便，未予重视。1个月前无明显诱因患者自觉上述症状较前加重，出现肠鸣，右下腹疼痛不适，按压时明显，伴肛门灼热，就诊于当地某医院，予口服药

物（具体药物描述不详）治疗，症状未见缓解。遂来我院就诊。现主症：腹泻，大便每日 2~3 次，质黏，右下腹痛，按压时明显，肠鸣，肛门灼热，无黏液脓血便，无肛门下坠感，无发热寒战，无恶心呕吐，纳可，寐欠安（夜间易醒），小便量可。舌质暗红，苔薄黄腻，中有裂纹，脉弦滑。

［既往史］既往体健。

［过敏史］否认食物及药物过敏史。

［体格检查］腹部平坦，腹部欠柔软，右下腹压痛，无肌紧张、反跳痛，未触及包块。肝脾肋下未触及，胆囊未触及，Murphy 征阴性，麦氏点无压痛，肝区无叩击痛，双肾区无叩击痛，肠鸣音 4 次 / 分。

［辅助检查］电子胃镜（2018 年 11 月 23 日，河北某医院）示：慢性非萎缩性胃炎。阑尾彩超（2018 年 11 月 23 日，河北某医院）示：未见明显阑尾肿大。

［中医诊断］泄泻。

［证候诊断］浊毒内蕴，湿热下注。

［治法］化浊解毒，清热利湿。

［西医诊断］①慢性腹泻；②慢性非萎缩性胃炎。

［处方］

广木香 6g	葛根 30g	香橼 15g	佛手 15g
徐长卿 15g	老鹳草 15g	鹿衔草 15g	石菖蒲 12g
郁金 12g	防风 9g	车前子 15g	延胡索 15g
白芷 10g	合欢皮 15g	炒麦芽 15g	首乌藤 15g
茵陈 15g	黄芩 12g	黄连 12g	陈皮 9g
竹茹 10g	清半夏 9g		

7 剂，每日 1 剂，水煎取汁 400mL，分早晚饭后 1 小时温服。

二诊：2018 年 12 月 1 日，患者腹泻、肠鸣、肛门灼热均较前减轻，仍有右下腹痛，夜寐好转；舌脉同前。上方去石菖蒲、郁金，加仙鹤草 30g、橘核 9g、百合 15g、乌药 6g。

三诊：2018 年 12 月 8 日，患者仍有腹泻，大便每日 3 次，腹痛、肠鸣、肛门灼热好转；舌暗红，苔薄，中有裂纹，脉弦细。上方加红花 9g、乌梅 9g、金樱子 15g、益智仁 15g。

四诊：2018 年 12 月 15 日，患者诸症好转；舌脉同前。上方加山萸肉 10g、五味子 10g、莲子肉 9g、菟丝子 9g、覆盆子 9g，去红花、乌梅、益智仁，调整处方如下：

山萸肉 10g	五味子 10g	莲子肉 9g	菟丝子 9g
覆盆子 9g	金樱子 15g	仙鹤草 30g	橘核 9g
百合 15g	乌药 6g	葛根 30g	香橼 15g
佛手 15g	徐长卿 15g	老鹳草 15g	鹿衔草 15g
防风 9g	车前子 15g	延胡索 15g	白芷 10g
合欢皮 15g	炒麦芽 15g	首乌藤 15g	茵陈 15g
黄芩 12g	黄连 12g	陈皮 9g	竹茹 10g
清半夏 9g	广木香 6g		

14 剂，每日 1 剂，煎服法同前。

五诊：2018 年 12 月 29 日，患者继服 14 剂后症状明显改善，故嘱其继服本方 1 个月。诸症皆除。

[**按语**] 本案患者由于饮食失节，致使脾胃升降失司，湿浊内阻，久而化生浊毒。浊毒内蕴，阻碍气机，故脘腹隐痛；浊毒蕴于下焦，下注大肠，且浊毒之邪其性黏着，故可见肠鸣、大便黏腻；浊毒之邪蕴于肠道，缠绵不解；舌质暗红，苔薄黄腻，脉弦滑皆为浊毒内蕴之证。

本方中，笔者灵活运用治泻九法，着重淡渗、升提、清凉、酸收、燥脾，以葛根黄芩黄连汤为主方加减，重用葛根，既发表解肌，以解在表之邪，又升清阳，止泻痢，使表解里和。黄连、黄芩苦寒，清里热以止利，共奏表里两解，清热止利之功。该案患者以清热利湿为主要治疗大法，不主张滥用酸收、固涩之品，以防闭门留寇，但久泻滑脱不禁之人则须考虑使用，有标本兼治的意味，故本方中予乌梅收敛止泻。泄泻之病，湿为主因，脾为病位，脾为湿困是主要病机，故治湿乃治疗泄泻的关键环节，故笔者以茵陈、陈皮、竹茹清热健脾化痰祛湿。佐以车前子淡渗利湿止泻，佛手疏肝解郁，徐长卿、老鹳草、鹿衔草祛风除湿止痛，郁金行气解郁，防风、白芷祛风散寒解表，延胡索活血行气止痛，祛风散寒，麦芽消食和中。诸药合用，数法并举，共奏化浊解毒、清热利湿之功。

溃疡性结肠炎（痢疾）案

患者信息：女，45 岁，职员

就诊时间：2019 年 2 月 2 日

[**主诉**] 腹泻 3 年，加重 4 天。

[**现病史**] 患者 3 年前因情绪紧张，工作压力大出现腹泻，伴有脓血，反复发作，就诊于河北某医院，查电子结肠镜示：溃疡性结肠炎。予口服西药（具体药物描述不详）治疗。4 天前患者加班后症状加重，遂来我院就诊。现主症：腹泻，腹痛，伴有脓血，纳可，寐可，大便每日 2~3 次，质黏，小便可；舌质暗红，苔黄腻，脉弦滑。

[**既往史**] 既往体健。

[**过敏史**] 否认药物及食物过敏史。

[**体格检查**] 腹平坦，全腹触之欠柔软，剑突下无压痛，无腹肌紧张及反跳痛，肝脾肋缘下未触及，Murphy 征阴性，麦氏点无压痛，肝区无叩击痛，双肾区无叩击痛，移动性浊音阴性，肠鸣音正常存在。

[**辅助检查**] 电子结肠镜（2016 年 1 月 15 日，河北某医院）示：溃疡性结肠炎。

[**中医诊断**] 痢疾。

[**证候诊断**] 浊毒内蕴证。

[**治法**] 化浊解毒。

[**西医诊断**] 溃疡性结肠炎。

[**处方**]

徐长卿 15g	葛根 30g	川牛膝 9g	柴胡 12g
紫苏梗 9g	莪术 9g	乳香 6g	没药 6g
白芷 10g	金银花 15g	防风 9g	枳壳 9g
香附 9g	金钱草 30g	生牡蛎 20g	百合 15g
乌药 9g	茯苓 15g	鸡内金 15g	生白术 9g
当归 9g	川芎 9g	白芍 30g	泽泻 9g
仙鹤草 30g	地榆 15g	白头翁 15g	茵陈 15g
黄连 12g	黄芩 12g	秦皮 15g	

14 剂，每日 1 剂，水煎取汁 400mL，早晚饭后 1 小时温服。

二诊：2019年2月16日，患者症状减轻；舌脉同前。上方加白及9g、槐花15g。14剂，每日1剂，煎服法同前。

三诊：2019年3月2日，患者腹泻症状明显减轻；舌暗红，苔薄黄腻，脉弦细滑。故守方微调，上方加木香6g、豨莶草15g。14剂，每日1剂，煎服法同前。

四诊：2019年3月16日，患者症状明显改善；舌暗红，苔薄黄腻，脉弦细滑。故嘱其继服本方1个月，调整处方如下：

徐长卿15g	葛根30g	川牛膝9g	柴胡12g
紫苏梗9g	莪术9g	乳香6g	没药6g
白芷10g	金银花15g	防风9g	枳壳9g
香附9g	金钱草30g	生牡蛎20g	百合15g
乌药9g	茯苓15g	鸡内金15g	白术9g
当归9g	川芎9g	白芍30g	泽泻9g
仙鹤草30g	地榆15g	白头翁15g	茵陈15g
黄连12g	黄芩12g	秦皮15g	白及9g
槐花15g	广木香6g	豨莶草15g	

[按语] 溃疡性结肠炎是一种原因不明的慢性非特异性炎症性肠病，以大便次数增多、腹痛、里急后重、痢下黏液脓血为主症。笔者认为其病机有二：一为湿热。《类证治裁》认为："症由胃腑湿蒸热壅，致气血凝结，夹糟粕积滞，进入大小肠，倾刮脂液，化脓血下注。"二为血瘀。故溃疡性结肠炎的发病机理当为体内湿热之邪郁结于肠道，同时和肠道内的一些物质凝结，包括水、血、痰湿、食物残渣等，凝结日久化为血瘀，阻遏肠道从而发生一系列的证候，最终形成浊毒内蕴之证。

本案患者情绪不畅，工作压力大，腹痛、腹泻伴有脓血，舌脉表现：舌暗红，苔黄腻，脉弦滑，辨证为浊毒内蕴证。笔者认为"有一分脓血，便有一分痈毒"，故方中以仙方活命饮为主方来清热解毒，本方本为外科首方，以消、托、补之法治疗阳痈。笔者将溃疡性结肠炎视为一种肠道痈疡加以论治，认为其为浊毒内蕴肠道，发为本病。故以仙方活命饮合白头翁汤，消肠痈，托肠毒，补肠虚，协调论治该病。方中常用仙鹤草治疗溃疡性结肠炎，《百草镜》言其："下气活血，理百病，散痞满；跌扑吐血，血崩，痢，肠风下血。"因其治疗痢疾，肠风下血的功效，所以对于本病尤为适宜。又《素问病机气宜保命集》云："调气则后重自除，和血则便脓自愈。"活血贯穿于溃疡性结肠炎的整个治疗过程中。仙鹤草具有下气活血之功效，药力入血分，可增强其活血止痢的功效。现代研究表明，仙鹤草为强壮性收敛止血剂，尤其适用于肠出血，胃溃疡出血。同时其还具有益气补虚的功效，兼顾正气。综合其多方功效，笔者将其作为治疗溃疡性结肠炎的一味良药，不可不用。

神经疾病篇

失眠（不寐）案 1

患者信息：女，34 岁，职员

就诊日期：2019 年 8 月 29 日

[**主诉**] 失眠 1 年，加重 1 周。

[**现病史**] 患者 1 年前因工作压力大，连续熬夜出现入睡困难，未予重视。其间症状反复，未系统诊疗。1 周前患者因连续加班熬夜导致症状加重，自服"艾司唑仑片"（具体用量不详）后效果不明显，遂来我院就诊。现主症：失眠，伴乏力，月经量少、经色紫暗、经期正常，经期伴有小腹胀闷疼痛，情绪焦虑，易怒，纳可，大便可，每日一行，小便可。舌紫暗，有瘀斑，边齿痕，苔薄黄腻，脉弦细涩。

[**既往史**] 既往体健。

[**过敏史**] 否认食物及药物过敏史。

[**体格检查**] 腹平坦，全腹触之柔软，剑突下无压痛，无腹肌紧张及反跳痛，肝脾肋缘下未触及，Murphy 征阴性，麦氏点无压痛，肝区无叩击痛，双肾区无叩击痛，移动性浊音阴性，肠鸣音正常存在。

[**辅助检查**] 未行。

[**中医诊断**] 不寐。

[**证候诊断**] 气滞血瘀，湿热中阻。

[**治法**] 清热祛湿，理气化瘀。

[**西医诊断**] 失眠。

[**处方**]

石菖蒲 15g	郁金 12g	桃仁 9g	红花 9g
丹参 15g	延胡索 15g	石韦 15g	五灵脂 9g
蒲黄 9g（包煎）	白芷 9g	琥珀 15g	鹿衔草 15g
合欢皮 15g	茵陈 20g	黄芩 10g	砂仁 6g（后下）
黄连 9g	柴胡 15g	香附 15g	紫苏梗 12g

青皮 15g	川芎 9g	白芍 15g	当归 15g
茯苓 15g	生白术 15g	鸡内金 15g	泽泻 12g
乌药 9g	百合 30g		

7剂，每日1剂，水煎取汁400mL，早晚饭后1小时温服。

二诊：2019年9月6日，患者睡眠较前好转，此次月经经量较前增多，经期仍伴有小腹胀闷疼痛，乏力症状明显。纳可，大便每日一行，小便可；舌质紫暗，有瘀斑，苔黄腻，脉弦细涩。调整处方如下：

鸡血藤 15g	怀牛膝 10g	广木香 6g	橘核 9g
石菖蒲 15g	郁金 12g	桃仁 9g	红花 9g
丹参 15g	延胡索 15g	石韦 15g	五灵脂 9g
蒲黄 9g（包煎）	白芷 9g	琥珀 5g	鹿衔草 15g
合欢皮 15g	茵陈 20g	黄芩 10g	砂仁 6g（后下）
黄连 9g	柴胡 15g	香附 15g	紫苏梗 12g
青皮 15g	川芎 9g	白芍 15g	当归 15g
茯苓 15g	生白术 15g	鸡内金 15g	泽泻 12g
乌药 9g	百合 30g		

14剂，每日1剂，煎服法同前。

三诊：2019年9月20日，患者继服14剂后症状基本消失，偶有入睡困难，情绪较前稳定，乏力症状减轻，考虑此证缠绵难愈，易于反复发作，守前方继服1个月，随诊症状全无，痊愈。

[按语] 失眠一症在临床十分多见，但造成失眠的病因很多，中医认为主要分为虚实两端。实证以肝郁化火、痰热内扰、瘀血阻络为多见；虚证多见阴虚火旺、心脾两虚、心胆气虚、心肾不交等。本案患者失眠1年余，期间症状反复，日久不愈，属顽固性失眠范畴，综合患者舌、脉、症辨为瘀血阻络证。笔者认为，脾胃为气血化生之源，脾主统血，若脾胃功能失常，气血运行失于约束，血液不循常道，不能充盈濡养周身，日久则离经之血瘀阻胃络形成瘀血，瘀血阻胃，导致脾胃所化生之气血不能上输布散，心神失养、魂不守舍可致失眠顽固不愈，形成恶性循环。且患者平素情绪激动易怒，月经量少，常有乏力感，舌苔薄黄腻，舌质紫暗，有瘀斑，脉弦细涩，为典型气滞血瘀之象。综观患者舌脉症，辨证为气滞血瘀，湿热中阻证。

笔者在治疗中重用丹参、琥珀两味药，此二者皆有活血化瘀之功，还具安神定志之能，为治疗瘀血所致失眠之要药。同时配伍桃仁—红花，蒲黄—五灵脂两组对药，共奏活血化瘀之功。又患者诉周身乏力，平素情绪激动易怒，概因肝气郁滞，气机升降失调，中焦脾胃枢机不利，不能运化水湿，湿邪日久化热，困阻中焦，气血无以运行周身，无以营养四肢肌肉，故方中重用茵陈、黄芩、黄连以清热燥湿，石菖蒲、郁金以清热化湿，化解中焦湿浊，紫苏梗、青皮以调理脾胃气机。同时，脾胃气机的正常运行与肝主疏泄的功能密切相关，在治疗中佐以柴胡、香附疏肝理气之品，肝木得疏则脾土自旺。二诊时患者睡眠已有改善，月经量较前增多，伴有明显的小腹胀闷疼痛，故在上方基础上加怀牛膝、鸡血藤增活血化瘀之效，同时牛膝有引血下行之功；广木香、橘核以疏肝理气解郁。诸药合用，活血化瘀，宁心安神，又配伍以疏肝理气、清热祛湿之品，标本兼治，效如桴鼓。

失眠（不寐）案 2

[患者信息] 女，82 岁，退休人员

就诊日期：2018 年 9 月 21 日

[**主诉**] 间断入睡困难 1 年，加重 1 周。

[**现病史**] 患者 1 年前无明显诱因出现入睡困难，情绪不畅时加重，每晚睡前需口服"艾司唑仑片"（具体用量不详）方能入睡，睡眠时间短，每晚 4 小时左右。曾就诊于河北某医院，予营养神经药物（具体药物描述不详）治疗，效果欠佳。1 周前患者因与家人发生争执导致症状加重，遂来我院就诊。现主症：入睡困难，伴口苦，口干，自觉口中黏腻，情绪激动易怒，纳呆，大便质稀，每日 2 次，小便可；舌紫暗，苔黄厚腻，脉弦滑。

[**既往史**] 既往高脂血症病史 20 年，未系统治疗。

[**过敏史**] 否认食物及药物过敏史。

[**体格检查**] 腹平坦，全腹触之柔软，剑突下无压痛，无腹肌紧张及反跳痛，肝脾肋缘下未触及，Murphy 征阴性，麦氏点无压痛，肝区无叩击痛，双肾区无叩击痛，移动性浊音阴性，肠鸣音正常存在。

[**辅助检查**] 未行。

[**中医诊断**] 不寐。

[**中医证型**] 肝胃郁热，湿热中阻。

[**治法**] 疏肝和胃，清热利湿。

[**西医诊断**] 失眠。

[处方]

香附 10g	紫苏梗 9g	青皮 9g	茵陈 30g
黄芩 12g	黄连 12g	陈皮 9g	竹茹 10g
清半夏 9g	枳实 15g	厚朴 9g	石菖蒲 15g
郁金 12g	木瓜 9g	砂仁 6g（后下）	龙胆草 9g
侧柏叶 9g	生龙齿 20g	合欢皮 15g	首乌藤 15g
莲子心 9g	夏枯草 30g	炒神曲 30g	鸡内金 30g
蒲公英 30g	栀子 9g	淡豆豉 9g	冬凌草 15g
射干 10g	木蝴蝶 9g		

7 剂，每日 1 剂，水煎取汁 400mL，早晚饭后 1 小时温服。

二诊：2018 年 9 月 28 日，患者虽仍入睡困难但较前减轻，但睡眠时间未延长，全身乏力，口苦口干症状较前减轻，纳食较前增多，大便每日 2 次，质稀，小便可；舌紫暗，苔黄微腻，脉弦滑。上方加车前子 15g，去青皮。7 剂，每日 1 剂，煎服法同前。

三诊：2018 年 10 月 5 日，患者继服 14 剂后症状明显好转，睡眠质量较前有明显改善，诉肛周灼热瘙痒；舌红，苔薄黄微腻，脉弦细滑。调整处方如下：

香附 10g	紫苏梗 9g	地肤子 15g	白鲜皮 15g
茵陈 30g	黄芩 12g	黄连 12g	陈皮 9g
竹茹 10g	清半夏 9g	枳实 15g	厚朴 9g
石菖蒲 15g	郁金 12g	木瓜 10g	车前子 15g
砂仁 6g（后下）	藿香 9g	龙胆草 9g	侧柏叶 9g
生龙齿 20g	合欢皮 15g	首乌藤 15g	莲子心 9g
夏枯草 30g	炒神曲 30g	鸡内金 30g	蒲公英 30g
栀子 9g	淡豆豉 9g	冬凌草 15g	射干 10g
木蝴蝶 9g			

7 剂，每日 1 剂，煎服法同前。

四诊：2018 年 10 月 19 日，患者继服 14 剂后症状基本消失，偶有入睡困难，口苦口干症状基本消失，纳食可，食欲旺盛。考虑此证缠绵难愈，易反复发作，守前方继服 1 个月，随诊症状全无，痊愈。

[按语] 本案患者间断入睡困难 1 年余，曾就诊于多家医院，均单纯予以营养神经药物治疗，效果欠佳。然患者除入睡困难外，尚伴有口苦，口干，自觉口中黏腻，食少纳呆，大便每日 2 次，质稀，舌紫暗，苔黄厚腻，脉弦

滑。综观患者舌脉症，患者失眠病位在心肝，涉及脾胃，辨证为肝胃郁热，湿热中阻证。《素问》有云："胃不和则卧不安。"《张氏医通》亦做出进一步阐释："脉滑数有力不得卧者，中有宿滞痰火，此为胃不和则卧不安也。"提示"胃不和则卧不安"重要的机理即是脾胃不和，清浊升降失司，痰火停滞于中焦，导致心神不安而出现失眠，治疗应以疏肝和胃、清热化痰为基本大法。以茵陈、陈皮、竹茹、石菖蒲、郁金、枳实、厚朴化痰开窍；紫苏梗、香附、青皮疏肝理气；患者口干苦、口中黏腻，故方中加用木瓜、砂仁芳香化湿醒脾；冬凌草、射干、木蝴蝶清热解毒；蒲公英、黄连、黄芩、龙胆草、夏枯草清热泻火；栀子、淡豆豉、莲子心清心除烦；生龙齿重镇安神；首乌藤、合欢皮安神定志。诸药合用，使肝胃郁热得清，湿热自除，心神得养，夜寐自安。

失眠（不寐）案 3

[患者信息] 男，59 岁，企业管理人员

就诊日期：2019 年 11 月 1 日

[主诉] 失眠 5 个月，加重伴胃胀痛 1 周。

[现病史] 患者由于工作原因于 5 个月前出现严重失眠，曾就诊于北京某医院，口服抗失眠、抗抑郁药物（具体药物描述不详），症状得到缓解。1 周前又因饮食不当出现胃脘不适且失眠加重，遂来我院就诊。现主症：失眠，入睡困难，每晚睡眠不足 2 小时，噩梦纷纭，伴胃痛，胃胀，乏力，头晕健忘，口臭，口中黏腻，纳可，大便每日一行，质可。舌紫暗，有瘀斑，苔薄黄腻，脉弦细涩。

[既往史] 既往体健。

[过敏史] 否认食物及药物过敏史。

[体格检查] 腹平坦，全腹触之柔软，剑突下无压痛，无腹肌紧张及反跳痛，肝脾肋缘下未触及，Murphy 征阴性，麦氏点无压痛，肝区无叩击痛，双肾区无叩击痛，移动性浊音阴性，肠鸣音正常存在。

[辅助检查] 电子胃镜（2019 年 11 月 1 日，河北某医院）示：慢性非萎缩性胃炎。

[中医诊断] 不寐。

[证候诊断] 湿热瘀阻。

[治法] 清热利湿, 活血化瘀。

[西医诊断] ①失眠; ②慢性非萎缩性胃炎。

[处方]

柴胡 12g	香附 15g	紫苏梗 12g	青皮 15g
石菖蒲 15g	郁金 12g	夏枯草 15g	巴戟天 10g
鹿衔草 15g	香橼 15g	佛手 15g	合欢花 15g
砂仁 6g（后下）	丹参 15g	檀香 9g	焦神曲 15g
川牛膝 10g	赤芍 15g		

7 剂, 每日 1 剂, 水煎取汁 400mL, 早晚饭后 1 小时温服。

二诊: 2019 年 11 月 8 日, 患者仍有失眠, 乏力, 口干; 舌紫暗, 苔黄腻, 有瘀斑, 弦脉滑。上方加茵陈 30g、黄芩 12g、黄连 12g、陈皮 9g、竹茹 10g、清半夏 9g、栀子 9g、淡豆豉 9g、玉竹 10g。14 剂, 每日 1 剂, 煎服法同前。

三诊: 2019 年 11 月 22 日, 患者失眠好转, 夜间可熟睡 2~3 小时, 但仍有多梦; 舌紫暗, 苔薄黄腻, 有瘀斑, 脉弦。上方加琥珀 15g、鸡血藤 15g、灵芝 2g（冲服）、生龙骨 20g、生牡蛎 20g。7 剂, 每日 1 剂, 煎服法同前。

四诊: 2019 年 11 月 29 日, 患者失眠明显好转, 夜间可熟睡 5~6 小时, 无多梦; 舌紫暗, 苔薄黄, 瘀斑减轻, 脉弦。上方去陈皮、竹茹。调整处方如下:

柴胡 12g	香附 15g	紫苏梗 12g	青皮 15g
石菖蒲 15g	郁金 12g	夏枯草 15g	巴戟天 10g
鹿衔草 15g	香橼 15g	佛手 15g	合欢花 15g
砂仁 6g（后下）	丹参 15g	檀香 9g	焦神曲 15g
川牛膝 10g	赤芍 15g	茵陈 30g	黄芩 12g
黄连 12g	清半夏 9g	栀子 9g	淡豆豉 9g
玉竹 10g	灵芝 2g（冲服）	生龙骨 20g	生牡蛎 20g
琥珀 5g	鸡血藤 15g		

7 剂, 每日 1 剂, 煎服法同前。

末诊: 2019 年 12 月 6 日, 患者又随症加减服药 3 周, 诉无失眠, 睡眠恢复如常, 心情愉悦, 停药。

[按语] 本案患者因工作紧张, 导致肝郁气滞, 克犯脾土, 脾虚生湿化热, 湿热困阻中焦, 就诊前因饮食不当, 从而加重病情, 湿热中阻, 气机不通, 而见胃痛、胃胀; 气滞血瘀, 兼夹湿热, 上扰心神, 故见不寐; 湿热困脾, 脾主四肢肌肉, 从而患者出现乏力; 湿热上蒙清窍, 见头晕。综合舌脉,

证属湿热瘀阻。初诊方中，柴胡、香附对药合用。柴胡味苦、辛，性微寒，入肝经，具有和解少阳、疏肝和胃之功，善于疏泄肝气而解郁结，为疏肝解郁之要药。香附，味辛微苦、微甘，性平，归肝、脾、三焦经，可疏肝解郁，理气宽中，调经止痛。《本草正义》中："香附，辛味甚烈，香气颇浓，皆以气用事，故专治气结为病。"香橼、佛手对药合用。香橼性温，味辛、苦、酸，归肝、脾、肺经，具有疏肝理气、宽中化痰的功效。《医林纂要》云："治胃脘痛，宽中顺气，开郁。"佛手性温，味辛、苦、酸，归肝、脾、胃、肺经，具有疏肝理气、和胃止痛、燥湿化痰的功效。丹参、檀香、砂仁取丹参饮之意以活血化瘀。又加川牛膝引血下行，赤芍清热活血。石菖蒲、郁金理气豁痰，醒脑开窍。现代药理研究证实，巴戟天、鹿衔草可抗焦虑抑郁，患者长期失眠且情志不畅亦属于焦虑抑郁状态，故用之。二诊时患者由于饮食不当，湿热加重故有苔黄腻，脉滑数。故二诊方中再加茵陈、黄芩、黄连、陈皮、竹茹、清半夏以增强清热祛湿之功。患者仍有失眠严重，故用栀子、淡豆豉取栀子豉汤之意以除烦安神。前两诊中，笔者并未加大队安神助眠药物，而是注重清热利湿，活血化瘀以除病因。湿热、瘀血祛则患者失眠有明显好转。由此看出，在临证时，要抓住疾病之根本，注重找出并祛除病因，而不是大队对症药物的叠加。

失眠（不寐）案 4

患者信息：女，49 岁，职员

就诊时间：2017 年 9 月 23 日

[主诉] 失眠 1 个月余。

[现病史] 患者 1 个月前因情绪不畅导致失眠，虚烦不得眠，辗转反侧，难以入睡，口服安定类药物方可入睡。现患者症状加重，遂来我院就诊。现主症：夜不能寐，辗转反侧，难以入睡，纳可，大便每日一行，质可，小便可。舌暗红，苔黄腻，脉弦滑。

[既往史] 既往体健。

[过敏史] 否认药物及食物过敏史。

[体格检查] 腹平坦，全腹触之柔软，剑突下无压痛，无腹肌紧张及反跳痛，肝脾肋缘下未触及，Murphy 征阴性，麦氏点无压痛，肝区无叩击痛，双肾区无叩击痛，移动性浊音阴性，肠鸣音正常存在。

[**辅助检查**] 未行。

[**中医诊断**] 不寐。

[**证候诊断**] 肝郁气滞，湿热中阻。

[**治法**] 疏肝解郁，清热除湿。

[**西医诊断**] 失眠。

[**处方**]

柴胡 15g	香附 12g	青皮 15g	紫苏梗 12g
茵陈 15g	黄芩 12g	黄连 10g	陈皮 9g
竹茹 10g	清半夏 9g	枳实 15g	厚朴 10g
香橼 15g	佛手 15g	石菖蒲 15g	郁金 12g
白芍 15g	百合 30g	当归 9g	茯苓 20g
鸡内金 20g	首乌藤 15g	合欢皮 15g	生龙齿 20g

7 剂，每日 1 剂，水煎取汁 400mL，早晚饭后 1 小时温服。

二诊：2017 年 10 月 1 日，患者失眠稍有缓解，纳可，大便每日一行，质可，小便可；舌暗红，苔黄腻，脉弦滑。上方加栀子 9g、淡豆豉 9g。7 剂，每日 1 剂，煎服法同前。

三诊：2017 年 10 月 8 日，患者感觉明显有睡意，纳可，大便每日一行，质可，小便可；舌暗红，苔薄黄腻，脉弦滑。上方加生龙骨 20g、生牡蛎 20g，去生龙齿。7 剂，每日 1 剂，煎服法同前。

四诊：2017 年 10 月 15 日，患者失眠明显减轻，纳可，大便每日一行，质可，小便可；舌暗红，苔薄黄腻，脉弦滑。上方加琥珀 5g。14 剂，每日 1 剂，煎服法同前。

五诊：2017 年 10 月 29 日，患者睡眠明显改善，效不更方，继续当前治疗。14 剂，每日 1 剂，煎服法同前。

六诊：2017 年 11 月 13 日，患者睡眠情况恢复如常，嘱其守方治疗，巩固疗效，调整处方如下：

柴胡 15g	黄芩 12g	竹茹 10g	清半夏 9g
香橼 15g	佛手 15g	石菖蒲 15g	郁金 12g
白芍 15g	百合 30g	当归 9g	茯苓 20g
鸡内金 20g	首乌藤 15g	合欢皮 15g	生龙骨 20g
生牡蛎 20g	琥珀 5g		

14 剂，2 日 1 剂，煎服法同前。

[**按语**] 笔者认为不寐原因有二：①阴阳不和。清代林珮琴《类证治裁》

中有载："阳气自动而之静，则寐；阴气自静而之动，则寤；不寐者，病在阳不交阴也。"可见，阴阳相偕是保持正常睡眠的关键，若阳不交阴，即可导致不寐症的发生。②邪气内扰，尤其是热邪。清代叶天士《温热论》中有载："营分受热，则血液受劫，心神不安，夜甚不寐。"可见，外感温热病邪，从而侵犯机体，内传入营血，扰乱心神，致使不寐。正如秦景明在《症因脉治》中所述："秦子曰：不得卧之证，诸经皆有，主热者多。"

　　本案患者夜不能寐，辗转反侧，难以入睡，属《伤寒论》79条：发汗吐下后，虚烦不得眠；若剧者，必反复颠倒，心中懊憹，栀子豉汤主之。患者以"虚烦不得眠"为主症，甚至达到了辗转反侧，难以入睡的程度。核心病机为"阴阳不和"，但其致病的主要病机多为郁热阻滞胸膈，形成热郁胸膈证，治疗当以清宣胸膈郁热为主。针对这种情况，就要清热除烦，用栀子豉汤。方中栀子苦寒，能导心火以下行；体轻，又能寓宣于清。既能清内热，还能解火郁。淡豆豉解表宣热，降利胃气。栀子主降，淡豆豉主宣，二者配伍，降中有宣，宣中有降，使阴阳寒热升降协调，才能散郁开结，阴阳平衡，安然入睡。

神经认知障碍（健忘）案

患者信息：女，47岁，职员

就诊时间：2018年7月9日

[**主诉**] 健忘6年。

[**现病史**] 患者6年前无明显诱因出现记忆力减退，容易忘事，就诊于河北某医院，查各项检查均无异常，遂未予重视。近日患者症状加重，遂来我院就诊。现主症：记忆力减退，纳可，寐欠安，大便每日一行，质可，小便可。舌紫暗，苔薄黄腻，脉弦滑。

[**既往史**] 既往体健。

[**过敏史**] 否认药物及食物过敏史。

[**体格检查**] 腹平坦，全腹触之柔软，剑突下无压痛，无腹肌紧张及反跳痛，肝脾肋缘下未触及，Murphy征阴性，麦氏点无压痛，肝区无叩击痛，双肾区无叩击痛，移动性浊音阴性，肠鸣音正常存在。

[**辅助检查**] 未行。

[**中医诊断**] 健忘。

［**证候诊断**］瘀血阻络。

［**治法**］活血化瘀，安神益智。

［**西医诊断**］神经认知障碍。

［**处方**］

当归 9g	白芍 15g	川芎 9g	茯苓 20g
百合 15g	乌药 9g	生白术 15g	柴胡 15g
黄芩 12g	竹茹 10g	清半夏 9g	桃仁 9g
红花 9g	枳壳 9g	蒲黄 9g（包煎）	五灵脂 9g
香橼 15g	佛手 15g	石菖蒲 12g	郁金 12g
鸡内金 20g	首乌藤 15g	合欢皮 15g	生龙齿 20g
茵陈 15g	黄连 10g		

14 剂，每日 1 剂，水煎取汁 400mL，早晚饭后 1 小时温服。

二诊：2018 年 7 月 23 日，患者自诉感觉身体轻快些，症状稍有减轻，纳可，寐欠安，大便每日一行，质可，小便可；舌紫暗，苔薄黄腻，脉弦滑。上方改石菖蒲为 15g，加水蛭 3g、土鳖虫 6g。14 剂，每日 1 剂，煎服法同前。

三诊：2018 年 8 月 7 日，患者健忘减轻，纳可，寐欠安，大便每日一行，质可，小便可；舌紫暗，苔薄黄腻，脉弦滑。上方加桂枝 6g。14 剂，每日 1 剂，煎服法同前。

四诊：2018 年 8 月 21 日，患者健忘明显减轻，纳可，寐欠安，大便每日一行，质可，小便可；舌紫暗，苔薄黄腻，脉弦滑。继续服药以巩固疗效，调整处方如下：

当归 9g	白芍 15g	川芎 9g	茯苓 20g
百合 30g	乌药 9g	生白术 15g	柴胡 15g
黄芩 12g	竹茹 10g	清半夏 9g	桃仁 9g
红花 9g	枳壳 9g	蒲黄 9g（包煎）	五灵脂 9g
香橼 15g	佛手 15g	石菖蒲 15g	郁金 12g
鸡内金 20g	首乌藤 15g	合欢皮 15g	生龙齿 20g
茵陈 15g	黄连 10g	水蛭 3g	土鳖虫 6g
桂枝 6g			

14 剂，每日 1 剂，煎服法同前。

五诊：2018 年 9 月 5 日，患者健忘明显好转，嘱患者注意情志调畅。

［**按语**］健忘，亦称"喜忘""善忘""多忘"，是指记忆力减退、遇事善忘的一种病症。《万病回春》将"健忘"论述为"为事有始无终，言发不知首尾"。

将本证其定位于心是《素问》和《灵枢》的主要观点，《灵枢·本神》曰："两精相搏谓之神，随神往来者谓之魂，并精而出入者谓之魄，所以任物者谓之心，心有所忆谓之意，意之所存谓之志。"《诸病源候论》言："心主血脉而藏于神，若风邪乘于血气，使阴阳不和，时相并隔，乍虚乍实，血气相乱，致心神虚损而多忘。"可见健忘的发生多与心神有关。而心主血脉，其病理表现常以瘀血为主，而健忘与瘀血有关，《素问·调经论》中说："气血以并，阴阳相倾……血并于下，气并于上，乱而喜忘。"所以笔者认为活血化瘀之法在该病的治疗过程中有着不可轻视的作用。

本案患者健忘多年，近来症状加重，却无明显诱因，且西医学检查均无异常。其舌脉表现为舌质紫暗，苔薄黄腻，脉弦滑。笔者分析，患者素有瘀血，热邪与血相结，浊邪上扰于心，心神被瘀血阻滞，从而出现本病，属于瘀血扰心，治疗当活血通络，安神益智。方中桃仁、红花、枳壳等活血化瘀，行气理滞之品取血府逐瘀汤之意，同时配合蒲黄、五灵脂组成的失笑散，共同发挥活血化瘀、通心安神的作用。同时善用虫类药，以其在血分的走窜之迅猛，攻逐瘀血。很巧妙地用了小剂量的桂枝，桂枝通阳理气，和活血化瘀相辅相成，气得利，血就活。同时，在大量苦寒、咸寒的通络活血药中，稍加一点通阳辛温之药，能够更好地发挥药效。

焦虑抑郁状态（郁证）案

患者信息：女，37岁，职员

就诊日期：2019年8月11日

[**主诉**]间断胃脘胀满半年余，加重伴焦虑1周。

[**现病史**]患者缘于半年前进食油腻后出现胃脘胀满，未予重视，未行特殊治疗，其间症状间断反复发作。1周前外出就餐并与人争吵后上述症状再次出现，并伴情绪不定，焦虑不安，时而易怒，伴头晕，时而胆怯，易受惊吓，自行休息后症状未见明显缓解，遂来我院就诊。现主症：情绪无常，平时淡漠，不爱言语，遇事焦躁，紧张害怕，间断胃胀，嗳气频作，时有胃灼热反酸，口干口苦，纳尚可，夜寐易醒，大便2~3日一行，质稍干。舌暗红，边有齿痕，苔中根部黄腻，脉弦滑略数。

[**既往史**]既往体健。

[**过敏史**]否认食物及药物过敏史。

[**体格检查**] 腹平坦，全腹触之柔软，剑突下无压痛，无腹肌紧张及反跳痛，肝脾肋缘下未触及，Murphy 征阴性，麦氏点无压痛，肝区无叩击痛，双肾区无叩击痛，移动性浊音阴性，肠鸣音正常存在。

[**辅助检查**] 未行。

[**中医诊断**] 郁证。

[**证候诊断**] 肝胃不和，湿热中阻。

[**治法**] 疏肝和胃，清热化湿。

[**西医诊断**] ①焦虑抑郁状态；②慢性胃炎。

[**处方**]

茵陈 20g	黄芩 12g	黄连 12g	竹茹 10g
陈皮 9g	清半夏 9g	柴胡 12g	香附 12g
紫苏梗 10g	青皮 15g	栀子 9g	淡豆豉 9g
天竺黄 6g	胆南星 6g	茯神 30g	首乌藤 15g
合欢皮 15g	香橼 15g	佛手 15g	生龙齿 15g
车前子 15g	夏枯草 15g	石菖蒲 15g	郁金 12g
天麻 15g	瓜蒌 20g	枳实 15g	厚朴 15g
生石膏 30g	浙贝母 12g	海螵蛸 12g	瓦楞粉 30g

7 剂，每日 1 剂，水煎取汁 400mL，早晚饭后 1 小时温服。

二诊：2019 年 8 月 17 日，饮食稍多后胃稍胀，嗳气好转，偶有胃灼热反酸，情绪较前稳定，口干口苦，纳尚可，夜寐易醒，大便 1~2 日一行；舌暗红，边有齿痕，苔薄黄稍腻，脉弦滑。上方去香橼、佛手、青皮，加鸡内金 30g、炒槟榔 10g。14 剂，每日 1 剂，煎服法同前。

三诊：2019 年 8 月 31 日，诸症好转，无明显胃胀嗳气，无明显胃灼热反酸，口干口苦，情绪稳定，夜寐安，大便每日一行。舌暗红，边有齿痕，苔薄黄根部稍腻，脉弦细滑。上方去香附、生龙齿、天麻、生石膏、浙贝母、海螵蛸、瓦楞粉，加麦冬 9g、玉竹 9g、甘松 9g。调整处方如下：

茵陈 20g	黄芩 12g	黄连 12g	竹茹 10g
陈皮 9g	清半夏 9g	柴胡 12g	紫苏梗 10g
栀子 9g	淡豆豉 9g	天竺黄 6g	胆南星 6g
茯神 30g	首乌藤 15g	合欢皮 15g	车前子 15g
夏枯草 15g	石菖蒲 15g	郁金 12g	瓜蒌 20g
枳实 15g	厚朴 15g	鸡内金 30g	炒槟榔 10g
麦冬 9g	玉竹 9g	甘松 9g	

14剂，每日1剂，煎服法同前。后随访，患者情志和畅，未诉明显特殊不适。

[按语] 本案患者就诊时间断胃胀，并伴有胃灼热反酸、口苦口干、嗳气、便秘等脾胃病常见症状。究其原因，系平素多进食油腻之品，滋腻碍胃，酿湿生热，阻碍脾胃气机升降，脾胃运化无权，又加之与人争吵，情绪激动，肝气暴亢，横逆犯胃，故见上述脾胃病常见症状。但患者主因焦虑就诊，情绪波动较大，平时淡漠，不爱言语，遇事焦躁，紧张害怕，并伴有夜寐易醒，应以郁证论治。

历代医家对于郁证多从心、肝论治，笔者认为，郁热扰心、痰热扰神为本病的核心病机。而本例患者根据症、舌、脉，是为肝胃不和、湿热中阻之证。脾胃与人体精神活动关系密切。其一，脾胃运化功能正常，气血精微化之有源，脏腑得其充养，是神志正常活动的基础。《理虚元鉴》云："以先天生成之体论，则精生气，气生神。"湿热壅滞中焦，脾胃化生无权，气血精微乏源，则神无所养，神志异常。其二，神志活动的正常，还有赖于气血在人体中的正常运行，其中气的升降、周流运动尤为重要。《灵枢·平人绝谷》曰："故气得上下，五脏安定，血脉和利，精神乃居"，脾胃同居中州，通达上下，为升降运动的枢纽。脾胃升降相因，清气得升，浊气下降，二者斡旋五脏六腑。脾胃所主之人体气机升降有序，是神志正常活动的前提。湿阻中焦，脾胃升降失常，神无所调，神志异常。再者，脾为生痰之源，脾失运化，聚湿成痰，日久化热，酿生痰热，扰动神明，则神志异常。

本案患者湿热壅滞中焦土脏，日久化热，酿生痰热，肝气不得正常升发，精神抑郁，故平素淡漠，不爱言语。肝气郁结，胆气失充，故遇事不决，紧张害怕。痰火扰动心神，则易急躁。根据患者病机特点，治疗以清热化湿、疏肝和胃为基本大法，方中栀子、淡豆豉乃仲景《伤寒论》之名方，有清热除烦、宣发郁热之功效，栀子既能上入心胸清透郁热以除烦，又可导火下行以除热；淡豆豉质轻，辛凉宣散，透邪畅中，既能宣泄胸中郁热而助栀子除烦，又能开壅散满而和胃，用在此处，散其心、肝、胃之郁热，既可定其情绪无常，又可止其胃灼热反酸。患者起病缘于进食油腻，易蕴生湿热，故予茵陈、黄芩、黄连、竹茹等清热祛湿之品，本次发病时又情绪激动，遂予香附、紫苏梗、香橼、佛手等疏肝理气和胃。方中柴胡亦有妙用，其一，可防骤用大剂苦寒降泄之品抑肝胆之气，而折伤肝胆升发之机；其二，能引诸药归于肝胆之经；其三，合栀子豉汤，共取"火郁发之"之意。同时对症予患者茯神、首乌藤、合欢皮安神定志，浙贝母、海螵蛸、瓦楞粉制酸，瓜蒌、枳实、厚朴下气润肠通便。三诊时加麦冬、玉竹顾护阴液。纵观本案治疗过程，用药多为理气、清热、祛湿、化痰之品，虽无大队安神定惊之品，但精神情绪较前明显和畅，同时胃胀、胃灼热反酸、口苦口干、嗳气、便秘等脾胃病常见症状亦明显好转。

焦虑抑郁状态（不寐）案

患者信息：男，59 岁，退休人员

就诊时间：2019 年 11 月 1 日

[主诉] 失眠 5 个月。

[现病史] 患者于 5 个月前因家庭变故出现心情抑郁，继而出现焦虑，心慌气短，彻夜不能眠的症状。2019 年 6 月 25 日于北京某医院就诊，查电子胃镜示：慢性非萎缩性胃炎。予口服抗失眠、抗抑郁药物（具体药物描述不详）治疗，症状得到缓解。后因出现药物依赖性，欲寻中医治疗，遂来我院就诊。现主症：失眠（入睡困难，易醒），乏力，头晕、健忘，视力模糊，口干口苦，畏寒，双下肢发凉，纳一般，夜寐差，大便每日一行，质可，小便频。舌质紫暗，苔薄黄腻，脉沉弦细。

[既往史] 既往体健。

[过敏史] 否认食物及药物过敏史。

[体格检查] 腹平坦，全腹触之柔软，剑突下无压痛，无腹肌紧张及反跳痛，肝脾肋缘下未触及，Murphy 征阴性，麦氏点无压痛，肝区无叩击痛，双肾区无叩击痛，移动性浊音阴性，肠鸣音正常存在。

[辅助检查] 电子胃镜（2019 年 6 月 25 日，北京某医院）示：慢性非萎缩性胃炎。

[中医诊断] 不寐。

[证候诊断] 肝郁气滞，湿热瘀阻。

[治法] 疏肝解郁，祛湿化瘀。

[西医诊断] ①失眠；②焦虑抑郁状态；③慢性非萎缩性胃炎。

[处方]

石菖蒲 15g	郁金 12g	巴戟天 10g	鹿衔草 15g
香橼 15g	佛手 15g	合欢花 15g	夏枯草 15g
砂仁 6g（后下）	焦神曲 15g	金樱子 15g	川牛膝 10g

| 丹参 15g | 檀香 9g | 苏木 9g | 赤芍 15g |
| 柴胡 15g | 香附 15g | 青皮 15g | 紫苏梗 9g |

7 剂，每日 1 剂，水煎取汁 400mL，早晚饭后 1 小时温服。

二诊：2020 年 1 月 15 日：患者自述，睡眠有所好转，乏力，失眠健忘症状减轻，无双下肢发凉，仍有口苦，偶感心烦，纳差，无食欲，寐好转，大便每日一行，质可；舌质紫暗，苔薄黄腻，脉沉弦细。上方去苏木，改焦神曲为 30g，加灵芝 15g、龟板 15g、栀子 9g、淡豆豉 9g、玉竹 10g。7 剂，每日 1 剂，煎服法同前。

末诊：2020 年 11 月 23 日：患者睡眠好转，偶有夜寐不安，多梦，纳可，大便每日一行，质可；舌暗红，苔薄黄稍腻，脉弦滑数。加生龙齿 30g、茯苓 30g，去川牛膝。

调整处方如下：

夏枯草 30g	焦神曲 30g	灵芝 15g	龟板 15g（先煎）
栀子 9g	淡豆豉 9g	玉竹 10g	紫苏梗 9g
石菖蒲 15g	郁金 12g	巴戟天 10g	鹿衔草 15g
香橼 15g	佛手 15g	合欢花 15g	夏枯草 15g
砂仁 6g（后下）	金樱子 15g	茯苓 30g	青皮 15g
丹参 15g	檀香 9g	赤芍 15g	柴胡 15g
香附 15g	生龙齿 30g		

7 剂，每日 1 剂，煎服法同前。后守方加减服药 3 个月，患者诸症消失，睡眠质量良好。

［按语］笔者认为失眠与脾胃疾病有着密切的关系，这基于"胃不和则卧不安"的理论，该理论也为历代医家所认同。其最早出自《素问·逆调论》，原文曰："阳明者胃脉也，胃者，六腑之海，其气亦下行，阳明逆，不得从其道，故不得卧也。"《下经》中就有"胃不和则卧不安"，此之谓也。《诸病源候论·食伤饱候》中有"夫食过于饱，则脾不能磨消，令气急烦闷，睡卧不安"，认为饮食过饱会损伤脾胃，导致失眠。李东垣《脾胃论》中"若心生凝滞，七神离形，而脉中唯有火矣。善治斯疾者，惟在调和脾胃……盖胃中元气得舒伸故也"，论述了心神与脾胃的关系，他认为脾胃调和，则心神舒畅，才能保证正常的睡眠。明代张景岳在《类经·不得卧》中记载"阳明为水谷之海，气逆不降，则奔迫而上，所以不得卧"，认为胃气上逆或者饮食过饱都会扰乱心神，引起失眠。清代程钟龄《医学心悟·不得眠》中"不得眠，阴阳皆有之，其狂乱不得眠者，阳明胃热故也。经云：胃不和则卧不安。胃受热邪，故不

和，不和故不眠也"，认为胃热可以导致胃不和，引起失眠。而焦虑抑郁又与失眠和脾胃有着紧密联系，脾胃功能失常，中焦气机之枢郁滞，进而引起肝胆之气紊乱，肝郁化火，而肝阴不敛，夜间肝血不得藏于脏内，则失眠；且肝属将军之官，与情志密不可分，继而影响情绪，故患者常有焦虑、抑郁等临床症状。

笔者认为焦虑抑郁的核心病机为脾胃气机失调，造成全身脏腑枢机不利，气机逆乱导致本病。脾胃是气机升降的中枢，脾气上升，胃气下降，气机升降出入正常才能保证睡眠正常，若脾气不能升清，清阳不升，不能向上濡养脑窍，造成头晕、健忘、失眠；胃气不能降浊，浊气扰乱心神，发为失眠多梦。故治疗不寐当从脾胃论治，从调节脾胃气机入手，从而使全身气机升降有序，阴阳出入有常。目前随着社会节奏的加快和生活压力的增加，饮食不节、暴饮暴食、过食油腻辛辣、大量饮酒等不良饮食习惯以及食品卫生安全问题的日益增多，导致脾胃受损，消化道疾病的发病率日益升高，由脾胃不和导致的失眠发病率也逐年升高，因此强调从脾胃论治，使用调和脾胃的方法治疗失眠症在临床尤为重要。

本案患者以情志抑郁为发病起因，肝主疏泄，调节全身气机，肝气喜条达而恶抑郁，故情志不舒首先影响肝脏，使肝气郁结，疏泄功能失常，并横逆犯胃，脾胃气机失调，脾不升清，则失眠，乏力，头晕，健忘，视物不清；胃不降浊，肝胃之气郁积化火，则口干口苦；全身气机不畅，阴阳失调，则发为畏寒，双下肢发凉。舌质紫暗，苔薄黄腻，脉沉弦细皆为肝郁气滞、湿热瘀阻之象。香橼、佛手性辛而不燥，理气而不伤肝阴，可疏肝解郁、理气宽中。柴胡，味苦，气平，性微寒，气味俱轻，升而不降，阳中阴也；紫苏梗理气解郁，顺气宽胸，此二药相伍，一升一降，调理中焦气机。石菖蒲性味辛温，以芳香为用，其性走窜，能开郁醒脾，振奋脾阳；郁金辛散苦泄，性寒清热，入气分行气解郁，入血分凉血消瘀，为血中之气药；砂仁性味辛温，化湿醒脾，理气和中，能温化脾胃以除湿；栀子味苦气寒，轻飘像肺，色赤入心，善泄心肺之邪热，使其由小便而出，又善解三焦之郁火而清热除烦；豆豉色黑，味苦气寒，经苏叶、麻黄煮水浸制之后，其气由寒转温，故能发汗开腠理，宣透表邪，散郁除烦。栀子、淡豆豉伍用，出自汉张仲景《伤寒论》中的"栀子豉汤"，用于治疗发汗、吐、下后，虚烦不得眠，反复颠倒，心中懊恼者。此二药宣表泄里，解郁除烦甚妙。夏枯草味辛、微苦，性寒，入肝经，治肝热，除肝风，开肝郁，行肝气，在此方中专治肝胃郁热引起的口苦；金樱子味甘，微涩，性平、温，无毒，入肾、膀胱之经，补肾收敛固涩，专治脾肾亏虚导致的尿频；灵芝、鹿衔草皆为温补滋养之品，能养心安神，补虚强壮，调节全身阴阳；丹参、檀香、砂仁为丹参饮，加郁金、赤芍增强行气活血祛瘀之力；合欢花、巴戟天解郁安神，舒畅情志，据现代药理学研究，合欢花与巴戟天均有抗抑郁成分，对治疗抑郁症，缓解患者焦虑抑郁情绪有明显效果，使患者情绪放松，从而根治失眠。

惊恐障碍（胆怯）案

患者信息：女，32岁，公司职员

就诊日期：2018年8月11日

[**主诉**] 胆怯1周。

[**现病史**] 患者1周前情绪激动后出现情绪不定，时而胆怯，易受惊吓，时而易怒，伴头晕，自行休息后症状未见明显缓解，遂来我院就诊。现主症：胆怯，易受惊吓，偶易怒，伴头晕，胃脘胀满，嗳气后稍缓解，胃灼热反酸，口干口苦，晨起较明显，纳欠，夜寐多梦，大便3~4日一行。舌暗红，边有齿痕，苔中根部黄腻，脉弦滑略数。

[**既往史**] 既往体健。

[**过敏史**] 否认食物及药物过敏史。

[**体格检查**] 腹平坦，全腹触之柔软，剑突下无压痛，无腹肌紧张及反跳痛，肝脾肋缘下未触及，Murphy征阴性，麦氏点无压痛，肝区无叩击痛，双肾区无叩击痛，移动性浊音阴性，肠鸣音正常存在。

[**辅助检查**] 未行。

[**中医诊断**] 胆怯。

[**证候诊断**] 肝郁气滞，湿热中阻。

[**治法**] 疏肝理气，清热化湿。

[**西医诊断**] ①惊恐障碍；②慢性胃炎。

[**处方**]

茵陈 20g	黄芩 12g	黄连 12g	竹茹 10g
陈皮 9g	清半夏 9g	香附 12g	紫苏梗 10g
青皮 15g	香橼 15g	佛手 15g	栀子 9g
天竺黄 6g	胆南星 6g	延胡索 15g	生龙齿 15g
车前子 15g	夏枯草 15g	石菖蒲 15g	郁金 12g

冬凌草 15g	射干 15g	瓜蒌 20g	枳实 15g
厚朴 15g	生石膏 30g	浙贝母 12g	海螵蛸 12g
瓦楞粉 30g	升麻 9g		

7 剂，每日 1 剂，水煎取汁 400mL，早晚饭后 1 小时温服。

二诊：2018 年 8 月 17 日，患者情绪及睡眠较之前明显好转，饮食不节后仍有胃胀，晨起时仍有口苦口干，胃灼热反酸，大便每日一行，质可，舌暗红，边有齿痕，苔薄黄腻，脉弦细滑。上方去栀子、车前子，加龙胆草 9g、枳壳 9g、焦槟榔 10g，7 剂，每日 1 剂，煎服法同前。

三诊：2018 年 8 月 23 日，患者诸症好转，情绪较前明显平稳，偶有易怒或胆怯，偶有胃脘胀满，嗳气，胃灼热反酸，口苦减轻，纳好转，夜寐好转，舌暗红，边有齿痕，苔薄黄稍腻，脉弦细滑。上方去浙贝母、瓦楞粉、海螵蛸、生石膏，加茯苓 20g、麦冬 15g。调整处方如下：

茵陈 20g	黄芩 12g	黄连 12g	竹茹 10g
陈皮 9g	清半夏 9g	香附 12g	紫苏梗 10g
青皮 15g	香橼 15g	佛手 15g	天竺黄 6g
胆南星 6g	延胡索 15g	生龙齿 15g	夏枯草 15g
石菖蒲 15g	郁金 12g	冬凌草 15g	射干 15g
瓜蒌 20g	枳实 15g	厚朴 15g	升麻 9g
龙胆草 9g	枳壳 9g	焦槟榔 10g	茯苓 20g
麦冬 15g			

7 剂，每日 1 剂，煎服法同前。后随诊 2 个月，诸症痊愈。

[**按语**] 惊恐障碍是以反复、突然、不可预测地出现显著的恐惧、心悸、出汗、震颤等自主神经症状，伴以强烈的濒死感或失控感、害怕产生不幸后果的惊恐发作为特征的一种急性焦虑障碍，容易对身心造成严重损害。中医学中无"惊恐障碍"之病名，但就其临床表现而言，与惊、骇、惧、恐、怯、悸、畏、惕怵、怔忡、卑慄、奔豚等病证有关。

中医在胆怯的认识上可总结为"怯者不足"，可因先天、体质、饮食、劳役、七情、产后、病后、误治，导致心、肝、胆、肾之气不足而怯。如《黄帝内经太素》曰："怯，心不足也。"《素问·脏气法时论》："肝病者……虚则……善恐如人将捕之。"《素问·调经论》曰："血有余则怒，不足则恐。"笔者认为，"不足"一方面是指人体气血阴阳的绝对不足，从而引起一系列病理变化，另一方面也指其气血阴阳等精微物质绝对充盈，但因瘀（郁）滞，或湿邪附着，无法正常运行或发挥生理作用而表现出的相对不足。

《类经·藏象类》所说："胆附于肝，相为表里，肝气虽强，非胆不断，肝胆相济，勇敢乃成。"本案患者主诉为胆怯，但不可简单定其为虚怯，而是肝气郁结，不能充盈胆气的真实假虚之证。本案患者起病系情绪激动，引动肝气，横逆克伐脾土，脾胃气机升降失常，故见胃胀，脾胃运化无权，湿热困阻，土壅木郁，以致肝气郁结。胆气失充，则见胆怯，遇情志刺激，引动郁结之肝气，血随气上，则暴亢易怒，头晕。气郁化火，随肝气犯胃则见胃灼热反酸，火曰炎上，则见口干口苦。脾失肝之疏泄相助，健运失司，水湿停聚，酿湿成热，又加重上述病症。患者舌脉亦为实证表现。

根据患者病机特点，在组方时不着重于补虚，而以祛除滞、湿、热等病理因素为主。方中以茵陈为君，张锡纯谓其："禀少阳初生之气，是以善清肝胆之热，兼理肝胆之郁，热消郁开"，既疏肝胆气机，又清肝胆湿热。臣以黄连直折胃腑之热，《本草新编》谓其："止吐利吞酸，解口渴，治火眼，安心，止梦遗，定狂躁，除痞满。"升麻，一可清热解毒，二可轻清升散透发，可宣达郁遏之伏火，达"火郁发之"之意。黄连得升麻，降中寓升，则泻火而无凉遏之弊；升麻得黄连，则散火而无升焰之虞。"土恶木也，故闻木而惊。"方中香橼、佛手"治胃脘痛，宽中顾气，开郁"，可疏解犯胃之肝气以安中州土脏。方中厚朴、黄连、半夏、栀子乃"连朴饮"之意，苦辛合法，寒温并用，清热化湿，理气和中。佐以陈皮、紫苏梗、青皮等，则为"治痰先治气，气顺痰自消"。车前子、瓜蒌使湿邪从二便而去。另对症予制酸、利咽、安神之品。诸药合用，疏肝理气和胆，清热祛湿，恢复脾胃气机升降正常，又合重镇、解郁安神之品，环环相扣，标本兼治。

自主神经功能紊乱（汗证）案 1

患者信息： 女，47 岁，个体经营者

就诊日期： 2019 年 9 月 23 日

[**主诉**] 烦热汗出 1 年，加重 1 个月。

[**现病史**] 患者于 1 年前无明显诱因出现心烦燥热，头部汗出，症状间断发作。曾于当地中医门诊就诊，予清热药（具体药物描述不详）服用，症状未缓解，未再服药。近 1 年间该症状时有发作，但都未予重视。1 个月前因与家人争吵症状加重，遂来我院就诊。现主症：烦热，静坐汗出，活动汗出更甚，纳可，夜寐欠安（梦多），大便每日一行，质可，小便可。舌暗红，前中部少

苔，脉弦细涩。

［**既往史**］高血压病病史 5 年，最高血压达 150/100mmHg，未系统治疗。

［**过敏史**］对青霉素类药物过敏，否认食物过敏史。

［**体格检查**］腹平坦，全腹触之柔软，剑突下无压痛，无腹肌紧张及反跳痛，肝脾肋缘下未触及，Murphy 征阴性，麦氏点无压痛，肝区无叩击痛，双肾区无叩击痛，移动性浊音阴性，肠鸣音正常存在。

［**辅助检查**］未行。

［**中医诊断**］汗证。

［**证候诊断**］肝肾阴亏。

［**治法**］补肝益肾，滋阴清热。

［**西医诊断**］自主神经功能紊乱。

［**处方**］

女贞子 15g	墨旱莲 15g	牡丹皮 10g	栀子 9g
知母 12g	淡豆豉 9g	青蒿 30g	地骨皮 15g
浮小麦 30g	黄连 9g	首乌藤 15g	合欢皮 15g
莲子心 9g	生龙骨 30g	生牡蛎 30g	五味子 9g
焦神曲 30g	炒酸枣仁 15g	香橼 15g	佛手 15g

7 剂，每日 1 剂，水煎取汁 400mL，早晚饭后 1 小时温服。

二诊：2019 年 9 月 30 日，患者诉进食稍咸后出现咽干、口渴欲饮，汗出症状有所好转，夜间偶有烦热，夜寐欠安（梦多），大便每日一行，质可；舌暗红，前中部少苔，脉弦细涩。上方加芦根 30g、麦冬 15g、生地黄 30g。7 剂，每日 1 剂，煎服法同前。

末诊：2019 年 10 月 7 日，患者诉服药后诸症好转，无口干，汗出烦热明显减轻，夜寐好转，大便每日一行，质可；舌暗红，前中部少苔。脉弦细涩。嘱其按上方继续服 7 剂中药后可以停药。调整处方如下：

女贞子 15g	墨旱莲 15g	牡丹皮 10g	栀子 9g
知母 12g	淡豆豉 9g	青蒿 30g	地骨皮 15g
浮小麦 30g	黄连 9g	首乌藤 15g	合欢皮 15g
莲子心 9g	生龙骨 30g	生牡蛎 30g	五味子 9g
焦神曲 30g	炒酸枣仁 15g	香橼 15g	佛手 15g
芦根 15g	麦冬 10g	生地黄 10g	

7 剂，每日 1 剂，煎服法同前。随证加减 3 个月后，患者无汗出症状，其余诸症消失。

[**按语**] 多汗症是指全身或者局部出汗量异常增多的病证。多因内分泌失调、激素紊乱或精神心理因素导致，有时可为某些疾病的伴随状态。西医治疗通常以外用药、内用药、肉毒杆菌毒素 A 注射治疗、手术切除汗腺等。但都有较大副作用，对人体伤害较大。中医治疗本病具有一定优势，历代医家也对汗证有着深入的研究。早在《内经》即对汗的生理及病理有了一定的认识，其明确指出汗液为人体津液的一种，并与血液有密切关系，所谓"血汗同源"。故血液耗伤的人，不可再发其汗。笔者认为，汗证首辨阴阳虚实，自汗多属气虚不固；盗汗多属阴虚内热；因肝火、湿热等邪热郁蒸所致者，则属实证。病程久者或病变重者会出阴阳虚实错杂的情况。自汗久则可以伤阴，盗汗久则可以伤阳，出现气阴两虚或阴阳两虚之证。

本案患者因烦热汗出而就诊，该患者为中老年女性，《黄帝内经·上古天真论》云："七七任脉虚，太冲脉衰少，天癸竭，地道不通，形坏而无子。"说明患者肝肾阴亏，阴虚火旺，虚火煎灼真阴，迫汗外出，导致烦躁汗出。患者阴虚燥热夜间尤甚，故夜寐不安，热扰心神，失眠多梦，并且患者舌暗红，前中部少苔，脉弦细涩均为肝肾阴虚之征。治应补益肝肾，清热滋阴，壮水之主以制阳光。方用女贞子、墨旱莲滋补肝肾兼清虚热；牡丹皮、地骨皮清热凉血，都可用于阴虚内热、潮热盗汗，而牡丹皮长于无汗骨蒸，地骨皮长于有汗骨蒸，二者合用，阴虚燥热汗出之症状自除；栀子、淡豆豉、知母清热除烦；浮小麦益气固表止汗；五味子滋肾敛汗生津；黄连、莲子心入心经泻火清心，汗为心之液，心经有热，热迫汗出；首乌藤、合欢皮、酸枣仁、生龙骨、生牡蛎安神助眠，滋阴敛汗；焦神曲、香橼、佛手行气运脾防止滋阴药滋腻碍胃；芦根、麦冬、生地黄生津止渴。本方大量应用酸敛固涩、滋阴止汗之药，佐以清热、理气、助眠、消食之药物，全面解除患者疾病。

自主神经功能紊乱（汗证）案 2

患者信息：女，49 岁，职员

就诊日期：2019 年 6 月 22 日

[**主诉**] 头颈部汗出 5 年余，加重 1 周。

[**现病史**] 患者于 5 年前无明显诱因出现颈部以上汗出，汗出时可见神疲，动则加剧，胃脘隐痛，于当地诊所服用药物（具体药物描述不详），症状时轻时重。2 个月前无明显诱因再次出现上述症状，故于河北某医院住院治疗，查

电子胃镜示：慢性非萎缩性胃炎。后经治疗，病情有所好转。1周前饮食不节后，上述症状加重，遂就诊于我院。现主症：静坐时头颈微微汗出，形体偏胖，头身困重，胃脘隐痛，气短乏力，纳差，寐欠安，大便溏薄，黏腻不爽。舌质红，苔白腻，脉滑。

[**既往史**] 既往体健。

[**过敏史**] 否认药物及食物过敏史。

[**体格检查**] 头颈部可见少量汗出。腹平坦，全腹触之柔软，剑突下轻压痛，肝脾肋缘下未触及，无腹肌紧张及反跳痛，Murphy 征阴性，麦氏点无压痛，肝区无叩击痛，双肾区无叩击痛，移动性浊音阴性，肠鸣音正常存在。

[**辅助检查**] 电子胃镜（2019 年 3 月 21 日，河北某医院）示：慢性非萎缩性胃炎。

[**中医诊断**] 汗证。

[**证候诊断**] 脾虚湿困。

[**治法**] 燥湿健脾，收敛止汗。

[**西医诊断**] ①自主神经功能紊乱；②慢性非萎缩性胃炎。

[**处方**]

藿香 9g	佩兰 9g	石菖蒲 15g	郁金 15g
砂仁 6g（后下）	延胡索 15g	白芷 10g	生龙骨 20g
生牡蛎 20g	枳实 15g	厚朴 15g	生薏苡仁 30g
茯苓 20g			

14 剂，每日 1 剂，水煎取汁 400mL，分早晚饭后 1 小时温服。

二诊：2019 年 7 月 8 日，患者自诉平时静坐时汗出减少，寐好转，身体困重好转，大便偏稀，小便尚可；舌红，苔薄黄腻，脉滑。上方加桑叶 15g。21 剂，每日 1 剂，煎服法同前。

三诊：2019 年 7 月 29 日，患者自诉晨起头晕，其余诸症均好转。上方去延胡索、白芷，加熟地黄 20g、山茱萸 20g。调整处方如下：

藿香 9g	佩兰 9g	石菖蒲 15g	郁金 15g
砂仁 6g（后下）	熟地黄 20g	山茱萸 20g	生龙骨 20g
生牡蛎 20g	枳实 15g	厚朴 15g	生薏苡仁 30g
茯苓 20g	桑叶 15g		

14 剂，每日 1 剂，煎服法同前。

四诊：患者诉无明显不适，嘱其按上方继服 14 剂后停药。随访半年，头颈部未见汗出。

[**按语**]中医学中，汗证包括自汗、盗汗，是指由于阴阳失调，腠理不固，而致汗液外泄失常的病证。朱丹溪对自汗、盗汗的病理属性做了概括，认为自汗属于气虚、血虚、湿、阳虚、痰；盗汗属于血虚、阴虚。自汗、盗汗作为症状，既可单独出现，也常伴见于其他疾病过程中。临床上汗证多见自汗、盗汗、头汗、半身汗、手足心汗等全身或局部汗出，临证过程中，笔者发现患有慢性胃炎的患者常伴有汗出异常的表现，如但头汗出、手足心汗等，单纯止汗，疗效欠佳，治疗常从脾胃入手，以化浊解毒为根本大法，辅以祛湿、健脾、疏肝、敛汗之品。

本案中，患者外感湿邪，加之素体湿盛，以致湿邪阻滞中焦，不通则痛，故见胃脘隐痛；湿性重浊黏腻，故见头身困重，大便黏腻不爽；脾主四肢，湿邪困脾，则见四肢酸重，少气乏力；脾胃升降失常，运化失职，津液不布，故见自汗。故以燥湿健脾，收敛止汗为原则，方用藿香、佩兰、砂仁化湿和中共为君药；生薏苡仁、茯苓利水渗湿，健脾宁心；石菖蒲、郁金醒脾化湿为臣；佐以枳实、厚朴燥湿健脾，延胡索、白芷行气止痛，生龙骨、生牡蛎收涩止汗，重镇安神。全方以健脾祛湿为主，佐以行气、敛汗，诸药合用，达到祛邪不伤正，收敛而不留寇之效。

免疫疾病篇

肺结节伴自身免疫性肝病（肺积病）案

患者信息：女，56 岁，农民

就诊日期：2018 年 8 月 17 日

[**主诉**] 发现肺结节 4 个月，间断胁肋疼痛 1 个月。

[**现病史**] 患者 4 个月前因体检发现肺结节，未予特殊处理，定期复查。1 个月前出现胁肋部疼痛，伴小便黄，就诊于石家庄某医院查肝功能 + 血脂：谷丙转氨酶（ALT）3210U/L，谷草转氨酶（AST）216U/L，直接胆红素（DBIL）9.1mmol/L，间接胆红素（IBIL）12.5mmol/L，总胆固醇 7.39mmol/L，甘油三酯（TG）1.08mmol/L。尿常规：红细胞 25.8U/L，鳞状上皮细胞 2.6p/HPF，尿胆原（+）。患者平素因高脂血症规律口服"非诺贝特"（具体用量不详），考虑不除外降脂药物所致，遂停服"非诺贝特"。停药 30 天后，复查肝功能 + 血脂：AST40.7U/L，ALT52.7U/L，谷氨酰转肽酶（GGT）27.1.4U/L，碱性磷酸酶 151U/L，总胆固醇 6.82mmol/L，TG1.55mmol；尿液分析示：黏液丝 875.6μL。为求进一步系统诊治，遂来我院就诊，自发病以来精神可，体重无明显变化。现主症：胁肋疼痛，伴乏力，胃脘胀满，怕凉，口干，无恶心呕吐，无胃灼热反酸，纳可，寐一般，昨日食凉物后大便 2~3 次，且不成形，平素大便每日 1 行，小便可。舌暗红，苔薄黄腻，脉沉弦细滑。

[**既往史**] 既往脂肪肝病史 5 年，高脂血症病史 10 年，口服非诺贝特（具体用量不详）。

[**过敏史**] 否认食物及药物过敏史。

[**体格检查**] 胸廓正常，双肺呼吸运动对称，双语颤对称，无胸膜摩擦感，双肺呼吸音清，未闻及干湿啰音及胸膜摩擦音。腹平坦，全腹触之欠柔软，剑突下无压痛，无腹肌紧张及反跳痛，肝脾肋缘下未触及，Murphy 征阴性，麦氏点无压痛，肝区无叩击痛，双肾区无叩击痛，移动性浊音阴性，肠鸣音正常存在。

[**辅助检查**] 胸部 CT（2018 年 7 月 17 日，河北某医院）示：右肺下叶

磨玻璃结节。电子胃镜（2018 年 7 月 17 日，河北某医院）示：慢性非萎缩性胃炎伴糜烂。胃镜病理检查报告（2018 年 7 月 27 日，河北某医院）：（胃窦活检）黏膜中度慢性炎症，中度活动，黏膜糜烂，灶性淋巴细胞密集，间质水肿，腺体轻度肠上皮化生。肝病筛查、自身抗体系列及抗核抗体测定（2018 年 7 月 17 日，河北某医院）：抗核抗体阳性，抗线粒体抗体阴性。余项均未见明显异常。肝胆胰脾彩超（2018 年 7 月 17 日，河北某医院）示：脂肪肝。乙肝五项（定性）及 C- 反应蛋白未见明显异常。肝功能（2018 年 7 月 17 日，河北某医院）：AST38.50U/L，GGT 171.00U/L，肾功能：CREA48.00μmol/L。血脂（2018 年 7 月 17 日，河北某医院）：CHOL6.34mmol/L，TG4.47mmol/L，VLDL2.03mmol/L，ApoA1.92mmol/L。幽门螺杆菌分型三项（2018 年 7 月 17 日，河北某医院）：CagA（＋）阳性，UreB（±）弱阳性。

[中医诊断] 肺积病。

[中医证型] 浊毒内蕴，肝络瘀阻。

[治法] 化浊解毒，疏肝散结。

[西医诊断] ①肺结节；②自身免疫性肝病；③脂肪肝；④慢性非萎缩性胃炎伴糜烂。

[处方]

白花蛇舌草 15g	半枝莲 15g	半边莲 15g	茵陈 15g
板蓝根 15g	鸡骨草 15g	苦参 10g	黄连 12g
绞股蓝 15g	黄芩 12g	仙鹤草 15g	赤芍 15g
鬼箭羽 15g	盐车前子 15g	葛根 30g	

21 剂，水煎取汁 400mL，每日 1 剂，早晚饭后 1 小时温服，并配合其他住院治疗。

二诊：2018 年 9 月 8 日，患者胁肋胀痛明显好转，全身乏力感减轻，但患者仍觉胃脘胀满疼痛，头疼，腰痛，纳可，寐差，大便每日一行；舌暗红，苔黄腻，脉弦滑略涩。故上方加薏苡仁 30g、败酱草 30g、牡丹皮 12g、天麻 15g、茯神 30g、刘寄奴 15g、水牛角丝 15g、续断 12g、菝葜 15g。21 剂，煎服法同前。嘱其出院，避风寒，调饮食，节情志。

三诊：2018 年 9 月 29 日，患者未诉明显不适，胁痛消失，但仍偶感腰痛，纳可，寐可，大便每日 1~2 次；舌暗红，苔薄黄，脉弦滑。上方去板蓝根、车前子、水牛角丝、续断、菝葜，加桑寄生 15g、炒杜仲 15g。以此方为基础辨证加减服药 9 个月。患者存在脂肪肝，嘱其用红曲 3g 泡水代茶饮。

四诊：2019 年 6 月 28 日，患者自述无其他明显不适，偶感乏力，时有头晕恶心，眼干，纳可，寐可，二便调；舌暗红，苔薄黄腻，脉沉弦细。于我院门诊查肝代谢组合＋肾功能：总胆固醇 6.58mmol/L，TG 2.89mmol/L，VLDL1.31mmol/L，ApoA 1.87mmol/L，ApoE 6.5mmol/L，肌酐 50μmol/L。[14]C 尿素呼气试验：阳性。调整处方如下：

当归 9g	白芍 30g	川芎 9g	茯苓 15g
鸡内金 15g	泽泻 9g	百合 15g	牡丹皮 10g
麦冬 9g	竹茹 9g	清半夏 9g	石斛 10g
天麻 15g	枸杞子 15g	鹿衔草 15g	赤芍 30g
五味子 9g	鬼箭羽 20g	败酱草 30g	

14 剂，每日 1 剂，水煎取汁 400mL，2 日 1 剂，早饭后 1 小时温服。

五诊：2019 年 7 月 28 日，患者自述头晕恶心减轻，胁肋隐痛，眼干且视物模糊，咽痛，纳可，寐可，二便调；舌紫暗，苔薄黄腻，脉弦细滑。上方去麦冬、竹茹、清半夏，加六月雪 30g、菊花 9g、香橼 15g、郁金 12g。30 剂，2 日 1 剂，煎服法同前。

六诊：2019 年 9 月 28 日，于门诊复查胸部 CT 示：双肺 CT 平扫未见异常，冠脉钙化斑。患者自述未见明显异常，眼干、视物模糊均好转，但时有口干，纳可，寐可；舌暗红，苔薄黄腻，边有齿痕，脉弦细滑。上方改石斛为 15g，加天冬 10g、熟地黄 15g、夏枯草 15g。调整处方如下：

当归 9g	白芍 30g	川芎 9g	茯苓 15g
鸡内金 15g	泽泻 9g	百合 15g	牡丹皮 10g
六月雪 30g	菊花 9g	香橼 15g	郁金 12g
天冬 10g	熟地黄 15g	夏枯草 15g	败酱草 30g
天麻 15g	枸杞子 15g	鹿衔草 15g	赤芍 30g
五味子 9g	鬼箭羽 20g	石斛 10g	

患者继服 7 剂，煎服法同前。后自诉无其他明显不适，考虑此证易于反复发作，前方随证加减继服 6 个月，随诊症状基本改善。

[**按语**] 结节病是临床较为常见的一种系统性疾病，目前临床尚未明确其病因，其特征主要表现为非干酪样坏死性上皮细胞肉芽肿。肺结节病往往累及多个脏器，但最为常见的累及脏器是胸内淋巴结及肺脏，是临床常见的疑难病，其良恶性的鉴别尤为重要。研究表明，由于诊断不及时易失去手术机会。2018 年版肺结节指南只推荐了进行肺癌高危人群定义并筛查低剂量 CT，注重影像学诊断及随访观察，除外科手段外并无确切的内科治疗方法，国内亦无相关的中医指南。中医现存较早的经典著作《难经》记载："肺之积，名

曰息贲，在右胁下，覆大如杯。久不已，令人洒淅寒热，喘咳，发肺壅。"较早提出了与肺癌前期相似症状的病名，即肺积、息贲。明代《医宗必读·积聚》曾指出："初者，病邪初起，正气尚强，邪气尚浅，则任受攻；中者，受病渐久，邪气较深，正气较弱，任受且攻且补；末者，病魔经久，邪气侵凌，正气消残，则任受补。"提出积证治疗宜分初、中、末三个阶段：积证初期属邪实，应予消散；中期邪实正虚，予消补兼施；后期以正虚为主，应予养正除积。

笔者认为，肺结节病位在肺，与肝、脾密切相关，肺为贮痰之器，脾为生痰之源，肺脾协调是保证津液代谢的重要环节，肺病日久，脾失健运，泛溢成灾；肝生于左，肺藏于右，肝升肺降，升降相宜；肝肺失调，易出现如木火刑金之候。因此，病机为肺经郁热，脾虚湿蕴，肝郁气滞，浊毒内结。治疗应统筹兼顾，肝脾肺同治。在此例中可以看到，临床上肺结节早期常无明显症状和体征，可伴有乏力、发热、盗汗、食欲减退、体重减轻等累及全身其他脏腑的表现。前三诊时该患者双侧胁肋胀满不适，乏力，胃脘胀满，伴口干，舌质暗红，苔薄黄，脉弦细滑兼涩，考虑存在痰瘀阻络、肺络痹阻之象，伴有肝气郁结，故疏肝理气，活血化瘀，软坚散结。故用茵陈、黄连、黄芩、苦参化浊解毒为君药，白花蛇舌草、半枝莲、半边莲、板蓝根清热解毒为臣药。现代药理学表明，白花蛇舌草中含有多种抗癌活性成分，可抑制肿瘤细胞生长，且能发挥抗炎、抗氧化、神经保护等作用。半枝莲具有抗癌、抗氧化、抗病毒、抑菌、促进细胞免疫、护肝等多种功效，《泉州本草》载其善"清热，解毒，祛风，散血，行气，利水，通络，破瘀，止痛"，临床中常用于治疗肺痈、肠痈、热毒痈肿、瘰疬、咽喉疼痛、腹水及癌症等病证。半边莲，味辛，性平，归心、小肠、肺经；有清热解毒、利尿消肿之效，《陆川本草》谓其能"解毒消炎，利尿，止血生肌。治腹水，小儿惊风，双单乳蛾，漆疮，外伤出血，皮肤疥癣，蛇蜂蝎伤"，临床中常用于治疗大腹水肿、痈肿疔疮、湿疹湿疮、蛇虫咬伤、湿热黄疸等。此二药相伍，可增强清热解毒、消瘀散结之功。佐赤芍以活血通络，车前子、葛根、仙鹤草以清热利湿，止泻补虚，以解决患者胁肋胀痛，乏力等主要症状。四诊时患者偶感乏力，病时有头晕，恶心，说明其因病邪日久盘踞，损伤脏腑，治疗时应加大扶正补虚力度，用当归、白芍、川芎养血和血，疏肝理气；茯苓、泽泻淡渗利湿，百合养心润肺，兼养胃阴，清胃热，并在此方基础上加减随症治疗。五诊时，患者病情已趋于稳定，继续扶正补虚。六诊，针对口干等，加大石斛剂量，又加天冬等以滋阴生津，守方如前。此外，在随诊过程中嘱患者定期复查胸部 CT、肝功能、肾功能等，以便及时调整用药策略，一定程度上避免耽误恶性结节患者的最佳治疗时间。

复发性口腔溃疡（口疮）案 1

患者信息：女，61 岁，农民

就诊日期：2018 年 10 月 15 日

[**主诉**] 间断口腔溃疡 2 年，加重 1 周。

[**现病史**] 患者 2 年前因饮食不节，反复出现口腔溃疡，大小可从米粒大小至黄豆大小，成圆形或者椭圆形，多为 2 个或者 3 个同时出现，进食刺激性食物时出现疼痛。1~2 周可痊愈。曾就诊于当地社区医院，自行服用"下火药"（具体药物描述不详），效果不显著。1 周前因进食刺激性食物，口腔溃疡再次加重，4 个溃疡同时出现，遂来我院就诊。现主症：口腔 4 处溃疡，溃疡周围红肿溃烂，上有黄色伪膜，灼热疼痛、口干、口中异味，纳呆，寐一般，五心烦热，盗汗，大便干结，2 日一行，小便短赤。舌暗红，舌左侧苔黄腻，右侧少苔，脉弦细数。

[**既往史**] 既往体健。

[**过敏史**] 否认食物及药物过敏史。

[**体格检查**] 口腔 4 处溃疡，溃疡周围红肿溃烂，上有黄色伪膜，腹平坦，全腹触之柔软，剑突下无压痛，无腹肌紧张及反跳痛，肝脾肋缘下未触及，Murphy 征阴性，麦氏点无压痛，肝区无叩击痛，双肾区无叩击痛，移动性浊音阴性，肠鸣音正常存在。

[**辅助检查**] 未行。

[**中医诊断**] 口疮。

[**证候诊断**] 心脾蕴热，肾阴亏虚。

[**治法**] 清热泻火，滋养肾阴。

[**西医诊断**] 复发性口腔溃疡。

[**处方**]

百合 30g	白芍 30g	川芎 9g	鸡内金 15g
当归 9g	茯苓 15g	生石膏 30g	栀子 12g
藿香 6g	芦根 30g	生甘草 9g	连翘 15g
冬凌草 15g	玉竹 10g	瓜蒌 20g	川牛膝 10g

莲子心 9g　　　　灯心草 3g　　　　枸杞子 15g　　　　蒲公英 15g

射干 15g

7 剂，每日 1 剂，水煎取汁 400mL，早晚饭后 1 小时温服。

二诊：2018 年 10 月 22 日，患者服药 1 周后，口腔溃疡有所改善，原来的 4 个溃疡减为 2 个，仍有寐差，五心烦热；舌暗红，苔根部薄黄腻，脉细。上方改莲子心为 10g，加麦冬 10g、生地黄 10g、通草 6g、竹叶 9g，余不变。14 剂，每日 1 剂，煎服法同前。

末诊：2018 年 11 月 7 日，患者服药 2 周后，口腔溃疡明显改善，4 个溃疡全部消失，且 1 周内亦未复发，夜寐好转；舌暗红，苔薄黄腻，脉浮。患者因近日受凉感冒，上方加防风 9g，余不变。调整处方如下：

百合 30g	白芍 30g	川芎 9g	鸡内金 15g
当归 9g	茯苓 15g	生石膏 30g	栀子 12g
藿香 6g	芦根 30g	生甘草 9g	连翘 15g
冬凌草 15g	玉竹 10g	瓜蒌 20g	川牛膝 10g
莲子心 10g	灯心草 3g	枸杞子 15g	蒲公英 15g
射干 15g	麦冬 10g	生地黄 10g	通草 6g
竹叶 9g	防风 9g		

7 剂，每日 1 剂，煎服法同前。

患者随症加减，规律服药 1 周后，症状皆好转，停药。

[按语] 复发性口腔溃疡，又称复发性口疮，是最常见的一种口腔黏膜病。临床以"红、黄、凹、痛"（红肿、覆盖黄色假膜、创面凹陷、疼痛）为特点，具有周期性和自限性，严重者常此起彼伏、反复发作，少数可能癌变。本病好发于唇、颊、舌等多个部位，属于中医学"口疮""口破""口疳""口疡"等范畴。临床中医多从"火"论治，火又分为实火、虚火。《圣济总录》云："论曰：口舌生疮者，心脾经蕴热所致也，盖口属脾，舌属心，心者火，脾者土，心火积热，传之脾土，二脏俱蓄热毒，不得发散，攻冲上焦，故令口舌之间，生疮肿痛"，可见，口腔溃疡与心脾关系最密切。此型口腔溃疡临床多见于中青年患者，饮食睡眠不规律，若饮食不节，或恣食辛辣肥甘厚腻，损伤脾胃，致使脾胃气机失调，运化失司，胃肠蕴热，热盛化火，熏蒸于口，发为口疮；或思虑太过，伤及心脾，心脾积热，使溃疡反复发作。临证见溃疡形状不规则，大小不等，相互融合成片，溃疡表面有黄白色假膜覆盖，周边红肿高起，灼热疼痛明显，伴面红口热、口臭口渴、唇红舌燥、大便干燥、小便黄、舌红苔黄或腻、脉滑数有力等实火之征。口腔溃疡除实火外，还有虚火所致。

若临床见口腔溃疡经久不愈，反复发作，用寒凉药不效者，多为虚火所致。《寿世保元》云："口疮，连年不愈者，此虚火也。"常因饮食不节，劳倦内伤，或失治误治，过用苦寒之药，伤及脾胃，升降失常，中气下陷，阴火上炎于上，则口舌生疮。

本案患者从舌脉以及临床表现来看属于虚实夹杂证候，既有心脾蕴热的实火，又有心肾阴虚的虚热，故宜泻实火，滋阴液，清虚热。初诊方中生石膏、栀子、连翘、蒲公英清热泻火以祛实火，蒲公英、生石膏对药合用，其中蒲公英，味苦、甘，性寒，入肝、胃经，功能清热解毒，利尿散结。又朱丹溪《本草衍义补遗》指出蒲公英能"散滞气"。盖蒲公英开花较早，得春初少阳之气，所以具有生发之性，故凡肝热而郁者，宜用蒲公英调治。生石膏味辛、甘，性大寒，入肺、胃经，功专清热泻火。《用药心法》："胃经大寒药，润肺除热，发散阴邪，缓脾益气。"蒲公英、生石膏合用，一清肝胃郁热，一清肺胃郁热，兼顾多脏，使郁热无处可藏，故郁热尽去。当归、川芎、白芍、百合、玉竹滋阴清热以祛虚火；二诊时，患者口腔溃疡有所改善，但因其发病时间较长，故阴虚较为严重，故加重莲子心用量以清心安神，又加麦冬以清心除烦，加竹叶、通草、生地黄与前方中生甘草取导赤散之意。导赤散出自《小儿药证直诀》，功能清心养阴，利水通淋。主心经热盛，口舌生疮，小便短赤。诸药合用，泻心脾实火，滋阴益肾，实火除，阴液复，则诸症自愈。

复发性口腔溃疡（口疮）案2

患者信息：女，29岁，职员

就诊日期：2019年8月11日

[**主诉**] 口腔溃疡反复发作3年，加重1周。

[**现病史**] 患者3年来易发口腔溃疡，近乎每月发作1次，未予以系统治疗。1周前工作压力大、疲劳过度诱发口腔溃疡，疼痛难忍，进食困难前来就诊。现主症：两颊及舌尖处有溃疡，口疮周围红肿溃烂，上覆黄色伪膜，灼热疼痛，口中有异味。伴有烦热躁动不安，面赤目红，口渴喜凉饮，纳可，寐欠安，小便黄赤灼热，大便干结，2日一行。舌质红，苔薄黄腻，脉弦滑。

[**既往史**] 既往体健。

[**过敏史**] 否认药物及食物过敏史。

[**体格检查**] 口唇红润，两颊及舌尖处有溃疡，口疮周围红肿溃烂，上覆

黄色伪膜。腹平坦，全腹触之柔软，剑突下无压痛，肝脾肋缘下未触及，无腹肌紧张及反跳痛，Murphy 征阴性，麦氏点无压痛，肝区无叩击痛，双肾区无叩击痛，移动性浊音阴性，肠鸣音正常存在。

[**辅助检查**] 未行。

[**中医诊断**] 口疮。

[**证候诊断**] 浊毒内蕴，心火上炎。

[**治法**] 化浊解毒，清泄心火。

[**西医诊断**] 复发性口腔溃疡。

[**处方**]

茵陈 20g	黄芩 12g	黄连 12g	陈皮 9g
竹茹 10g	清半夏 9g	柴胡 15g	青皮 15g
连翘 12g	栀子 12g	生石膏 30g	生甘草 6g
莲子心 15g	生地黄 20g	首乌藤 15g	合欢皮 15g

7 剂，每日 1 剂，水煎取汁 400mL，分早晚饭后 1 小时温服。

二诊：2019 年 8 月 16 日，患者自诉溃疡部分愈合，疼痛减轻，口中异味消失，纳差，夜寐好转，大便每日一行，质可，小便可；舌红，苔薄黄腻，脉弦滑。上方加防风 6g、藿香 9g、砂仁 6g（后下）。14 剂，每日 1 剂，煎服法同前。

末诊：2019 年 9 月 1 日，患者自诉诸症均减轻，溃疡愈合疼痛消失，偶有口干，纳可，寐好转，二便正常；舌红，苔薄黄腻，脉弦数。上方加天花粉 15g、知母 15g。

调整处方如下：

茵陈 20g	黄芩 12g	黄连 12g	陈皮 9g
竹茹 10g	清半夏 9g	柴胡 15g	青皮 15g
连翘 12g	栀子 12g	生石膏 30g	生甘草 6g
莲子心 15g	生地黄 20g	首乌藤 15g	合欢皮 15g
防风 6g	藿香 9g	砂仁 6g（后下）	天花粉 15g
知母 15g			

14 剂，每日 1 剂，煎服法同前。14 剂后，诸症消失，停药。嘱其慎起居，节饮食，调情志，多食新鲜瓜果蔬菜。

[**按语**] 复发性口腔溃疡是最常见的口腔黏膜溃疡类疾病，古代医家对本病病因病机有较多阐述。口疮之名首见于《素问·气交变大论》："岁金不及，炎火上行……民病口疮，甚则心痛"，其病位在口舌，病机归为火邪上灼口舌

为患。笔者认为，该病的核心病机为心脾蕴热，在此基础上，病情不同的发展阶段，可出现浊毒内蕴、阴虚火旺等不同的主要病机，可与核心病机相互兼杂，病确难治。

此案中，心经热盛，循经上炎，而见口舌生疮、面赤；火热内灼，阴已不足，故见口渴、意欲饮冷；热扰心神，故见寐欠安；心与小肠相表里，心火下移小肠，泌别失职，乃见小便短赤、大便干结；舌红苔黄腻、脉滑数均为湿热浊毒内蕴之象。故属浊毒内蕴、心火上炎型。遣方用药时除用茵陈、黄芩、黄连、陈皮、清半夏、竹茹、陈皮、柴胡等药化浊解毒外，重视随症加减。喜用药对生石膏、栀子、生甘草清泄脾胃伏火。生石膏辛甘大寒，能透能清，《名医别录》谓其"除时气头痛身热，三焦大热，皮肤热，肠胃中膈热，解肌发汗"。张锡纯认为"其药力常在上焦、中焦，而寒凉不致下侵而致滑泄也……断无伤人之理"。生甘草性微寒，可泻火和中，《珍珠囊·药性赋》曰："甘草，味甘平，无毒。生之则寒，炙之则温。生则分身梢而泻火，炙则健脾胃而和中。"故清泄脾胃伏火多用生甘草。现代药理研究表明，甘草有类似肾上腺皮质激素样作用。药对栀子、连翘清心泻火。栀子性味苦寒，能上清心火，下利小便，可治心火上炎之口疮，正如《名医别录》曰："(栀子)大寒，无毒。主治目热赤痛，胸心大小肠大热，心中烦闷，胃中热气。"连翘性味苦凉，清热解毒，疏散风热，取"火郁发之"之意，《药性论》曰："(连翘)主通利五淋，小便不通，除心家客热。"两药伍用，专攻心火，上下分消。药对生地黄、莲子心滋阴降火。莲子心味苦性寒，功能清心安神，交通心肾，《温病条辨》曰："莲心，由心走肾，能使心火下通于肾，又回环上升，能使肾水上潮于心。"生地黄性味甘苦寒，甘寒养阴，苦寒泄热，入肾经而滋阴降火，养阴津而泄伏热，《本草衍义》曰："凉血补血，补益肾水真阴不足。此药大寒，宜斟酌用之，多服恐伤人胃气。"最后仍需注意，口疮的发生与饮食和情志密切相关，故应注意调节情志，规律饮食。

复发性口腔溃疡（口疮）案 3

患者信息：女，58 岁，退休人员

就诊日期：2019 年 8 月 5 日

[**主诉**] 口腔溃疡 3 个月，加重 3 天。

[**现病史**] 患者于 3 个月前食辛辣后出现口腔溃疡，并伴胃部不适症状，

2019 年 2 月 27 日于石家庄某医院行电子胃镜示：慢性非萎缩性胃炎伴红斑；电子结肠镜示：慢性结肠炎；全消化道造影示：胃炎，胃窦多发占位病变。近 3 天因食油腻而症状加重，遂来我院就诊。现主症：口腔溃疡疼痛，心烦，胃部堵胀，口干夜甚，畏纳，寐差，大便 3 日一行，质偏干，小便色黄。舌暗红，上有细小裂纹，苔中根部黄腻，脉滑数。

［**既往史**］既往体健。

［**过敏史**］否认食物及药物过敏史。

［**体格检查**］腹平坦，全腹触之欠柔软，剑突下无压痛，无腹肌紧张及反跳痛，肝脾肋缘下未触及，Murphy 征阴性，麦氏点无压痛，肝区无叩击痛，双肾区无叩击痛，移动性浊音阴性，肠鸣音正常存在。

［**辅助检查**］电子胃镜（2019 年 2 月 27 日，石家庄某医院）示：慢性非萎缩性胃炎伴红斑；电子结肠镜（2019 年 2 月 27 日，石家庄某医院）示：慢性结肠炎；全消化道造影（2019 年 2 月 27 日，石家庄某医院）示：胃炎，胃窦多发占位病变。

［**中医诊断**］口疮。

［**证候诊断**］湿热伏火。

［**治法**］清湿热，解伏火。

［**西医诊断**］①复发性口腔溃疡；②慢性非萎缩性胃炎伴红斑；③慢性结肠炎。

［**处方**］

百合 30g	胆南星 6g	天竺黄 6g	生石膏 30g
栀子 12g	生甘草 6g	防风 9g	藿香 6g
蒲公英 30g	首乌藤 15g	合欢皮 15g	枳实 15g
厚朴 9g	香橼 15g	佛手 15g	生龙齿 30g
淡豆豉 9g	夏枯草 15g	火麻仁 15g	通草 6g
茵陈 15g	黄芩 12g	黄连 12g	陈皮 9g
竹茹 10g	清半夏 9g		

7 剂，每日 1 剂，水煎取汁 400mL，早晚饭后 1 小时温服。

二诊：2019 年 8 月 12 日，患者述口疮数量变少，但仍有复发，仍有口苦，畏纳，寐差，大便 3 日一行，质偏干；舌暗红，上有细小裂纹，苔中根部黄腻，脉滑数。上方去胆南星、天竺黄、生甘草、防风，加知母 9g、黄柏 9g、川牛膝 9g、玄参 15g、芦根 15g。7 剂，每日 1 剂，煎服法同前。

三诊：2019 年 8 月 19 日，患者述口疮基本痊愈，无口苦，畏纳，寐好转，大便每日一行，质可；舌暗红，上有细小裂纹，苔中根部黄腻，脉滑数。上方去火麻仁、通草，加当归9g、川芎9g、生地黄30g、白芍30g。调整处方如下：

百合 30g	生石膏 30g	知母 9g	黄柏 9g
栀子 12g	川牛膝 9g	玄参 15g	藿香 6g
蒲公英 30g	首乌藤 15g	合欢皮 15g	枳实 15g
厚朴 9g	香橼 15g	佛手 15g	生龙齿 30g
淡豆豉 9g	夏枯草 15g	当归 9g	川芎 9g
茵陈 15g	黄芩 12g	黄连 12g	陈皮 9g
竹茹 10g	清半夏 9g	芦根 15g	生地黄 30g
白芍 30g			

7剂，每日1剂，煎服法同前，巩固疗效。

[按语] 该患者平日饮食不节使脾胃受损，中焦气机失常，运化失调，酿湿生浊，湿热之邪，日久化热，郁积成毒，浊毒内蕴，循经上炎于口，熏蒸口舌而成口疮。此外，由于反复发作，日久不愈，病程较长，湿热日久，耗伤气血阴津，阴虚水不制火，虚火上炎口腔。舌暗红，上有细小裂纹，苔中根部黄腻；脉滑数均为湿热伏火稍有伤阴之征。本病初期多为实证，后期虚实夹杂。初期湿热蕴结，伏火上炎，口疮色红，疼痛灼热，应清利湿热，清降伏火。药用防风、藿香、生石膏、栀子、生甘草，为泻黄散。脾胃伏火，单用清降之品恐难彻底清除积热，故用辛微温之防风，疏散脾中伏火，取其"火郁发之"之意。藿香辛香醒脾化湿且助防风疏散伏火。生石膏辛甘大寒，能透能清，《名医别录》谓其"除时气头痛身热，三焦大热，皮肤热，肠胃中膈热，解肌发汗"。生甘草性微寒，可泻火和中。枳实、厚朴、香橼、佛手疏达肝气，调节中焦气机，促进脾胃运化则湿自除。后期患者湿热日久伤阴出现口干口苦症状，应在清热利湿的同时顾护阴液，滋阴降火。药用百合、知母、玄参、芦根。知母苦甘寒，能清热泻火、滋阴润燥；玄参、芦根养阴生津止渴；川牛膝引伏火下行；栀子、淡豆豉清心火除烦；木通导心火下移小肠，使湿热之邪从小便而出；火麻仁润肠通便以泻火。

故本案抓住心脾蕴热的核心病机，以泻黄散随证加减，使伏火清、湿热去，口疮痊愈。

干眼症（白涩病）案

患者信息：女，49 岁，职员

就诊日期：2019 年 10 月 19 日

[**主诉**] 间断眼干 3 年，加重伴胃胀 1 周。

[**现病史**] 患者 3 年前因情绪激动后出现眼干，伴胃胀，就诊于邢台某医院，查电子胃镜示：慢性胃炎伴糜烂；胃窦溃疡；十二指肠降部黄斑瘤。查电子结肠镜示：溃疡性结肠炎。病理诊断报告示：回盲部黏膜慢性炎伴急性炎，可见炎性渗出坏死物，局灶腺体腺瘤样增生。眼科诊断为干眼症。予西药（具体药物描述不详）口服治疗，症状稍缓解。后症状反复，自行口服西药，症状未得到明显缓解。1 周前无明显诱因再次出现上述症状，遂就诊于我院。现主症：眼干，胃胀，咽干，口渴，口干无口苦，晨起视物模糊，纳可，寐欠安，大便每日一行，质可，无黏液及脓血便，小便可。舌暗红，苔根部黄腻，脉细数。

[**既往史**] 既往体健。

[**过敏史**] 青霉素过敏，否认食物过敏史。

[**体格检查**] 眼睑结膜正常，结膜无充血水肿，巩膜无黄染，双侧瞳孔等大正圆，对光反射灵敏。腹部平坦，腹部欠柔软，无腹肌紧张，无压痛、反跳痛，未触及包块。肝脾肋下未触及，胆囊未触及，Murphy 征阴性，麦氏点无压痛，肝区无叩击痛，双肾区无叩击痛，肠鸣音 4 次 / 分。

[**辅助检查**] 查电子胃镜（2016-2-1，邢台某医院）示：①慢性胃炎伴糜烂；②胃窦溃疡；③十二指肠降部黄斑瘤。电子结肠镜（2016-2-1，邢台某医院）示：溃疡性结肠炎。病理诊断报告示：回盲部黏膜慢性炎伴急性炎，可见炎性渗出坏死物，局灶腺体腺瘤样增生。

[**中医诊断**] 白涩病。

[**证候诊断**] 气滞湿阻，郁热伤阴。

[**治法**] 理气养阴，清热利湿。

[**西医诊断**] ①干眼症；②慢性糜烂性胃炎；③消化性溃疡；④溃疡性结肠炎。

[**处方**]

| 柴胡 15g | 香附 15g | 紫苏梗 12g | 青皮 15g |

茵陈 15g	黄芩 12g	黄连 12g	陈皮 9g
竹茹 10g	清半夏 9g	石菖蒲 15g	郁金 12g
金钱草 30g	天花粉 15g	枳实 15g	厚朴 9g
广木香 6g	香橼 15g	佛手 15g	芦根 30g
车前子 15g	橘核 9g	枸杞子 15g	生龙齿 20g
首乌藤 15g	合欢皮 15g	菊花 9g	

7 剂，每日 1 剂，水煎取汁 400mL，分早晚饭后 1 小时温服。

二诊：2019 年 11 月 4 日，胃胀减轻，无口干、口渴，大便每日 3~5 次，质可，小便量多色黄；舌暗红，苔根部黄腻，脉细数。上方加石斛 10g、沙苑子 9g、葛根 30g、百合 30g、炒酸枣仁 15g，去金钱草、芦根、橘核。7 剂，每日 1 剂，煎服法同前。

末诊：2019 年 11 月 11 日，眼干明显减轻，无胃胀，大便质稀，每日 1~2 次，无黏液及脓血便。舌暗红，苔根部黄腻，脉细数。上方加青葙子 9g、焦槟榔 10g、石韦 10g、鱼腥草 15g、木蝴蝶 6g，去广木香。

调整处方如下：

柴胡 15g	香附 15g	紫苏梗 12g	青皮 15g
茵陈 15g	黄芩 12g	黄连 12g	陈皮 9g
竹茹 10g	清半夏 9g	石菖蒲 15g	郁金 12g
青葙子 9g	天花粉 15g	枳实 15g	厚朴 9g
香橼 15g	佛手 15g	石韦 10g	车前子 15g
焦槟榔 10g	枸杞子 15g	生龙齿 20g	首乌藤 15g
合欢皮 15g	菊花 9g	木蝴蝶 6g	鱼腥草 15g
石斛 10g	沙苑子 9g	葛根 30g	百合 30g
炒酸枣仁 15g			

7 剂，每日 1 剂，煎服法同前，巩固疗效。

[**按语**] 干眼症是一种泪液质量异常或动力学异常，导致泪膜稳定性下降，并伴有眼部不适和 / 或眼表组织病变特征的多种疾病的总称，又称角结膜干燥症，常双眼发病。临床症状可见眼部干涩、易疲劳、目痒、有异物感、灼热疼痛、畏风、畏光、对外界刺激敏感或同时有口鼻干燥、口渴乏津等全身症状。干眼症的病因繁多，西医认为主要有眼表面的改变、基于免疫的炎症反应、细胞凋亡、性激素水平的改变等致病因素。目前其治疗多以西医为主，主要措施有泪液替代疗法、自体血清替代疗法、抗感染治疗等；另外也有改善环境疗法，如果上述治疗无效的话，可采用泪点缝合、激光封闭泪小点、

泪管栓塞术等手术疗法。但是单纯的西医治疗未获佳效。

中医将本病归为为"白涩症"、"神水将枯症"、"干涩昏花症"。其核心病机主要是目失精血津液濡养。《审视瑶函·卷之三·白痛》谓："不肿不赤，爽快不得，沙涩昏朦，名曰白涩。"首次明确了干眼的病名，指出阴精亏虚是干眼症的发病基础。《灵枢·五癃津液别》说："五脏六腑之津液，尽上渗于目。"津液注入孔窍，可使口、眼、鼻等九窍滋润，视听嗅闻功能正常，如果津液匮乏，则目失濡润，干涩不爽，发生干眼症。《兰室秘藏·眼耳鼻门》说："夫五脏六腑之精气皆禀受于脾，上贯于目……"人体是一个有机的整体，津液由水谷精微化生，经脾气运化，肝气疏泄，肺气宣降，肾气蒸腾，随气的运行上输于目，无论脏腑、经络、气血、津液等功能失常，均可影响于目。

本案患者由于饮食不节导致脾胃蕴积湿热，湿热困脾，湿性黏滞，病程迁延，热为阳邪，易伤精耗液，所以患者出现咽干、目干、口干等症状。《诸病源候论》中有这样的论述："若脏腑劳热，热气冲于肝，而冲发于目，则目热而涩也，甚则赤痛。"平素情志不畅，肝经郁热，郁火内生，津伤血壅，目失濡养。肝失疏泄，肝气郁滞、郁久化热伤津，津液不能上承；中焦脾胃气机阻滞而使津液输布发生异常，脾气不升则肝之升发津液化生泪液功能受到影响，导致白涩病发生。故本案患者是属气滞湿阻，郁热伤阴，津不养目。

笔者临证时善用枳实、厚朴、木香、香橼、佛手之品疏理气机，以生津行津。柴胡升肝胆之气，解郁退热。葛根升脾胃之气，生津止渴。芦根、天花粉合用治肺胃气分实热，清热生津。石斛、枸杞子、菊花、沙苑子同用滋补肝肾，治疗目暗不明。青葙子清肝泻火，明目退翳，药理研究发现能降低眼压，所含油脂有扩瞳作用，对晶状体有保护作用。用茵陈、金钱草、车前子、石韦清利湿热。酸枣仁、百合二药伍用养阴清心安神，龙齿、首乌藤、合欢皮宁心安神。诸药合用共奏养阴增液、清热利湿润目之功效。

干燥综合征（燥痹）案

患者信息：女，56岁，教师

就诊日期：2018年6月2日

[**主诉**] 口干、眼干5年余，加重1周。

[**现病史**] 患者5年前因饮食失节导致口干，眼干，伴四肢关节疼痛，未予系统治疗。3个月前就诊于河北某医院眼科，查自身抗体系列14项阳性：

抗 RO-52（+++），抗体 SS-A 阳性（+++），免疫球蛋白测定 0.651g/mL，类风湿因子 156U/mL。诊断为干燥综合征。经治疗病情好转出院。1 周前因劳累后上述症状加重。现主症：口干，唾液量少，吞咽干性食物时需要用水送服，眼干，视物模糊，鼻干，胃脘灼热胀痛，纳差，寐差，大便每日一行，质干，小便可。舌暗红，苔黄腻，中有裂纹，脉沉弦细。

　　［既往史］既往慢性萎缩性胃炎病史 5 年余，未系统治疗。

　　［过敏史］否认食物及药物过敏史。

　　［体格检查］腹平坦，全腹触之柔软，剑突下轻压痛，肝脾肋缘下未触及，无腹肌紧张及反跳痛，Murphy 征阴性，麦氏点无压痛，肝区无叩击痛，双肾区无叩击痛，移动性浊音阴性，肠鸣音正常存在。双手中指、无名指、小指近端指间关节压痛阳性，皮温稍高，屈伸稍受限。

　　［中医诊断］燥痹。

　　［中医证型］燥热内蕴，阴液亏虚。

　　［治法］清热化湿，益胃润燥。

　　［西医诊断］①干燥综合征；②慢性萎缩性胃炎。

　　［处方］

茵陈 15g	黄芩 12g	黄连 12g	枳实 15g
厚朴 9g	香橼 15g	佛手 15g	当归 9g
白芍 30g	川芎 9g	麦冬 9g	生地黄 15g
北沙参 15g	枸杞子 15g	菟丝子 15g	石斛 15g
玄参 15g	乌梅 10g	牡丹皮 12g	络石藤 15g
忍冬藤 15g	茯苓 15g	鸡内金 15g	百合 30g

14 剂，水煎取汁 400ml，每日 1 剂，分早晚饭后 1 小时温服。

　　二诊：2018 年 6 月 17 日，患者诉口干、眼干症状明显减轻，纳可，寐差；舌红，苔薄黄腻，中有裂纹，脉沉弦细。上方加生龙骨、生牡蛎各 20g。14 剂，每日 1 剂，煎服方法同前。

　　三诊：2018 年 7 月 2 日，患者诉睡眠质量明显改善，但口干、眼干仍存在；舌红，苔薄黄，中有裂纹，脉沉弦细。上方加玉竹 10g、天花粉 15g、芦根 30g。

　　调整处方如下：

茵陈 15g	黄芩 12g	黄连 12g	枳实 15g
厚朴 9g	香橼 15g	佛手 15g	当归 9g
白芍 30g	川芎 9g	麦冬 9g	生地黄 15g

北沙参 15g	枸杞子 15g	菟丝子 15g	石斛 15g
玄参 15g	乌梅 10g	牡丹皮 12g	络石藤 15g
忍冬藤 15g	茯苓 15g	鸡内金 15g	百合 30g
生龙骨 20g	生牡蛎 20g	玉竹 10g	天花粉 15g
芦根 30g			

14 剂，每日 1 剂，煎服方法同前。

四诊：2018 年 7 月 17 日，患者诉口干、眼干症状进一步缓解，吞咽干燥食物时无须用水送服，脾胃症状明显好转，已无胃脘灼热，纳食改善。此证缠绵难愈，易于反复发作，守方续服，2 日 1 剂，随访。

[按语] 干燥综合征是一种侵犯泪腺、唾液腺等浅表外分泌腺体及内脏外分泌腺，具有高度淋巴细胞浸润特征的全球第二大常见的弥漫性结缔组织疾病，以中老年女性多见。起病隐匿，主要表现为口腔、眼、鼻，气管及其分支、消化道等多处黏膜分泌减少，可伴随乏力、低热等全身症状出现。

西医一般多采用对症治疗和替代治疗，但临床效果欠佳。中医学多将本病归为"燥痹"范畴，但治疗方面缺乏统一。大多从脏腑、气血津液、三焦、经方辨证等角度进行辨证论治。笔者认为，干燥综合征的发生，除与燥热有关以外，还与湿热、气滞、血瘀等因素关系密切。干燥综合征的核心病机为燥热内蕴，兼夹病机多为湿热中阻，气机郁滞，瘀血阻滞。故用清热之法为主线治疗干燥综合征，以达到清热救燥之目的。"湿浊中阻、气机郁滞、瘀血阻滞"为疾病变化之关键。干燥综合征患者多半为脾胃功能受累。脾胃运化失职，水湿内停，郁而化热，形成湿热；脾胃气机升降失司，气机阻滞，气滞导致血瘀。《医学心悟·卷一·论清法》曰："脏腑有热，则清之。"故应从清脾胃之热为主，兼顾祛湿、理气、活血。"阴液亏虚"为主要病理现象。造成阴亏的原因主要为燥热、湿热、气滞、血瘀。究其本质，符合现代医家提出的"外燥致病说"与"内燥致病说"。治疗时，基于治病八法理论，谨守病机，以清热法为主线，理气通滞为常法，活血化瘀为常态，概以"清"法为主；统筹兼顾，巧用"补法"，重视滋阴生津。"清养"并用，综合治疗。

此患者病程日久，为干燥综合征和慢性萎缩性胃炎合病，当谨守病机，且重视兼症。治疗时以干燥综合征为主，兼顾萎缩性胃炎，综合治之。燥热内蕴，耗伤阴液，阴液亏虚，官窍失于濡养，故出现口干、眼干、鼻干等现象。邪热与湿邪相互搏结，阻滞中焦脾胃，脾胃运化失常，影响水谷精微输布代谢，不荣则痛，故胃脘灼痛、关节疼痛。再根据其舌脉及辅助检查，即可辨证为燥热内蕴，阴液亏虚，又兼夹湿热之邪。治当养阴清热，益胃生津为主，兼清化湿热。

方中以君药茵陈、黄芩、黄连清热祛湿。臣以枳实、厚朴行气散结，消痞除满；香橼、佛手疏肝理气，化痰和胃；当归、白芍、川芎养血活血。佐以麦冬、生地黄、玄参、百合清胃热，养肺胃之阴；枸杞子、菟丝子养肝肾明目；石斛滋肾阴，降虚火。再加蒲公英清解肝胃郁热；鸡内金理气通滞；牡丹皮善入血分而清透阴分伏热；乌梅生津液，止烦渴；茯苓健脾益气；络石藤、忍冬藤祛风通络止痛。待湿热渐去，遂加玉竹、天花粉、芦根诸药，加强清热泻火生津作用。纵观全方，以清热药为主，既能清宣郁热，又能清化湿热，兼有适量活血药物，佐以少量理气之品，根据主症和兼症酌情加减，使补而不滞，通而不消，共奏清、补之功。

过敏性鼻炎（鼻鼽）案

患者信息：女，49 岁，教师

就诊日期：2018 年 2 月 26 日

[**主诉**] 间断鼻塞 1 年，加重 1 个月。

[**现病史**] 患者 1 年前因受凉感冒后出现鼻塞，伴鼻流清涕，遇外界刺激时加重，就诊于河北某医院，诊断为过敏性鼻炎，服西药（具体药物描述不详）治疗，症状有所缓解。1 个月前因气温骤降再次出现鼻塞，流清涕量多，伴鼻咽痒，鼻塞严重时可引起头痛，头痛部位主要在前额，自服"氯雷他定片"后效果不明显，遂来我院就诊。现主症：鼻塞，伴鼻流清涕，鼻咽痒，咽中有异物感，头部胀痛，纳呆，夜寐欠安，大便黏腻不爽，每日一行，小便可。舌暗红，苔薄黄腻，脉浮滑数。

[**既往史**] 既往体健。

[**过敏史**] 否认食物及药物过敏史。

[**体格检查**] 副鼻窦区无压痛，鼻外观正常，无红肿、无畸形，鼻黏膜稍有水肿，分泌物清稀，双扁桃体不大，甲状腺不大，心肺无异常。腹平软，未触及包块，肝脾未触及，脐周无压痛，无反跳痛。脊柱、四肢及神经系统未见异常。

[**中医诊断**] 鼻鼽。

[**证候诊断**] 外感风热，湿热中阻。

[**治法**] 疏风散寒、清热利湿。

［**西医诊断**］过敏性鼻炎。

［**处方**］

土茯苓 20g	徐长卿 15g	炒蒺藜 10g	防风 9g
败酱草 20g	老鹳草 15g	夏枯草 15g	冬凌草 15g
射干 9g	藁本 9g	蔓荆子 9g	连翘 15g
炒槟榔 10g	蒲公英 15g	首乌藤 15g	合欢皮 15g
茵陈 15g	黄芩 9g	黄连 9g	陈皮 9g
竹茹 9g	清半夏 9g		

7 剂，每日 1 剂，水煎取汁 400mL，早晚饭后 1 小时温服。

二诊：2018 年 3 月 5 日，患者诉鼻塞，流清涕症状较前好转，头部胀痛减轻，鼻咽痒，咽中有异物感，纳好转，夜寐安，大便成形，质稍黏，每日一行，小便可；舌暗红，苔黄稍腻，脉浮滑数。上方加生石膏 30g，去首乌藤、合欢皮、茵陈、黄芩、黄连、陈皮、竹茹、清半夏。7 剂，每日 1 剂，煎服法同前。

三诊：2018 年 3 月 15 日，患者诉鼻塞减轻，流清涕症状基本消失，头部胀痛减轻，鼻咽痒好转，咽中有异物感，纳好转，寐安，大便成形，质稍黏，每日一行，小便可；舌暗红，苔薄黄，脉弦细滑。调整处方如下：

连翘 15g	生石膏 30g	土茯苓 20g	徐长卿 15g
炒蒺藜 10g	防风 9g	败酱草 20g	老鹳草 15g
夏枯草 15g	冬凌草 30g	射干 10g	藁本 9g
蔓荆子 9g	炒槟榔 10g	蒲公英 15g	

7 剂，每日 1 剂，煎服法同前。

四诊，2018 年 3 月 23 日，患者鼻塞减轻，头部胀痛、流清涕症状消失，鼻咽痒好转，咽中仍有异物感，纳好转，寐安，大便成形，质稍黏，每日一行；舌暗红，苔薄黄腻，舌脉同前。考虑患者过敏性鼻炎病程久，反复发作，故守方加减服用 6 个月，后随诊症状基本消失，痊愈。

［**按语**］

过敏性鼻炎属中医学"鼻鼽""鼽嚏"等范畴。《礼记·月令》有"季秋行夏令，则其国大水，冬藏殃败，民多鼽嚏"的记载；《内经》提出"鼻鼽"病名；本案患者虽有鼻塞、鼻流清涕等的症状，但尚伴有咽中有异物感，纳呆，夜寐欠安，大便黏腻不爽，每日一行，这些湿热内阻之证，综观患者舌脉症，辨证为外感风热，湿热中阻证。

笔者认为，导致本病的根本原因在于脾胃运化功能失常，饮食水谷不能借助脾胃之运化功能化生为精微上输于肺，而肺在体合皮，其华在毛，开窍于口鼻，全身皮毛肌肉失于濡养，无以抵抗外来邪气，故而导致疾病的发生，在治疗中应标本同治，抓住疾病的根本，不能一味予以辛温散寒之品，辛温之气太过反而使体内湿热之邪更盛。方中以茵陈、黄芩、黄连、陈皮、竹茹、清半夏清热燥湿健脾；防风、藁本、蔓荆子、炒蒺藜散风寒、清头目；冬凌草、射干为笔者治疗咽痒、咽异感之常用药对；首乌藤、合欢皮养心安神。诸药相伍，治病求本，使湿热之邪得祛，脾胃运化功能恢复正常，诸症自除。

慢性疲劳综合征（虚劳）案 1

患者信息：男，63 岁，退休人员

就诊日期：2019 年 8 月 9 日

[**主诉**] 疲劳乏力 10 余年，加重伴胃胀痛 1 个月。

[**现病史**] 患者 10 年前因家庭原因导致情志不畅，加之平时饮食无节制出现疲劳乏力、大便不畅等症状，其间未进行任何治疗，后病情反复。2019 年 4 月 19 日于河北某医院检查电子胃镜示：慢性非萎缩性胃炎伴糜烂。同月 24 日病理诊断报告示：胃角、胃窦、幽门均有慢性炎症及腺体肠上皮化生。服用中药后（具体药物描述不详），症状无明显好转。1 个月前因饮食不当，上述症状加重且自觉乏力更甚，整日倦怠思卧，遂来我院就诊。现主症：疲劳乏力，胃胀，胃痛，偶有反酸，两胁胀痛，大便不畅且黏腻，2 日一行，寐一般，纳可，小便调。舌暗红，苔黄腻，中有裂纹，脉弦滑。

[**既往史**] 既往体健。

[**过敏史**] 否认食物及药物过敏史。

[**体格检查**] 腹平坦，全腹触之柔软，剑突下无压痛，无腹肌紧张及反跳痛，肝脾肋缘下未触及，Murphy 征阴性，麦氏点无压痛，肝区无叩击痛，双肾区无叩击痛，移动性浊音阴性，肠鸣音正常存在。

[**辅助检查**] 电子胃镜（2019 年 4 月 19 日，河北某医院）示：慢性非萎缩性胃炎伴糜烂；病理诊断报告（2019 年 4 月 24 日，河北某医院）示：胃角、胃窦、幽门均有慢性炎症及腺体肠上皮化生。

[**中医诊断**] 虚劳。

[**证候诊断**] 浊毒内蕴。

[**治法**] 疏肝解郁，化浊解毒。

[**西医诊断**] ①慢性疲劳综合征；②慢性萎缩性胃炎伴糜烂、肠化。

[**处方**]

茵陈 30g	黄芩 12g	黄连 12g	半边莲 15g
半枝莲 15g	白花蛇舌草 15g	苦参 10g	鸡骨草 15g
绞股蓝 15g	板蓝根 15g	生薏苡仁 30g	败酱草 30g
浙贝母 12g	海螵蛸 12g	延胡索 15g	白芷 10g
橘核 9g	枳实 15g	厚朴 9g	荔枝核 15g
香橼 15g	佛手 15g	车前子 15g	焦槟榔 10g

7剂，每日1剂，水煎取汁400mL，早晚饭后1小时温服。

二诊：2019年8月16日，患者服药7天后，胃胀，胃痛好转，仍有疲劳乏力；舌暗红，苔薄黄腻，中有裂纹，舌脉同前。上方去半边莲、半枝莲、白花蛇舌草、苦参、鸡骨草、绞股蓝、板蓝根，改茵陈为15g，加陈皮9g、竹茹10g、清半夏9g、柴胡15g、香附15g、青皮15g、苏梗12g、金钱草30g、炒莱菔子12g。14剂，每日1剂，煎服法同前。

三诊：2019年8月30日，患者服药14天后，胃脘部无明显不适，疲劳乏力好转，又诉咽堵，吐之不出，咽之不下；舌暗红，苔薄黄腻，中有裂纹，脉弦滑。上方加冬凌草15g、射干10g。

调整处方如下：

茵陈 15g	黄芩 12g	黄连 12g	生薏苡仁 30g
浙贝母 12g	海螵蛸 12g	延胡索 15g	白芷 10g
橘核 9g	枳实 15g	厚朴 9g	荔枝核 15g
香橼 15g	佛手 15g	车前子 15g	焦槟榔 10g
陈皮 9g	竹茹 10g	清半夏 9g	柴胡 15g
香附 15g	青皮 15g	苏梗 12g	金钱草 30g
炒莱菔子 12g	冬凌草 15g	射干 10g	败酱草 30g

7剂，每日1剂，煎服法同前。

末诊：2019年9月7日，未见明显疲劳乏力，嘱患者继续服药，治疗胃病。

[**按语**] 慢性疲劳综合征（chronic fatigue syndrome，CFS）是一种以疲劳为主要表现的疾病，主要特征是慢性持续性疲劳，另外还有记忆力下降或注意力不集中、淋巴结肿大、肌肉酸痛、咽喉肿痛、无红肿的多关节疼痛、不能解乏的睡眠、运动后的疲劳持续超过24小时等症状，上述症状持续时间超过6个月或者更长。中医文献中没有CFS相应的病名记载，但是"疲劳"作为常

见症状在中医的古籍中常被描述为四肢沉重、四肢劳倦、四肢不举以及懈怠、懈惰等，从中医内科角度而言,CFS多属"虚劳"等范畴。CFS是一种多个系统、多种脏器功能失调的疾病。其所表现出的慢性持续性疲劳、肌肉酸痛沉重等症状皆与脾胃的功能息息相关。《内经》明确提出了脾与肌肉的关系，并奠定了脾与肌肉之间生理、病理关系。如《素问·痿论》："肺主身之皮毛，心主身之血脉，肝主身之筋膜，脾主身之肌肉，肾主身之骨髓。"《素问·平人气象论》："脏真濡于脾，脾藏肌肉之气也。"脾为气血生化之源，后天之本，若脾气健运，则其所运化之水谷精微能布散到肌肉而发挥滋养作用，四肢肌肉则能够发挥其保护内脏、抵御外邪和进行运动的功能。又脾为阴脏，喜燥恶湿，若脾失健运则易为湿邪所困，脾病则不能供给四肢肌肉以充足营养，从而表现出CFS的症状。故本病病位在脾胃。笔者认为本病的核心病机为浊毒困脾，治宜化浊解毒，调理脾胃。随着社会进步，时代发展，现代人的生活方式有了极大改善。首先现代人嗜食肥甘厚味，腻滞脾胃，或暴饮暴食，胃纳过盛，郁滞中焦，日久化热，致浊毒之邪胶着于脾胃。其次，现代社会节奏较快，现代人生活压力较大，故容易出现情志不畅，肝郁气滞，加之作息时间不规律，则人体津液不归正化，凝聚成痰浊，痰浊蕴于中焦脾土，久成浊毒。综上，脾胃为浊毒所伤，中焦土病，殃及四旁，脾失健运，气血不足，故患者出现全身倦怠、四肢沉重酸痛、困倦思寐但醒后困乏如故、情志抑郁等一系列CFS的症状。

本案患者由于情志不畅，导致肝郁气滞，肝木不舒则克脾土；又因饮食不当，损伤脾胃，脾为太阴湿土，易为湿浊所困，日久则化热成毒，浊毒之邪蕴于脾胃，缠绵不解，脾胃失调，运化失常，故出现胃痛。浊毒阻碍脾胃气机，故有胃胀。气机不通，影响大便下行，故有大便不畅。中焦脾胃为浊毒所伤，四肢肌肉无法获得充足营养，故患者出现乏力。初诊方中茵陈、黄芩、黄连并用以清热利湿，"以苦化浊，用寒解毒"，茵陈配黄连，化浊解毒之功最著。半边莲、半枝莲、白花蛇舌草、苦参、鸡骨草、绞股蓝、板蓝根均性味苦寒可清热解毒，且现代药理研究表明此组药物均有抗癌作用，而患者病理检查示胃角、胃窦、幽门均有慢性炎症及腺体肠上皮化生，属癌前病变，故用之。薏苡仁、败酱草对药合用祛瘀排脓以消胃痛。橘核、枳实、厚朴、荔枝核疏肝理气和胃。香橼、佛手对药合用加强疏肝理气之功。浙贝母、海螵蛸对药合用以制酸止痛且改善胃部糜烂。延胡索、白芷对药合用增强止痛之功。车前子使得湿邪从小便而去，缓解大便黏腻。焦槟榔消食和胃。二诊中患者湿热症状有所缓解，故去清热解毒利湿较为峻猛的药物组合改为清热利湿，疏肝理气较为缓和的药物组合。方中清半夏味辛性温，燥湿化痰，与黄连配伍，一苦一辛，辛开苦降。陈皮味辛、苦，性温，归脾、肺经，功能理气健脾，燥湿化痰，适用于脾胃湿阻、气滞引起的诸症。陈皮既可祛胃中湿浊，又可健脾胃，用此药一举两得。竹茹性寒凉，归肺、胃、胆经，特别是苦竹的竹茹，功能清热化痰、除烦止呕，故可清胃热，化胃浊。三诊时加冬凌草、射干以清利咽喉。诸药合用，祛浊毒，调气机，则脾胃调，四肢肌肉营养充足且不为浊毒所困，故乏力自除。

慢性疲劳综合征（虚劳）案 2

[患者信息] 男，32 岁，职员

[就诊日期] 2019 年 12 月 13 日

[主诉] 气短乏力 2 年，加重 1 个月。

[现病史] 患者 2 年前因情绪激动后出现气短乏力，自行服药后症状未缓解（具体药物不详），9 个月前就诊于河北某医院并住院治疗，症状稍缓解。1 个月前出现腹部胀满，大便秘结，肛门下坠感，就诊于我院，住院治疗，查电子胃镜示：慢性非萎缩性胃炎。症状稍缓解。近日与人发生争吵后加重，遂就诊于我院。现主症：气短，乏力，头晕健忘，胃脘胀痛，嗳气，心悸胸闷，心烦易怒，偶恶心呕吐，口干口苦，纳可，寐差（入睡困难），大便每日一行，质黏，小便可。患者自发病以来精神可，体重下降约 15kg。舌暗红，苔薄黄腻，脉弦细。

[既往史] 既往体健。

[过敏史] 否认药物及食物过敏史。

[体格检查] 腹部平坦，腹部欠柔软，无腹肌紧张，无压痛、反跳痛，未触及包块。肝脾肋下未触及，胆囊未触及，Murphy 征阴性，麦氏点无压痛，肝区无叩击痛，双肾区无叩击痛，肠鸣音 4~5 次 / 分。

[辅助检查] 电子胃镜（2019 年 11 月 22 日，河北某医院）示：慢性非萎缩性胃炎。

[中医诊断] 虚劳。

[证候诊断] 肝郁气滞，痰热内蕴。

[治法] 疏肝理气，清热化痰。

[西医诊断] ①慢性疲劳综合征；②慢性非萎缩性胃炎。

[处方]

柴胡 15g	香附 10g	紫苏梗 10g	青皮 15g
茵陈 15g	黄芩 12g	黄连 12g	陈皮 9g
竹茹 10g	清半夏 9g	枳实 15g	厚朴 9g
香橼 15g	佛手 15g	紫苏叶 9g	连翘 12g
胆南星 6g	天竺黄 6g	瓜蒌 15g	栀子 9g
淡豆豉 9g	首乌藤 15g	合欢皮 15g	八月札 15g
生龙齿 20g	石菖蒲 12g	郁金 12g	焦槟榔 10g

7剂，每日1剂，水煎取汁400mL，分早晚饭后1小时温服。

二诊：2019年12月22日，患者口干，胃脘胀痛好转，其他症状如前；舌暗红，苔薄黄腻，脉弦细。上方加牡蛎20g、玫瑰花15g、玉竹10g。7剂，每日1剂，煎服法同前。

三诊：2019年12月28日，患者腹部胀满，胃灼热，大便每日2~3次，其他症状如前；舌暗红，苔薄黄腻，脉弦细。上方加熟地黄30g、生石膏30g、浙贝母12g、海螵蛸12g、瓦楞粉30g、甘松9g，去紫苏叶、连翘、石菖蒲、郁金。7剂，每日1剂，煎服法同前。

末诊：2020年1月4日，诸症均明显减轻。舌暗红，苔薄黄腻，脉弦细。上方改生龙齿30g、生牡蛎30g，去柴胡、香附、紫苏梗、青皮、陈皮、八月札。

调整处方如下：

茵陈 15g	黄芩 12g	黄连 12g	竹茹 10g
清半夏 9g	枳实 15g	厚朴 9g	香橼 15g
佛手 15g	胆南星 6g	天竺黄 6g	瓜蒌 15g
栀子 9g	淡豆豉 9g	首乌藤 15g	合欢皮 15g
生龙齿 30g	焦槟榔 10g	玉竹 10g	熟地黄 30g
生石膏 30g	浙贝母 12g	玫瑰花 15g	生牡蛎 30g
海螵蛸 12g	瓦楞粉 30g	甘松 9g	

7剂，每日1剂，煎服法同前，巩固疗效。

[按语]慢性疲劳综合征主要表现为严重的疲劳，且于充分休息后疲劳仍得不到缓解，并持续6个月以上，主症为慢性疲劳，又有咽痛、心悸、失眠、焦虑抑郁、胃肠功能紊乱、易怒、遗精、气短等表现。中医古代文献有大量关于疲劳的论述，如"四肢困倦""周身乏力""身疲乏力""四肢不举""懈惰""懈怠""四肢不用"等，《东垣十书·四肢不收》有"脾胃虚则怠惰嗜卧，

四肢不收";《诸病源候论·虚劳病诸候》有"夫虚劳者,五劳、六极、七伤是也",这些症状可见于虚劳、眩晕、不寐、百合病、脏躁、郁证等病中。本例患者总因情志不畅,导致肝气郁滞,气不行则津不布,津不布则滞而成湿,湿聚成痰,酿生痰热。《灵枢·百病始生》载:"若内伤于忧怒,则气上逆,气上逆则六输不通,温气不行,凝血蕴里而不散,津液涩渗,著而不去。"尤在泾在《金匮要略心典》说:"肝喜冲逆而主疏泄,水液随之上下也。"《医原·百病提纲论》说"气结则枢转不灵而成内湿",均说明了肝气郁结,致湿之理。

本病患者平素急躁易怒,肝气不疏,津液壅塞成湿,久而化痰生热。《丹溪心法》曰:"湿痰多见倦怠软弱。"湿痰阻滞中焦,水谷精微不能顺利输布全身导致头脑昏蒙、四肢疲软乏力。痰为浊邪,随气上行则易蒙蔽清窍而扰乱心神则头晕;痰郁而化火内扰心神则易造成心悸、失眠;痰火导致肝失条达则可令人急躁易怒,痰邪阻滞经络,三焦气化不利,水液运行不畅则不能荣润孔窍,出现口干、咽干等症状。

笔者在治疗慢性疲劳综合征时注重气机的条达,气顺则湿化痰消热散。用枳实、厚朴、陈皮、青皮、香附、紫苏梗、甘松、香橼、佛手等大队疏肝理气之品开郁散邪,用半夏、浙贝母、瓜蒌、天竺黄、胆南星、瓦楞粉等清热化痰药解内生之痰热,用龙齿、牡蛎、首乌藤、合欢皮宁心安神助眠,栀子、淡豆豉二药同用清解胸膈郁热,患者二诊时口干,加玉竹养阴生津;三诊时加生石膏、浙贝母、海螵蛸制酸止痛。诸药合用疏肝理气、清热化痰,除患者疲乏之症。

皮肤病篇

泛发性湿疹（湿疮）案

患者信息：女，36岁，职员

就诊日期：2019年12月9日

[**主诉**] 湿疹反复发作3年，加重1周。

[**现病史**] 患者于3年前分娩后，不明原因出现手臂瘙痒，红肿。患者于某医院皮肤科门诊就诊，给予抗过敏药物口服（具体药物描述不详），症状稍缓解。其间间断反复发病多次，迁延不愈。半年前因食用海鲜症状加重，于石家庄某医院皮肤科住院，给予抗过敏药物口服（具体药物描述不详），严重时给予糖皮质激素注射，症状好转后出院。1周前因感冒后饮食不慎再次发病，遂来我院就诊，现主症：皮肤瘙痒，夜间出疹，皮肤见红斑、丘疹及鳞屑，四肢多见，全身散在，伴胃堵，纳差，饥不欲食，寐欠安，大便每日1~2次，质黏，小便可。舌暗红，舌体胖大，边有齿痕，苔中根部黄腻，脉弦滑数。

[**既往史**] 既往体健。

[**过敏史**] 对海鲜类食物过敏，否认药物过敏史。

[**体格检查**] 全身皮肤黏膜可见散在红斑、丘疹及鳞屑，四肢多见，未见黄染、出血点、破溃。腹平坦，全腹触之欠柔软，剑突下无压痛，无腹肌紧张及反跳痛，肝脾肋缘下未触及，Murphy征阴性，麦氏点无压痛，肝区无叩击痛，双肾区无叩击痛，移动性浊音阴性，肠鸣音正常存在。

[**中医诊断**] 湿疮。

[**证候诊断**] 脾虚兼湿热。

[**治法**] 健脾利湿清热。

[**西医诊断**] 泛发性湿疹。

[**处方**]

柴胡 12g	地肤子 15g	白鲜皮 15g	牡丹皮 12g
积雪草 15g	苦参 10g	徐长卿 15g	防风 9g

生白术 9g	茯苓 20g	青蒿 30g	首乌藤 15g
合欢皮 15g	鸡内金 20g	焦神曲 30g	生龙齿 20g
路路通 15g	茵陈 30g	黄芩 12g	黄连 12g
陈皮 9g	竹茹 10g	蝉蜕 20g	

7剂，每日1剂，水煎取汁400mL，早晚饭后1小时温服。

二诊：2019年12月16日，患者纳食好转，身痒夜甚，起大片"疙瘩"；纳差，饥不欲食，寐一般，大便每日1~2次，质黏；舌暗红，苔中根部黄腻，舌体胖大，边有齿痕，脉弦滑数。上方加白芍30g、当归9g、川芎9g、车前子15g。7剂，每日1剂，煎服法同前。

末诊：2019年12月23日，湿疹好转，纳差，饥不欲食，寐一般；大便每日1~2次，质可；舌暗红，苔中根部黄腻，舌体胖大，边有齿痕，脉弦细滑。上方去路路通、白芍、当归、川芎，加生地黄15g、麦冬9g。调整处方如下：

柴胡 12g	地肤子 15g	白鲜皮 15g	牡丹皮 12g
积雪草 15g	苦参 10g	徐长卿 15g	防风 9g
生白术 9g	茯苓 20g	青蒿 30g	首乌藤 15g
合欢皮 15g	鸡内金 20g	焦神曲 30g	生龙齿 20g
蝉蜕 20g	生地黄 15g	茵陈 30g	黄芩 12g
黄连 12g	陈皮 9g	竹茹 10g	麦冬 9g
车前子 15g			

7剂，每日1剂，煎服法同前。患者随证加减半年后，皮疹消失，痊愈后停药。嘱其节饮食，调情志，不适及时就医。1年后随访，未复发。

[**按语**] 泛发性湿疹是湿疹的一种，是指皮损太多，易散发到患者身体各个部位，引起疼痛和瘙痒，病因复杂，反复发作，迁延难愈，严重影响患者的工作、生活。目前临床用于治疗泛发性湿疹的药物包括H_1、H_2受体拮抗剂，外用各种糖皮质激素制剂，虽然能够控制症状，但大多数患者在停药后短期内复发，且长时间服用易产生耐药性，副作用多。

中医统称本病为"湿疮"。此外，中医经典古籍中又有许多不同的名称，如湿淫遍体、滋水较多者，称"浸淫疮"；以丘疹为主的称"血风疮"或"粟疮"等。东汉张仲景《金匮要略·疮痈肠痈浸淫病脉证并治》中记载："浸淫疮，从口流向四肢者可治……黄连粉主之。"隋代《诸病源候论·浸淫疮候》中曰："浸淫疮是心家有风热，发于肌肤。初生甚小，先痒后痛而成疮。汗出浸渍肌肉，浸淫渐阔乃遍体。"中医认为湿疹的原因多是禀赋不足，风湿热郁于肌肤而成；或因脾失健运或营血不足，湿热逗留，以致血虚风燥，风燥湿热郁结，肌肤失养。

湿疹多发于青年人，是由于素体湿盛，平素又喜食肥甘厚味、辛辣刺激、海鲜等发物，伤及脾胃，导致脾运化失职，湿热内蕴，泛溢肌肤；患者素体内虚同时又易感受外风，内外相兼为患，发为湿疹。而湿邪日久凝聚，阻滞经络；热邪煎熬，伤阴动血，最终可兼夹血瘀和阴伤。因此笔者认为慢性湿疹的核心病机为风湿热瘀，应在清热除湿的同时祛风止痒，为治疗湿疹的核心治法，同时应及时处理瘀血、阴伤等兼夹病机。

本案患者为青年女性，形体偏胖，经问诊，了解到其平素饮食不规律，不避生冷，饮食辛辣刺激，造成脾胃损伤，运化失职，致使湿热内蕴。本次发病内有脾虚湿热，又外感风邪，两邪相搏浸淫肌肤而发，故可见皮肤瘙痒，出疹，"夜半人气入脏，邪气独居于身"，正气相对虚弱，故身痒夜甚。胃堵，纳差，则为脾虚湿盛运化无力之象，而饥不欲食则为日久湿热伤阴所引起。患者身痒夜甚，故夜寐不安。舌暗红，苔中根部黄腻，舌体胖大，边有齿痕，脉弦滑数皆为脾虚兼湿热之象。根据以上病因病机，治疗应健脾清热除湿，祛风止痒，同时兼顾养阴护津。

方中白术、茯苓健脾利湿治本；苦参、白鲜皮、地肤子清热燥湿、祛风止痒治标；柴胡、牡丹皮疏肝理气助脾胃运化；茵陈、黄芩、黄连清热燥湿；陈皮、竹茹，理气清热化痰；蝉蜕、防风疏风止痒；鸡内金、焦神曲健胃消食；合欢皮、首乌藤、生龙齿安神助眠；青蒿养阴透热；白芍、当归、川芎、路路通理血润肤；三诊时疾病进入后期，出现阴虚症状，故加入生地黄、麦冬滋阴润燥。笔者在治疗皮肤病时，善用积雪草一药，积雪草又称连钱草、马蹄草，寒性，味道微苦、辛，对医治跌扑损害、中暑腹泻、痈疮疮毒等证均有非常好的功效。现代研究表明其具有滋补、消炎、愈合伤口和镇定作用，对各种皮肤病造成的皮损有着修复作用，因其可刺激深层皮肤细胞的更替，故积雪草可有效修复湿疹造成的皮肤损伤。全方健脾利湿，祛风止痒，标本内外兼治，有效解除患者痛苦。

慢性湿疹（湿疮）案

患者信息：女，30 岁，职员
就诊日期：2019 年 10 月 9 日

[**主诉**] 间断全身湿疹 3 年余。

[**现病史**] 患者 3 年前无明显诱因出现全身湿疹，四肢居多，伴有胃脘部堵胀，饥不欲食，纳呆，于当地诊所就诊，服用"地氯雷他定片""盐酸西替利嗪片"（具体用量不详），病情反复发作，今特来门诊治疗。现主症：头部、四肢湿疹居多，躯干散在，夜间出疹较甚伴瘙痒，胃胀，纳呆，夜寐欠安，大便 1~2 日一行，质可，小便可。舌暗红，边有齿痕，苔中根部黄腻，脉弦滑。

[**既往史**] 既往体健。

[**过敏史**] 否认食物及药物过敏史。

[**体格检查**] 头皮及四肢皮肤存在较多粟粒大小丘疹，基底潮红，抚之碍手，成对称分布。腹平坦，全腹触之柔软，无明显压痛、反跳痛及肌紧张，Murphy征阴性，麦氏点无压痛，肝脾肋缘下未触及，肝区无叩痛，肠鸣音正常。

[**辅助检查**] 免疫球蛋白 M 测定（2019 年 12 月 4 日，河北某医院）:3.62g/L。

[**中医诊断**] 湿疮。

[**证候诊断**] 湿热蕴久，化燥伤阴。

[**治法**] 清热化湿，祛风润燥。

[**西医诊断**] 湿疹。

[**处方**]

茵陈 30g	黄芩 12g	黄连 12g	竹茹 10g
柴胡 12g	地肤子 15g	白鲜皮 15g	牡丹皮 12g
六月雪 15g	苦参 10g	徐长卿 15g	防风 9g
青蒿 30g	首乌藤 15g	合欢皮 15g	鸡内金 20g
焦神曲 30g	生龙齿 20g	蝉蜕 20g	路路通 15g

5 剂，每日 1 剂，水煎取汁 400mL，早晚饭后 1 小时温服。

二诊：2019 年 10 月 14 日，患者湿疹复发，夜间痒甚，纳食好转，寐可，大便 2 日一行；舌暗红，边有齿痕，苔根部黄腻，脉弦滑。上方加白芍 30g、当归 10g、川芎 9g、土茯苓 30g、车前子 15g。7 剂，每日 1 剂，用法同前。

三诊：2019 年 10 月 22 日，患者仍诉夜间痒甚，胃胀明显减轻，纳寐可，大便 2 日一行，质可；舌暗红，边有齿痕，苔根部黄腻，脉弦滑。上方加泽泻 15g、积雪草 15g、僵蚕 10g、白蒺藜 15g、生甘草 9g。7 剂，每日 1 剂，用法同前。

四诊：2019 年 10 月 28 日，患者自诉夜间发痒明显减轻，湿疹减少，纳寐可，大便 2 日一行，质可；舌暗红，边有齿痕，苔根部薄黄腻，脉弦细滑。

上方加茯苓 20g。7 剂，每日 1 剂，用法同前。调整处方如下：

茵陈 30g	黄芩 12g	黄连 12g	竹茹 10g
柴胡 12g	地肤子 15g	白鲜皮 15g	牡丹皮 12g
六月雪 15g	苦参 10g	徐长卿 15g	防风 9g
青蒿 30g	首乌藤 15g	合欢皮 15g	鸡内金 20g
焦神曲 30g	生龙齿 20g	蝉蜕 20g	路路通 15g
白芍 30g	当归 10g	川芎 9g	土茯苓 30g
车前子 15g	泽泻 15g	积雪草 15g	僵蚕 10g
白蒺藜 15g	生甘草 9g	茯苓 20g	

后随诊 3 个月，湿疹逐渐消失，后回访未诉复发。

[**按语**] 湿疹以"湿"为关键因素，但极易与其他病理因素合而发病，反复难愈就在于此。本案患者以湿疹反复并伴有胃脘部堵胀、饥不欲食、纳呆等脾胃病症状来就诊，概因脾失健运，脾为湿困致使肌肤失养而发病。脾主四肢，故见四肢湿疹居多；湿邪日久化热，在外与湿热相合浸淫肌肤，内蕴则影响中焦运化，脾不升清，浊阴不降，故见胃胀纳呆。湿热之邪蕴久耗血伤阴，血热化燥伤风，故见夜间瘙痒甚；心主血脉，血虚燥热，神志不宁，则夜寐欠安。综上，患者乃湿邪与本虚、湿热、燥邪、风邪等并存。

治疗湿邪以燥湿、利湿、祛风胜湿、健脾化湿之法，方中地肤子、白鲜皮、苦参、徐长卿、路路通清热利湿祛风止痒；茵陈、黄芩、黄连、竹茹清热燥湿；柴胡、六月雪、蝉蜕、防风祛风胜湿；鸡内金、焦神曲和胃健脾，祛化除胀；化燥以牡丹皮、青蒿清虚热凉血；治风以首乌藤、合欢皮"治风先治血，血行风自灭"，并配伍生龙齿镇惊安神。全方以"除湿"为要，辅以化燥祛风，养血润肤，则见其效。

患者二诊、三诊时胃胀，纳食均有好转，湿疹仍有反复，但症状以夜间瘙痒为主，考虑湿热未除，血虚风燥加重，故加白芍、川芎、当归、甘草补脾养血，与上方中蝉蜕、柴胡、黄芩等药配伍取四物消风饮之意；以土茯苓、车前子、泽泻、积雪草清热利湿；僵蚕、白蒺藜祛风止痒。诸药合用，清热祛风除湿，恢复脾胃运化，又合养血安神之品，标本兼治。

慢性荨麻疹（风疹）案

患者信息：女，35 岁，职员

就诊日期：2018 年 11 月 3 日

[主诉] 荨麻疹反复发作 10 年余，加重 5 天。

[现病史] 患者 10 余年前无明显诱因出现荨麻疹，后时轻时重，发作时自服抗过敏药物（具体药物描述不详），服药后症状好转，症状反复，5 天前荨麻疹大面积复发伴有乏力等症状，口服"开瑞坦"（具体用量不详），症状稍减轻。现主症：上肢皮肤零散绿豆至花生大小红斑，抚之不碍手，发痒此消彼长，伴头晕，偶有心慌、气短，劳累后可见胸闷，纳呆，寐可，大便溏，每日一行，小便调。舌暗红，苔薄黄稍腻，边有齿痕，舌颤，脉沉弦细。

[既往史] 既往体健。

[过敏史] 否认食物及药物过敏史。

[体格检查] 上肢皮肤可见零散绿豆至花生大小红斑，抚之不碍手，腹平坦，全腹触之柔软，剑突下无压痛，无腹肌紧张及反跳痛，肝脾肋缘下未触及，Murphy 征阴性，麦氏点无压痛，肝区无叩击痛，双肾区无叩击痛，移动性浊音阴性，肠鸣音正常存在。

[辅助检查] 心电图（2018 年 11 月 3 日，河北某医院）示：窦性心律不齐。

[中医诊断] 风疹。

[证候诊断] 风邪袭表。

[治法] 祛风固表。

[西医诊断] 慢性荨麻疹。

[处方]

柴胡 15g	白芍 30g	路路通 15g	茯苓 20g
车前子 15g	地肤子 15g	防风 9g	地龙 15g
蝉蜕 20g	天麻 15g	徐长卿 15g	老鹳草 15g
葛根 30g	生甘草 6g	茵陈 15g	黄芩 12g
黄连 12g			

7 剂，每日 1 剂，水煎取汁 400mL，早晚饭后 1 小时温服。

二诊：2018 年 11 月 11 日。患者诉仍有荨麻疹，手脚凉，大便每日一行；舌暗红，苔薄黄腻，舌颤，脉沉弦细。于上方加荆芥 9g、僵蚕 10g。7 剂，每日 1 剂，煎服法同前。

调整处方如下：

柴胡 15g	白芍 30g	路路通 15g	茯苓 20g
车前子 15g	地肤子 15g	防风 9g	地龙 15g
蝉蜕 20g	天麻 15g	徐长卿 15g	老鹳草 15g

葛根 30g	生甘草 6g	茵陈 15g	黄芩 12g
黄连 12g	荆芥 9g	僵蚕 10g	

随诊加减 1 个月后荨麻疹症状消失，未诉复发。

[**按语**] 风邪为本病主要致病因素，风邪有内风和外风之分，患者荨麻疹时起时落，变化迅速，为外风之表现；久病入里，成内风之象，故见舌颤。本案患者反复发作，病程有 10 年之久，正气已虚，风邪袭表，表虚不固，则荨麻疹反复发作，病情不愈。《素问·痹论》曰："肌痹不已，复感于邪，内舍于脾。"脾虚则化生无源则见乏力，水谷精微不能濡养心脏，心气不足，故可见心慌、气短胸闷；脾胃虚弱，湿邪内生，清阳不能上养清窍，故而头晕；脾虚湿盛则大便溏，出现齿痕舌。综上，患者乃正气亏虚，风邪袭表之证。

治疗既要祛内外之风，又要扶正实腠理，即"正气存内，邪不可干"。

祛外风以柴胡、防风、蝉蜕等轻清疏散之品，祛内风以地龙、天麻等息风定惊。再辅以葛根、徐长卿、路路通等发表透疹，祛风通络之品，则收效甚佳。扶助正气以固脾胃为主，原因有二，一脾胃为后天之本，化生精气之源；二肌肤之变又会内传于脾。方中白芍、茯苓、甘草等健脾培土固本。祛邪与扶正兼顾，既扶正祛邪，也使邪去而不伤正。

二诊时荨麻疹未透尽，且伴有手脚凉，乃是络脉不通，阳气不能达四肢末端，故加用荆芥、僵蚕，增强祛风通络之力。

湿疹（湿疮）案 1

患者信息：女，34 岁，职员

就诊日期：2019 年 11 月 10 日

[**主诉**] 双手及双侧肘部多发湿疹 3 年。

[**现病史**] 患者 3 年前生产二胎后无明显诱因出现四肢及头部多发红斑、密集丘疹，丘疹色红、边界不清、红肿明显，自觉瘙痒。曾就诊于石家庄某医院，诊为湿疹，予中药汤剂外用擦洗患处，症状未见明显好转。后患者自行服用"氯雷他定"及使用外用涂抹药膏（具体药物描述不详），症状稍有缓解，但皮疹时有反复，现为求进一步系统治疗，遂来我院就诊。现主症：双手及双侧肘部多发湿疹，常于夜间出疹，四肢及头部皮疹弥漫渗出，表面附着少量淡黄色渗出物凝结成痂，棕红色或色素沉着，患处皮肤表面粗糙，覆鳞屑，边界不清，伴胃堵，纳呆，夜寐欠安，大便黏腻不爽，2 日一行，小便可。舌

暗红、苔黄腻，舌体胖大边有齿痕，脉弦细数。

[**既往史**] 既往体健。

[**过敏史**] 否认食物及药物过敏史。

[**体格检查**] 四肢及头部出现多发红斑、密集丘疹、色红、边界不清、红肿明显，自觉瘙痒，全身浅表淋巴结无肿大，巩膜无黄染，咽部无充血。双侧扁桃体不大，气管居中，甲状腺不大，心肺无异常。腹平软，无压痛反跳痛，肝区无叩击痛，肝脾肋缘下未触及，Murphy 征阴性，麦氏点无压痛，肝区无叩击痛，双肾区无叩击痛，移动性浊音阴性，肠鸣音正常存在。

[**辅助检查**] 未行。

[**中医诊断**] 湿疮病。

[**证候诊断**] 肝郁脾虚，湿热中阻。

[**西医诊断**] 湿疹。

[**处方**]

茵陈 30g	黄芩 9g	黄连 9g	竹茹 9g
柴胡 15g	地肤子 15g	白鲜皮 15g	牡丹皮 12g
六月雪 15g	苦参 10g	徐长卿 15g	防风 9g
荆芥 9g	青蒿 30g	首乌藤 15g	合欢皮 15g
鸡内金 20g	炒神曲 30g	生龙齿 20g	蝉蜕 20g
路路通 15g			

7 剂，每日 1 剂，水煎取汁 400mL，早晚饭后 1 小时温服。

二诊：2019 年 11 月 19 日，患者诉未有新发湿疹，但仍夜间痒甚，盗汗较前好转，纳食增多，寐好转，大便黏腻不爽，2 日一行，小便可；舌暗红，苔黄腻，舌体胖大边有齿痕，脉弦细数。调整处方如下：

青蒿 30g	牡丹皮 12g	白芍 30g	当归 10g
川芎 9g	土茯苓 30g	车前子 15g	茵陈 30g
黄芩 9g	黄连 9g	竹茹 9g	柴胡 15g
地肤子 15g	白鲜皮 15g	牡丹皮 12g	六月雪 15g
苦参 10g	徐长卿 15g	防风 9g	荆芥 9g
青蒿 30g	首乌藤 15g	合欢皮 15g	鸡内金 20g
炒神曲 30g	生龙齿 20g	蝉蜕 20g	路路通 15g

7 剂，每日 1 剂，煎服法同前。后随症加减服药 5 个月，患者诸症好转。

[**按语**] 笔者认为湿疹病因有内因和外因两方面。外因常由外感六淫邪气引起，六淫邪气常以风、湿、火三邪为主。风为百病之长，其性轻扬开泄，

善行而数变，无孔不入；易袭阳位，常常又与热相结，故风热侵袭肌表，肌肤腠理闭塞，上行于头，皮损多发于阳气充盛之头面部，瘙痒剧烈。湿性黏滞，属阴，其性重浊，"浊"即秽浊，湿邪为患，可见分泌物秽浊不清，浸淫肌肤，可见湿疹浸淫流黄水；此外，湿性黏滞，易阻滞气机，使得气血津液运行不畅，导致疮疡发于肌肤，且病程较长，反复发作，缠绵难愈。火性炎上，为阳盛之邪，故肌肤发病之处红、热、痛。内因常因脾虚湿盛、肝胃郁热、血虚风燥所致。

本案患者平素身体状况一般，于分娩二胎后出现四肢及头部多发红斑、密集丘疹。妇人产后气血未盛，腠理疏松，加之感受外来邪气，病程日久，血虚风燥，致肌肤甲错，脾主运化，为气血生化之源；五脏六腑、四肢肌肉、皮肤腠理皆因脾化之水谷精微濡养，肝之疏泄功能有助于脾化之水谷精微输布全身。妇人产后身体功能尚未完全恢复，脾胃运化功能以及肝主疏泄功能常失职，气血津液无法运达全身，肝郁脾虚则湿盛，湿从内生，复感外邪，内外合邪泛溢肌肤而成湿疹。

故治疗中主张内外兼治，以疏肝健脾，清热利湿为主要治则，同时注重养血祛风止痒。方中茵陈、黄芩、黄连、竹茹清胃火、祛胃湿；柴胡疏肝气；荆芥、防风使邪气外达以奏疏风止痒之效；路路通祛风活络；地肤子、白鲜皮、苦参、徐长卿配合使用清热燥湿，祛风止痒；蝉蜕可疏散郁热。患者夜间痒甚，是邪在阴分，故加丹皮、青蒿清营凉血透热，以止痒。湿疹反复日久，多有肌肤甲错、明显肥厚、苔藓样变等血虚血瘀之证，故在方中加入川芎、赤芍、当归之品以养血活血。鸡内金、炒神曲健脾消食开胃；首乌藤、合欢皮解郁安神；龙齿重镇安神。诸药相伍，疗效甚佳。

湿疹（湿疮）案 2

患者信息：女，40 岁，职员

就诊日期：2019 年 12 月 20 日

［**主诉**］间断湿疹 3 年，加重 2 个月。

［**现病史**］患者 3 年前无明显诱因出现全身瘙痒，起疹，全身散在，四肢多发。近 2 个月因饮食不节以及气候变化导致上述症状加重，遂就诊于我院。现主症：全身散在湿疹，瘙痒，纳少，寐一般，大便每日 1~2 次，小便可。舌暗红，边有齿痕，苔黄腻，脉细滑。

[**既往史**] 既往体健。

[**过敏史**] 否认药物及食物过敏史。

[**体格检查**] 全身皮肤黏膜可见散在皮疹，四肢多发，未见黄染、出血点、破溃。腹部平坦，腹部柔软，无腹肌紧张，无压痛、反跳痛，未触及包块。肝脾肋下未触及，胆囊未触及，Murphy 征阴性，麦氏点无压痛，肝区无叩击痛，双肾区无叩击痛，肠鸣音 4 次 / 分。

[**辅助检查**] 未行。

[**中医诊断**] 湿疮。

[**证候诊断**] 湿热浸渍。

[**治法**] 清热化湿。

[**西医诊断**] 湿疹。

[**处方**]

茵陈 30g	黄芩 12g	黄连 12g	竹茹 10g
柴胡 12g	地肤子 15g	白鲜皮 15g	牡丹皮 12g
六月雪 15g	苦参 10g	徐长卿 15g	防风 9g
青蒿 30g	首乌藤 15g	合欢皮 15g	鸡内金 20g
焦神曲 30g	生龙齿 20g	蝉蜕 20g	路路通 15g

7 剂，每日 1 剂，水煎取汁 400mL，分早晚饭后 1 小时温服。

二诊: 2019 年 12 月 27 日，纳好转，大便每日 2~3 次；舌暗红，边有齿痕，苔黄腻，脉细滑。上方加白芍 30g、当归 10g、川芎 9g、土茯苓 30g、车前子 15g。7 剂，每日 1 剂，煎服法同前。

三诊：2020 年 1 月 4 日，夜间痒甚，纳一般，寐可，大便 2 日一行，质可；舌暗红，边有齿痕，苔黄腻，脉细滑。上方加泽泻 15g、积雪草 15g、僵蚕 10g、白蒺藜 15g、生甘草 9g，改生龙齿为 30g。7 剂，每日 1 剂，煎服法同前。

四诊：2020 年 1 月 12 日，诸症较前好转；舌暗红，边有齿痕，苔黄腻，脉细滑。上方加茯苓 20g。7 剂，每日 1 剂，煎服法同前。

五诊：2020 年 1 月 20 日，诸症均明显减轻；舌暗红，边有齿痕，苔黄腻，脉细滑。上方加柴胡 12g、桑叶 15g、冬凌草 15g、金银花 15g、连翘 12g，去路路通、泽泻、白芍、当归、川芎、柴胡。7 剂，每日 1 剂，煎服法同前。

末诊：2020 年 1 月 27 日，患者无皮疹、无瘙痒；舌暗红，边有齿痕，苔黄腻，脉细滑。上方加白芍 30g、天麻 15g，去冬凌草、合欢皮、连翘，改地肤子 20g、车前子 20g、僵蚕 12g、积雪草 30g、生龙齿 20g。

调整处方如下：

茵陈 30g	黄芩 12g	黄连 12g	竹茹 10g
连翘 12g	地肤子 20g	白鲜皮 15g	牡丹皮 12g
六月雪 15g	苦参 10g	徐长卿 15g	防风 9g
青蒿 30g	首乌藤 15g	桑叶 15g	鸡内金 20g
焦神曲 30g	生龙齿 20g	蝉蜕 20g	金银花 15g
车前子 20g	僵蚕 12g	积雪草 30g	白芍 30g
天麻 15g	茯苓 20g	白蒺藜 15g	生甘草 9g
土茯苓 30g			

7 剂，每日 1 剂，煎服法同前，巩固治疗。

[按语]

湿疹反复发作是风、湿、热等致津血不畅、血虚生风等导致。现代生活压力大，本案患者工作节奏快，生活作息不规律，情绪紧张，导致肝气郁结。肝木主疏泄条达，疏泄不及则木郁土壅，脾胃受损，脾失健运生湿，湿浊不化生热，湿邪泛溢肌肤而成湿疹。再加上平素饮食不节，脾虚益甚，更易感受湿邪，由此，内外之湿相互交织藏于肌肤，气血生化乏源，肌肤失养，耗伤阴血，血虚风燥，瘙痒难忍，病情反复不愈。

患者患病已久，故笔者重用虫类药通络止痒。虫类药性散行，可入络搜风、直达病所，如僵蚕，《本草汇言》："白僵蚕，驱风痰、散风毒、解疮肿之药也。善治一切风痰相火之疾……或皮肤风痒，斑疹疙瘩，或天行毒疮，起发不透，或麻疹错逆，隐约不红，或痰痞癥块，寒热并作，凡诸风、痰、气、火、风毒、热毒、浊逆结滞不清之病，投之无有不应。"蝉蜕味甘，质轻上浮，具有宣散透发、疏散风热、透疹止痒作用。《医学衷中参西录》所云："蝉蜕……善托隐疹外出，有皮达皮之力，故又为治隐疹要药。"现代研究表明，蝉蜕、僵蚕还可镇静催眠，将二者用于治疗瘙痒，与西医运用镇静剂治疗瘙痒之法相似。笔者用茯苓、泽泻等药淡渗利湿，通利小便，使体内水湿浊气由小便而走，二者结合给水湿之邪以出路。用苦参、地肤子、白鲜皮、土茯苓利湿祛风止痒。用青蒿、黄芩清泄湿热，青蒿苦寒，清热凉血退蒸，善清泄肝胆和血分之热；黄芩苦寒，清热燥湿，善清上中二焦湿热邪火。青蒿清透少阳邪热，黄芩清泄胆腑邪热，二药相须为用，清热之力更强。此外，笔者喜用防风等宣发解表药御邪安内，可引阳气达诸腑九窍，则湿邪荡然无存。《诸病源候论·风瘙痒候》所谓："风瘙痒者，是体虚受风，风入腠理，与气血相搏，而俱往来于皮肤之间。邪气微，不能冲击为痛，故但瘙痒也。"防风辛温发散，能祛风止痒，可以治疗多种皮肤病，其中尤以风邪所致之瘾疹、瘙痒较为常用。患者长期瘙痒难耐，睡眠质量较差，故用生龙齿、首乌藤、合欢皮宁心安神，此外配伍鸡内金、焦神曲防虫类药伤脾碍胃。

典型症状篇

偏头痛

患者信息：女，38岁，自由职业者

就诊日期：2019年2月23日

[**主诉**] 间断头痛2年，加重1周。

[**现病史**] 患者2年前因频繁熬夜出现头痛，自行服用布洛芬后头痛得到缓解。2年来头痛时时发作，劳累以及情绪激动时尤甚，发作时头痛欲裂，服用止痛药物作用不明显。曾就诊于石家庄某医院，查头颅核磁未见明显异常（具体检查报告不详），予中药汤剂口服（具体不详），并配合针灸治疗，症状缓解。1周前因与家人发生争执导致症状加重。现主症：头部胀痛，痛处主要集中在前额右侧以及眉棱骨处，伴口干、口苦，咽部不适，食后胃脘部胀满不适，嗳气频，纳可，夜寐欠安，大便质可，每日一行，小便可。舌暗红，苔薄黄，中有剥脱，苔根部腻，脉沉弦细。

[**体格检查**] 头颅大小正常，无畸形，无压痛、肿块、结节。腹平坦，全腹触之柔软，剑突下无压痛，无腹肌紧张及反跳痛，肝脾肋缘下未触及，Murphy征阴性，麦氏点无压痛，肝区无叩击痛，双肾区无叩击痛，移动性浊音阴性，肠鸣音正常存在。

[**既往史**] 既往体健。

[**过敏史**] 否认食物及药物过敏史。

[**辅助检查**] 头颅核磁（2019年2月1日，石家庄某医院）示：未见明显异常（具体检查报告不详）。

[**中医诊断**] 头风。

[**证候诊断**] 湿热中阻，郁热阴伤。

[**治法**] 滋阴清热，祛湿止痛。

[**西医诊断**] 顽固性偏头痛。

[**处方**]

| 白芷 10g | 生石膏 30g | 葛根 30g | 川芎 9g |

枳实 15g	厚朴 9g	香橼 15g	佛手 15g
浙贝母 12g	海螵蛸 12g	瓦楞粉 30g	冬凌草 15g
射干 15g	丹参 15g	女贞子 15g	墨旱莲 12g
玄参 15g	玉竹 9g	炒槟榔 10g	首乌藤 15g
合欢皮 15g			

7 剂，每日 1 剂，水煎取汁 400mL，早晚饭后 1 小时温服。

二诊：2019 年 3 月 1 日，患者诉头痛症状较前有所缓解，头痛下午较为明显，睡眠有所改善，仍觉口干口苦、咽部有异物感，胃脘部堵闷不适，嗳气较前好转，纳可，大便质可，每日一行，小便可；舌暗红，苔薄黄，中有剥脱，苔根部腻，脉沉弦细。上方加紫苏梗 9g、青皮 9g、木蝴蝶 6g、青果 9g。7 剂，每日 1 剂，煎服法同前。

三诊：2019 年 3 月 10 日，患者诉近段时间头痛没有发作，睡眠较之前明显好转，口干口苦症状仍存在、咽部有异物感，胃脘部堵闷感减轻，嗳气消失，纳可，大便质可，每日一行，小便可；舌暗红，苔薄黄，中有剥脱，苔根部稍腻，脉沉弦细。调整处方如下：

柴胡 15g	天麻 15g	木蝴蝶 6g	青果 9g
白芷 10g	生石膏 30g	葛根 30g	川芎 9g
枳实 15g	厚朴 9g	香橼 15g	佛手 15g
浙贝母 12g	海螵蛸 12g	瓦楞粉 30g	冬凌草 15g
射干 15g	丹参 15g	女贞子 15g	墨旱莲 12g
玄参 15g	玉竹 9g	炒槟榔 10g	首乌藤 15g
合欢皮 15g	青皮 9g	紫苏梗 9g	

7 剂，每日 1 剂，煎服法同前。

考虑此证缠绵难愈，易于反复发作，继随症加减服药 2 月余，随诊症状全无，痊愈。3 个月后随访，无复发。

[**按语**] 偏头痛当属中医学之"首风""头风"范畴。头乃"诸阳之会""清阳之府"，五脏之精血，六腑之清气，皆上注于脑。外邪侵袭，可直犯清阳，亦可内伤诸疾致正气内虚，脑脉失养，均可导致偏头痛的发生。

本案患者缘于长期加班、熬夜导致头痛发生，头痛缠绵日久不愈，患者头痛部位主要集中在前额右侧以及眉棱骨处，为胃经循行所过之处，由此可以确定患者之头痛为阳明经头痛。患者尚伴有口干口苦、自觉咽部不适、食后胃脘部胀满不适、嗳气等症状，舌暗红，苔薄黄，中有剥脱，苔根部腻，脉沉弦细。综观患者舌、脉、症，诊断为湿热中阻，郁热阴伤证。

方中白芷、石膏、葛根皆入阳明经，为治疗阳明头痛之要药，在方中配伍应用起到引经报使的作用。川芎辛温升散，活血化瘀，祛风止痛，能上行头目，为治疗头痛之要药，因此，川芎正合李东垣"头痛须用川芎"之意。枳实、厚朴、香橼、佛手以调理脾胃气机，脾胃气机通畅，运化功能正常则湿邪有路可出。患者头痛病程日久，迁延不愈，乃湿热之邪阻于体内，日久出现阴伤之症，方中加入女贞子、墨旱莲、玄参、玉竹以养阴生津；冬凌草、射干清利咽喉；首乌藤、合欢皮养心安神。临证加减，效如桴鼓。

眩晕

患者信息：女，76 岁，退休人员

就诊日期：2020 年 6 月 22 日

[主诉] 晨起头晕、心慌 3 年。

[现病史] 患者 3 年前无明显诱因出现晨起头晕、心慌，严重时可出现一过性晕厥，意识丧失，数分钟后转醒如常人，伴胸闷、嗳气，曾就诊于河北某医院，查头颅 CT 示：双侧侧脑室旁见对称性小斑点，片状稍低密度影，CT 值 18~24HU，边缘模糊，无占位效应，余脑实质未见异常密度影。双侧侧脑室，三脑室扩大，四脑室无扩大。中线结构无位移。脑沟、裂、池增宽，穹隆部、颅骨未见异常。查心电图示：室性期前收缩。予"天麻胶囊""平眩胶囊"、"普罗帕酮片"口服但治疗效果欠佳，症状时有反复，遂来我院就诊。现主症：晨起头晕、心慌，伴胸闷、嗳气、多汗、纳可、夜寐欠安，大便质干，排出不畅，小便可。舌质红，苔薄黄腻，中有裂纹，脉弦细滑。

[既往史] 既往体健。

[过敏史] 否认食物及药物过敏史。

[体格检查] T：36.5℃；P：90 次 / 分；R：17 次 / 分；Bp：120/84mmHg。心肺未见明显异常。腹平软，未触及包块，肝脾未触及，脐周无压痛，无反跳痛。脊柱、四肢及神经系统未见异常。

[辅助检查] 头颅 CT（2017 年 5 月 10 日，河北某医院）示：双侧侧脑室旁见对称性小斑点，片状稍低密度影，CT 值 18~24HU，边缘模糊，无占位效应，余脑实质未见异常密度影。双侧侧脑室，三脑室扩大，四脑室无扩大。中线结构无位移。脑沟、裂、池增宽，穹隆部、颅骨未见异常。心电图（2017年 5 月 10 日，河北某医院）示：室性期前收缩。

［中医诊断］眩晕。

［证候诊断］肝胃郁热，湿热中阻。

［治法］疏肝和胃，清热化湿。

［西医诊断］眩晕待查。

［处方］

柴胡 12g	川芎 9g	白芍 15g	清半夏 9g
天麻 15g	白蒺藜 15g	甘松 9g	玉竹 10g
栀子 9g	淡豆豉 9g	陈皮 9g	竹茹 9g
黄连 10g	黄芩 12g	首乌藤 15g	胆南星 5g
生龙齿 20g	柏子仁 30g	瓜蒌 15g	炒莱菔子 9g
蒲公英 15g	玄参 20g		

14 剂，每日 1 剂，水煎取汁 400mL，早晚饭后 1 小时温服。

二诊：2020 年 7 月 6 日，患者诉头晕症状较前明显好转，心慌较前减轻，近半月以来出现一次晕厥症状，但晕厥时间较前缩短，伴胸闷、嗳气、汗出较前减少，纳可、夜寐欠安，大便质稍软，排出仍困难，小便可；舌质红，苔薄黄腻，中有裂纹，脉弦细滑。上方加茵陈 15g、香橼 15g、佛手 15g、枳实 15g、厚朴 9g、地龙 15g、桃仁 9g、石菖蒲 12g、郁金 12g、合欢皮 15g、炒槟榔 9g，去柴胡、白芍、栀子、淡豆豉、黄连、黄芩、胆南星、蒲公英、玄参。14 剂，每日 1 剂，煎服法同前。

三诊：2020 年 7 月 20 日，患者诉晨起头晕症状已不明显，运动后偶有头晕症状，心慌症状好转，近半月以来未出现晕厥症状，胸闷程度有所缓解，嗳气、汗出较前减少，纳可、寐稍好转，大便质可，每日一行，小便可；舌质红，苔薄黄腻，中有裂纹，脉弦细滑。调整处方如下：

茵陈 15g	黄芩 9g	黄连 10g	陈皮 9g
竹茹 9g	清半夏 9g	香橼 15g	佛手 15g
瓜蒌 20g	枳实 15g	厚朴 9g	地龙 15g
天麻 15g	白蒺藜 15g	川芎 9g	桃仁 9g
甘松 9g	玉竹 9g	石菖蒲 12g	郁金 12g
柏子仁 30g	生龙齿 30g	首乌藤 30g	炒莱菔子 10g
炒槟榔 9g	玄参 20g	生地黄 15g	合欢皮 15g

14 剂，每日 1 剂，煎服法同前。

连服 14 剂后诸症好转，考虑此症缠绵难愈，易于反复发作，遂守方加减服药 2 个月，随诊症状全无，痊愈。

[按语] 本案患者老年女性，出现眩晕症状 3 年余，应首先考虑是否有脑部器质性病变以及高血压病史。经检查，患者头颅 CT 并无明显异常，血压值尚可。由此可排除患者眩晕是由脑部病变或血压升高因素所致。从中医角度考虑，笔者认为其核心病机为肝风内动，易夹痰、夹湿、夹瘀。脾胃是人体运化水湿的关键脏腑，脾胃运化失司，人体津液不能正常代谢，聚湿生痰，痰浊上扰清窍则可出现头晕、目眩等症状。同时，阳明经多血多气，气有余便是火，故阳明胃肠易积热、积火、积气、积毒，导致胃气不降，大肠传导功能异常。《素问·至真要大论》言："诸风掉眩，皆属于肝。"肝者，为风木之脏，将军之官，肝性主动，易于阳亢，亢阳化为风火，风火上扰而发眩晕。患者晨起头晕、心慌，伴胸闷、嗳气、多汗，纳可、夜寐欠安，大便质干，排出不畅；舌质红，苔薄黄腻，中有裂纹，脉弦细滑。综观患者舌、脉、症，辨证为肝胃郁热，湿热中阻证。

笔者在治疗时，着重强调肝脾失调在眩晕发病中的重要作用，常选用柴胡、白芍、川芎以疏肝柔肝养肝，柴胡性擅条达能疏肝、白芍酸甘以柔肝、川芎活血化瘀以养肝血；清半夏、天麻清热燥湿、平肝息风；胆南星清热豁痰开窍；栀子、淡豆豉以清热除烦；陈皮、竹茹、黄连、黄芩清化脾胃湿热，首乌藤、龙齿安神定志以改善睡眠；然在治疗时应当注意本案患者为老年女性，综合患者舌脉可以看出患者尚有阴伤的表现，故以柏子仁、瓜蒌、炒莱菔子、玄参养阴生津、润滑肠道。诸药相伍，疏肝健脾、清热化湿。

目睭

患者信息：女，57 岁，工人

就诊时间：2019 年 12 月 7 日

[主诉] 眼皮睭动半年余，加重 1 个月。

[现病史] 患者于半年前因睡眠不足出现上眼皮抽动，午后加重，伴咽干咽痛，晨起口苦。症状间断发作。1 个月前因休息不好症状加重，曾于当地县医院眼科门诊就诊，给予缓解视疲劳滴眼液（具体药物描述不详）治疗，症状未缓解，遂来我院就诊。现主症：上眼皮睭动，午后加重，咽干咽痛，晨起口苦，大便每日一行，质可，小便可，纳可，夜寐差。舌暗红，苔薄黄，脉弦细数。

[既往史] 高血压病病史 10 年，未经系统治疗。

[过敏史] 否认食物及药物过敏史。

[体格检查] 眼睑结膜正常，结膜无充血水肿，巩膜无黄染，双侧瞳孔等大正圆，对光反射灵敏。腹平坦，全腹触之柔软，剑突下无压痛，无腹肌紧张及反跳痛，肝脾肋缘下未触及，Murphy 征阴性，麦氏点无压痛，肝区无叩击痛，双肾区无叩击痛，移动性浊音阴性，肠鸣音正常存在。

[辅助检查] 未行。

[中医诊断] 目眲。

[症候诊断] 阴虚风动。

[治法] 平肝滋阴息风。

[西医诊断] 眼睑痉挛。

[处方]

蝉蜕 10g	天麻 15g	白芍 30g	鬼箭羽 15g
僵蚕 10g	冬凌草 15g	射干 10g	泽泻 10g
清半夏 9g	六月雪 15g	夏枯草 15g	生地黄 30g
金银花 15g	郁金 12g	延胡索 15g	生龙齿 20g
白芷 10g	知母 15g	蒲公英 30g	栀子 10g
香橼 15g	佛手 15g	茵陈 30g	黄芩 12g
黄连 12g	半枝莲 15g	半边莲 15g	苦参 10g
鸡骨草 15g	板蓝根 15g		

7 剂，每日 1 剂，水煎取汁 400mL，早晚饭后 1 小时温服。

二诊：2019 年 12 月 14 日，患者眼皮眲动好转，但时觉眼睛干涩，后背肩胛麻木，纳可，夜寐差，大便每日一行；舌暗红，苔薄黄，脉弦细数。上方去射干、泽泻、郁金、白芷、知母、栀子，加桑枝 15g。7 剂，每日 1 剂，煎服法同前。

末诊：2019 年 12 月 21 日，患者无眼皮眲动，眼睛干涩好转，后背肩胛麻木好转；纳可，夜寐好转；大便每日一行；舌暗红，苔薄黄，脉弦细数。上方加菊花 9g、蔓荆子 9g、葛根 30g。调整处方如下：

蝉蜕 10g	天麻 15g	白芍 30g	鬼箭羽 15g
僵蚕 10g	冬凌草 15g	桑枝 15g	菊花 9g
清半夏 9g	六月雪 15g	夏枯草 15g	生地黄 30g
金银花 15g	蔓荆子 9g	延胡索 15g	生龙齿 20g
葛根 30g	蒲公英 30g	板蓝根 15g	鸡骨草 15g
香橼 15g	佛手 15g	茵陈 30g	黄芩 12g

黄连 12g　　　　半枝莲 15g　　　　半边莲 15g　　　　苦参 10g

7 剂，每日 1 剂，煎服法同前。

连服 7 剂后诸症好转，考虑患者年迈体虚，需巩固并且，遂守方加减 2 个月，随诊症状全无，痊愈。

[**按语**] 眼睑痉挛是一种不明原因的、不自主的面神经支配区肌肉的痉挛和抽搐，多发于中老年人。本病的发生常与久病、过劳、情志不遂等有关。西医治疗最常用的方法为注射肉毒杆菌毒素提取物，但往往只能缓解症状，不能彻底治愈。本病归属于中医学属"目睭""胞轮振跳"等病证范畴。病位在胞睑筋肉。中国古代医家也对本病有着较全面的认识。清·黄庭镜《目经大成》卷二有"此症谓目睑不待人之开合，而自牵拽振跳也。盖足太阴、厥阴荣卫不调，不调则郁，久郁生风，久风变热而致"，认为血虚生风为本病病机。《金匮要略·五脏风寒积聚病脉证并治》："脾中风者，翕翕发热，形如醉人，腹中烦重，皮目睭睭而短气。"故张仲景认为目睭的病机为脾经风热。《医学入门》卷五："动于肝，多眩晕头风，眼目睭动昏涩，耳叶瘙痒，胁肋胀痛，左瘫右痪，麻木蹉跎奇证，名曰风痰。"李梴则认为本病由痰扰肝经引起。笔者认为本病核心病机为肝肾阴亏，肝风内动。肝肾阴虚，阴不敛阳，导致肝风内动，而肝又开窍于目，风性主动，从而引起眼睑抽动。

患者为中老年女性，"女子七七，任脉虚，太冲脉衰少，天癸竭，地道不通，故形坏而无子也"。由此可知其脏腑功能减退，造成肾精亏虚、肝脏阴血亏耗，而肝肾乙癸同源，肾阴不足不能涵养肝木，不能制约肝阳，更加重肝肾阴亏程度，致使肝风内动。肝主筋而风性动，《黄帝内经》云："诸风掉眩，皆属于肝。"故患者眼皮抽动不能自制。午后阳入于阴，阴阳相搏更加重阴虚，故症状加重。阴虚生虚火，煎灼津液，故患者咽干咽痛，晨起口苦。而舌暗红，苔薄黄，脉弦细数俱是肝肾阴亏之象。故以平肝滋阴息风为治疗方法。

在组方时以白芍疏肝柔肝；蝉蜕、天麻、僵蚕平肝息风；香橼、佛手疏肝理气；延胡索疏肝活血；生地黄、生龙齿滋阴平肝潜阳；栀子、郁金清心除烦以消阴虚除燥热；金银花、蒲公英、夏枯草清热解毒以除虚火上炎所致的咽干咽痛及口苦；射干、冬凌草清利咽喉缓解咽痛；黄芩、黄连、清半夏清脾胃湿热以重振中焦气机。二诊加入桑枝利关节，柔肌肉，取其舒展柔嫩之性，《本草备要》曰其："利关节，养津液，行水祛风。"治疗后背肩胛麻木有奇效。诸药合用，滋阴息风，平肝潜阳，滋肾水则肝火降，疏肝气则肝风平。

飞蚊症

患者信息：男，43岁，职员

就诊日期：2020年7月20日

[**主诉**] 间断视物不清4个月。

[**现病史**] 患者4个月前无明显诱因出现视物不清，眼前有黑影，遂就诊于我院，眼科诊为飞蚊症。现主症：视物不清，眼前有黑影，耳鸣，腹胀，纳少，寐欠安，大便每日1~2次，质可，小便可。舌暗红，苔薄黄腻，脉弦滑数。

[**既往史**] 既往体健。

[**过敏史**] 否认药物及食物过敏史。

[**体格检查**] 眼睑结膜正常，结膜无充血水肿，巩膜无黄染，双侧瞳孔等大正圆，对光反射灵敏。腹部平坦，腹部欠柔软，无腹肌紧张，无压痛、反跳痛，未触及包块。肝脾肋下未触及，胆囊未触及，Murphy征阴性，麦氏点无压痛，肝区无叩击痛，双肾区无叩击痛，肠鸣音4次/分。

[**辅助检查**] 未行。

[**中医诊断**] 飞蚊症。

[**证候诊断**] 肝气郁滞，湿热中阻。

[**治法**] 疏肝理气，清热化湿。

[**西医诊断**] 玻璃体混浊。

[**处方**]

柴胡15g	香附10g	紫苏梗10g	青皮15g
茵陈20g	黄芩12g	黄连12g	陈皮9g
竹茹10g	清半夏9g	胆南星6g	莲子心9g
天竺黄6g	枳实15g	厚朴9g	香橼15g
佛手15g	石菖蒲12g	郁金12g	广木香6g
车前子15g	金樱子15g	菟丝子15g	蜈蚣3g
炒莱菔子12g	焦槟榔9g		

7剂，每日1剂，水煎取汁400mL，分早晚饭后1小时温服。

二诊：2020年7月27日，患者无腹胀，寐好转；舌暗红，苔薄黄腻，脉弦滑数。上方加八月札15g、橘核9g，改石菖蒲为15g、茵陈为30g。7剂，每日 1 剂, 煎服法同前。

三诊: 2020 年 8 月 8 日, 患者诸症如前; 舌暗红, 苔薄黄腻, 脉弦滑数。上方加鹿角霜 30g、生龙齿 20g、沙苑子 9g, 去香附, 改蜈蚣 2g、石菖蒲 12g、青皮 9g、柴胡 12g、炒莱菔子 10g、胆南星 5g。7 剂, 每日 1 剂, 煎服法同前。

四诊: 2020 年 8 月 15 日, 患者食欲增加; 舌暗红, 苔薄黄腻, 脉弦滑数。上方加大腹皮 15g、百合 15g、乌药 6g, 改炒莱菔子为 12g, 去陈皮。7 剂, 每日 1 剂, 煎服法同前。

末诊: 2020 年 8 月 22 日, 患者视物不清明显减轻; 舌暗红, 苔薄黄腻, 脉弦滑数。上方加蝉蜕 20g、覆盆子 15g、淫羊藿 15g、巴戟天 15g、菊花 9g, 去天竺黄、百合、乌药、蜈蚣, 改黄连为 10g。

调整处方如下:

柴胡 12g	沙苑子 9g	紫苏梗 10g	青皮 9g
茵陈 30g	黄芩 12g	黄连 10g	菊花 9g
竹茹 10g	清半夏 9g	胆南星 5g	莲子心 9g
蝉蜕 20g	枳实 15g	厚朴 9g	香橼 15g
佛手 15g	石菖蒲 12g	郁金 12g	广木香 6g
车前子 15g	金樱子 15g	菟丝子 15g	大腹皮 15g
炒莱菔子 12g	焦槟榔 9g	橘核 9g	覆盆子 15g
淫羊藿 15g	巴戟天 15g	鹿角霜 30g	生龙齿 20g

7 剂, 每日 1 剂, 煎服法同前, 巩固疗效。

为巩固治疗, 以达根治, 上方随证加减服用 3 个月, 患者诸症全消。

[**按语**] 飞蚊症指眼外观端好, 以自觉眼前有黑影飘动伴有视力减退为临床特征的一类病症。现代医学认为是由玻璃体混浊而引起的一系列症状, 并且视力减退的程度与玻璃体混浊程度有关。中医将玻璃体谓之神膏, 若热入营血, 热盛灼津成瘀, 血溢脉外, 溢于神膏, 或热伤津血, 导致眼底血脉不和, 神膏失养, 故出现云雾移睛, 视物不清。《证治准绳》曰: "血养水, 水养膏, 膏护瞳。" 即指神水相当房水, 有涵养神膏的作用。病位在目, 涉及脾、肝、肾。脾胃为气血生化之源, 五脏精气通过脾上承于目, 脾气虚, 生化之气亦非清纯之气血, 五脏所受气血不仅不足, 而且亦非清纯, 目之所得亦非真血真气。由于气血清纯程度不同, 故目见云雾状, 飘浮物亦多变不一。肝郁气滞, 导致气滞血瘀, 血不养水, 神水逆乱而循环失畅, 水不养膏, 可以使神膏混浊, 目中生花。湿热熏蒸或痰湿内蕴, 浊气上犯, 目中清纯之气被

扰。《审视瑶函·云雾移睛症》曰："云雾移睛，元虚者殃……其源皆属胆肾目病，白者因痰火，肺经清纯之气不足，黄者脾胃清纯之气有伤。"即人之眼目，精气都来源于肝胆，脉道上通于目而为光明。如果郁怒动火而生痰，痰火阻塞脉道，玄府瘀闭，升降出入不顺，而为云雾移睛。

笔者喜用香附、青皮、木香、八月札、香橼、佛手、橘核等归肝经的药物疏理气机。针对湿热郁蒸，痰湿内蕴致浊气上泛，利水渗湿药车前子、大腹皮等可使混浊随着水液的排泄而出。《药性论》谓车前子："能去风毒，肝中风热，毒风冲眼目，赤痛障翳，脑痛泪出，去心胸烦热。"治肝热目赤肿痛，车前子能清泄肝热而明目，配菊花、石决明、龙胆草等同用；若肝肾阴虚而致两目昏暗视力减退，可与菟丝子、熟地黄同用。因痰湿上泛，蒙蔽清窍，神光被挡，视物不明。郁热内生移热于胆，熏蒸胆中清纯之气而致。枳实、厚朴行气导滞，使湿痰无以停留；痰湿聚久则易郁而化热，笔者选用薏苡仁、茵陈、竹茹、半夏、胆南星等清热化痰除湿，合而令湿热尽除，云雾尽散，光明自复。针对肝肾亏损精血不足致目窍失养，或阴虚火旺，灼伤目络，笔者用金樱子、菟丝子、沙苑子、巴戟天等益精明目。《本草汇言》曰："菟丝子，补肾养肝，温脾助胃之药也。但补而不峻，温而不燥，故入肾经。虚可以补，实可以利，寒可以温，热可以凉，湿可以燥，燥可以润。非若黄柏、知母，苦寒而不温，有泻肾经之气；非若肉桂、益智，辛热而不凉，有动肾经之燥；非若苁蓉、琐阳，甘咸而滞气，有生肾经之湿者比也。"《本草汇言》中记载："沙苑蒺藜，补肾涩精之药也……养肝明目，润泽瞳人，补肾固精，强阳有子，不烈不燥，兼止小便遗沥，乃和平柔润之剂也。"覆盆子治疗肝肾不足，两目昏花，视物不清等，《本草备要》言其："益肾脏而固精，补肝虚而明目，起阳痿，缩小便。"莲子心清心火，平肝火，泻脾火，降肺火，清暑除烦，生津止渴，治目红肿。天竺黄善开风痰，降热痰，治痰滞胸膈，烦闷，癫痫，清心火，镇心气，醒脾疏肝，明眼目，安惊悸，疗小儿风痰急惊客忤，亦治金疮，并内热药毒。石菖蒲开窍宣气、解郁化湿；郁金解肝郁、清心热、凉血破瘀。二者合用，则开窍解郁，清心醒神。适用于热病痰蒙心窍、神志不清等。此方配伍，疏肝理气、清热利湿以生明目之效。

耳鸣

患者信息：男，32 岁，职员

就诊日期：2019 年 12 月 22 日

[**主诉**]间断胃胀痛 3 年，加重伴耳鸣 1 周。

[**现病史**]患者 3 年前因饮食不节出现胃脘胀痛。曾就诊于河北某医院，服用药物后（具体药物描述不详），症状好转。1 周前因工作压力大且饮食不规律，胃胀胃痛加重，又新添耳鸣症状。遂来我院就诊，当日检查电子胃镜示：慢性非萎缩性胃炎伴糜烂。现主症：耳鸣 1 周，声响如蝉鸣，夜间甚，白天缓解，间断胃胀，胃痛，反酸，胃灼热，咽痛，腰背部两侧发凉，纳可，寐差，入睡困难，多梦，大便干，每日一行，小便调。舌暗红，苔黄腻，中有裂纹，舌尖瘀斑，脉弦滑。

[**既往史**]既往体健。

[**过敏史**]否认食物及药物过敏史。

[**体格检查**]外耳道无异常分泌物，无红肿，无渗出，双耳听力正常。腹平坦，全腹触之柔软，剑突下无压痛，无腹肌紧张及反跳痛，肝脾肋缘下未触及，Murphy 征阴性，麦氏点无压痛，肝区无叩击痛，双肾区无叩击痛，移动性浊音阴性，肠鸣音正常存在。

[**辅助检查**]电子胃镜（2019 年 12 月 22 日，河北某医院）示：慢性非萎缩性胃炎伴糜烂。

[**中医诊断**]耳鸣。

[**证候诊断**]湿热中阻。

[**治法**]清热利湿。

[**西医诊断**]①耳鸣；②慢性糜烂性胃炎。

[**处方**]

茵陈 30g	黄芩 12g	黄连 12g	陈皮 9g
竹茹 10g	清半夏 9g	柴胡 12g	香附 15g
紫苏梗 12g	枳实 15g	厚朴 9g	生龙齿 20g
香橼 15g	佛手 15g	青皮 15g	石菖蒲 15g
郁金 12g	车前子 15g	首乌藤 15g	合欢皮 15g
泽泻 12g	浙贝母 12g	海螵蛸 12g	冬凌草 15g

射干 10g　　　　金银花 15g　　　焦槟榔 10g　　　　天麻 15g

7 剂，每日 1 剂，水煎取汁 400mL，早晚饭后 1 小时温服。

二诊：2019 年 12 月 30 日，患者服药 7 天后，胃胀、胃痛缓解，仍有耳鸣，失眠严重，夜间睡眠不足 2 小时，甚至彻夜难眠；舌暗红，中有裂纹，舌尖瘀斑，苔黄腻，脉弦滑。上方加生龙骨 20g、生牡蛎 20g，余不变。7 剂，每日 1 剂，煎服法同前。

三诊：2020 年 1 月 6 日，患者服药 7 天后，胃胀、胃痛、反酸、胃灼热皆好转，睡眠好转，自述夜间可深度睡眠 4 小时，情志不畅好转，耳鸣好转，耳鸣频次较以前明显降低且声音减小，二便调；舌暗红，中有裂纹，苔薄黄腻，脉弦。

调整处方如下：

茵陈 15g　　　　黄芩 12g　　　　黄连 12g　　　　陈皮 9g

竹茹 10g　　　　清半夏 9g　　　　柴胡 12g　　　　香附 15g

紫苏梗 12g　　　枳实 15g　　　　厚朴 9g　　　　　生龙齿 20g

香橼 15g　　　　佛手 15g　　　　青皮 15g　　　　石菖蒲 15g

郁金 12g　　　　车前子 15g　　　首乌藤 15g　　　合欢皮 15g

泽泻 12g　　　　浙贝母 12g　　　海螵蛸 12g　　　冬凌草 15g

射干 10g　　　　金银花 15g　　　焦槟榔 10g　　　天麻 15g

生龙骨 20g　　　生牡蛎 20g

7 剂，每日 1 剂，煎服法同前。

患者随症加减，规律服药 1 个月后，症状皆好转，停药。

[按语] 耳鸣是一种常见的临床症状，主要表现为外界无声源而患者自觉耳中鸣响，耳鸣声仅本人能听到。如两侧耳窍同时发生耳鸣，患者常自感耳鸣从脑中发出，也称为脑鸣。耳鸣一般夜重昼轻，在安静环境下更加明显，影响患者生活质量。由于耳鸣的发病机制十分复杂，目前尚无任何客观方法可以检测到耳鸣的存在。耳鸣日久，可影响听力，导致耳聋。在治疗上，西医常使用营养神经药物、扩张血管药物、改善微循环药物以及糖皮质激素等。在临床上，以上疗法虽然可能在短期内有一定的疗效，但是并不持久，多又由于某种原因再次复发，常常存在治标不治本的缺点。耳鸣在中医学中也称"聊啾""苦鸣""蝉鸣""耳渐鸣"。《灵枢·口问》中指出："耳者宗脉之所聚也，胃中空则宗脉虚，虚则下溜，脉有所竭者，故耳鸣。"指出耳鸣的原因是脉有所竭、上气不足，其根本在于"胃中空"即脾胃虚弱。再如李东垣《脾胃论·脾胃虚实传变论》亦明确提出了脾胃与耳窍的密切关系，言："九窍者，五脏之

本，五脏皆得胃气乃能通利。"说明包括耳窍在内的九窍皆依赖胃气的濡养。反之，若"胃气一虚，耳、目、口、鼻俱为之病"，说明脾胃功能失调，则精微不充，既不能灌溉精微于脏腑经络，又不能滋养五官，导致耳鸣等九窍不通的病症产生。因此，脾胃与耳窍无论在生理上还是在病理上均关系密切。

本案患者由于饮食不当，嗜食肥甘厚味且饮食不规律导致脾胃受损，日久湿热内蕴，加之平素工作压力大，情志不畅导致肝郁气滞，肝木不舒则克脾土，脾虚生湿，蕴久生热，湿热愈重，致湿热困脾，脾虚不运，水谷精微则不能上行濡养耳窍，故耳为之苦鸣。胃不和则卧不安，故有寐差。初诊方中茵陈、黄芩、黄连、陈皮、竹茹、半夏为清热除湿之基础方。此类药物性味苦寒，具有清热燥湿作用，清热之中具解毒之力，契合病机。湿热祛，则脾胃不为邪气所困，脾胃健运，气血充足，故气血能上行濡养耳窍。柴胡、香附、香橼、佛手疏肝理气，调畅情志。紫苏梗、枳实、厚朴、青皮合用亦助前者理气除胀。中焦清升浊降恢复正常，清阳则能上行濡养耳窍。石菖蒲、郁金对药合用。石菖蒲，味辛、苦，性温，归心、胃经，可化湿开胃，开窍豁痰，醒神益智。《本草备要》谓之："补肝益心，去湿逐风，除痰消积，开胃宽中。疗噤口毒痢，风痹惊痫。"郁金性寒，味辛、苦，归肝、心、肺经，具有活血止痛、行气解郁、清心凉血、利胆退黄的功效，二药合用，一温一寒，石菖蒲化湿豁痰，从根本上消除痰湿；郁金行气解除郁阻，助石菖蒲以更好地发挥作用，二药相得益彰。三诊时，通过舌苔脉象得知，患者体内湿热之邪较之前有很大改善。湿热清，脾胃调，气机畅，水谷精微正常濡养耳窍，则耳鸣自除。由此案看出，耳鸣不单单与肾虚关系密切，耳鸣亦不单为虚证，现代人生活节奏与习惯改变，湿热体质者众多，故临证时应始终遵循中医辨证论治的精髓，如此才能获得较好疗效。

舌麻

患者信息：男，53岁，工人

就诊日期：2019年10月10日

[主诉] 间断胃脘胀满4年，加重伴舌麻1周。

[现病史] 患者4年前外出就餐后出现胃脘胀满，纳呆，就诊于当地医院，确诊为慢性萎缩性胃炎，予对症处理（具体药物描述不详），之后上述症状间断反复出现，并间断口服中药汤剂治疗，效果一般。1周前，患者饮酒过

量后胃脘胀满加重出现，并伴舌麻，舌体感觉减退，晨起较明显，患者自行口服"吗丁啉"后效果欠佳，遂来我院就诊。现主症：舌麻，舌体感觉减退，晨起较明显，胃脘胀满，口苦咽干，偶头晕，恶心，胸闷，纳呆，夜寐欠安，入睡困难，小便调，大便每日一行，质黏。舌暗红，体胖大，苔黄腻，脉沉细滑。

[**既往史**] 既往体健。

[**过敏史**] 否认食物及药物过敏史。

[**体格检查**] 腹平坦，剑突下触之欠柔软，无压痛，无腹肌紧张及反跳痛，肝脾肋缘下未触及，Murphy 征阴性，麦氏点无压痛，肝区无叩击痛，双肾区无叩击痛，移动性浊音阴性，肠鸣音正常存在。

[**辅助检查**] 电子胃镜（2019 年 10 月 6 日，河北某医院）示：慢性萎缩性胃炎伴多发糜烂。病理检查报告（2019 年 10 月 10 日，河北某医院）示：胃窦小弯部重度肠上皮化生、轻度异型增生。

[**中医诊断**] 舌麻。

[**证候诊断**] 湿热内蕴，痰浊阻络。

[**治法**] 清热祛湿，涤痰通络。

[**西医诊断**] ①舌感异常；②慢性萎缩性胃炎伴肠上皮化生、异型增生。

[**处方**]

茵陈 30g	黄芩 9g	黄连 9g	苦参 10g
鸡骨草 15g	枳实 15g	厚朴 9g	香橼 15g
佛手 15g	升麻 9g	鸡内金 15g	焦神曲 30g
夏枯草 15g	柴胡 9g	冬凌草 15g	射干 12g
清半夏 9g	茯苓 15g	藿香 15g	砂仁 9g（后下）
泽泻 9g	滑石 30g（包煎）	败酱草 30g	生薏苡仁 30g
全蝎 6g	地龙 10g	首乌藤 15g	合欢皮 15g
绞股蓝 15g	白花蛇舌草 15g		

7 剂，日 1 剂，水煎取汁 400mL，分 2 次温服。

二诊：2019 年 10 月 17 日，患者舌麻稍减轻，舌体感觉减退症状有所好转，胃胀减轻，纳食增多，食后偶有胃脘堵闷，恶心、胸闷好转，口苦咽干减轻，偶头晕，夜寐欠安，入睡困难较前好转，大便每日一行，质稍黏，小便调；舌脉同前。上方去香橼、佛手、滑石、砂仁，加天麻 15g、葛根 15g。14 剂，每日 1 剂，煎服法同前。

三诊：2019 年 10 月 31 日，患者舌麻明显减轻，舌体感觉明显恢复，胃胀明显减轻，偶多食后稍胀，无明显恶心、胸闷，纳食增多，晨起偶口苦咽干，无明显头晕，入睡可，夜寐安，大便每日一行，质不黏，小便调；舌暗红、体稍胖大，苔薄黄腻，脉沉细。上方去天麻、鸡骨草、苦参，加生地黄15g、麦冬15g、百合15g。调整后处方如下：

茵陈 30g	黄芩 9g	黄连 9g	枳实 15g
厚朴 9g	升麻 9g	鸡内金 15g	焦神曲 30g
夏枯草 15g	柴胡 9g	冬凌草 15g	射干 12g
清半夏 9g	茯苓 15g	藿香 15g	泽泻 9g
败酱草 30g	生薏苡仁 30g	全蝎 10g	地龙 10g
首乌藤 15g	合欢皮 15g	绞股蓝 15g	白花蛇舌草 15g
葛根 15g	生地黄 15g	麦冬 15g	百合 15g

14剂，每日1剂，煎服法同前。患者无舌麻。仍于门诊继续治疗慢性萎缩性胃炎。

［按语］舌麻是舌体有麻木感的病症，轻则味觉顽钝，重则麻木不仁。此症多与肝风、心病有关。阳气不布、营血难荣、瘀血阻滞、痰塞机窍、肝风内动、水气上泛为本病的病机。如《嵩崖尊生书》云："血虚亦舌麻，火痰居多，审因施治。"《证治汇补》亦云："气虚则麻纵，阴火则黯黑，湿痰则肿胀，……脾热则干涩，胃热则舌强。"

临床上慢性萎缩性胃炎患者常伴有舌感异常的表现，若单纯治舌，效果欠佳。笔者认为此时应从脾胃论治。舌与脾胃关系密切，《医述·杂证汇参》曰："舌为肉之聚者，何也？舌虽名为心苗，实与脾、胃相维系者也。"舌属足太阴脾经，《灵枢》曰："足太阴之正，贯舌中。"又兼属足阳明胃经，张鸡峰曰："脾胃主四肢，其脉连舌本，而络于唇口。"再者，慢性萎缩性胃炎的核心病机为浊毒内蕴。脾胃健运失司，水湿停聚，酿湿生热，炼液成痰，痰热湿瘀凝聚成浊毒，阻碍气血，舌失充养，则舌体麻木。

本案患者确诊慢性萎缩性胃炎4年余，发病缘于长期进食肥甘厚腻之品，停滞胃内，酿湿化热，湿热困阻中焦脾胃，以致脾胃气机升降失常，故间断胃脘胀满。脾胃气机郁滞，胃络受阻，气不布津，血不养经，胃失滋润濡养，胃热阴伤，胃腑损伤，胃液减少，腐肉败血，则腺体萎缩。此次发病缘于患者外出大量饮酒，酒为大湿大热之品，过量饮酒致湿热蕴阻中焦，湿热不祛，炼液成痰，火痰阻络，故见舌麻，舌体感觉减退。水液输布失常，津不上承，胃热又上蒸口咽，则口苦咽干。湿、痰、热等病理因素又影响脾胃气机升降，气机不通，故胃脘胀满加重。脾不升清阳，则见头晕。胃不降浊阴，则见恶心、胸闷、纳呆。舌黯红，舌体胖大，苔黄腻，脉沉细滑皆为湿热内蕴，痰浊阻络之象。

方中清半夏、黄连为君，清热燥湿化痰；枳实、厚朴降气化痰，升麻升举清阳共为臣；佐以茵陈、黄芩、竹茹、苦参清热燥湿化痰，白花蛇舌草、鸡骨草、绞股蓝清热解毒。同时现代药理研究表明，白花蛇舌草、鸡骨草、绞股蓝具有显著的抗肿瘤作用。冬凌草、射干清利咽喉，薏苡仁、败酱草解毒排脓，茯苓、泽泻、滑石健脾利湿，天麻、全蝎、地龙化痰通络息风，藿香、砂仁芳香醒脾、和胃化浊，首乌藤、合欢皮解郁安神。全方共筑清热祛湿、涤痰通络之功。随着疗程增加，酌情减少清热、利湿之品，同时予滋阴养血之品，使祛邪而不伤正。经系统治疗后，患者舌麻症状消失。但慢性萎缩性胃炎应积极治疗，故嘱患者继续服药，并忌烟禁酒，以逆转胃癌前病变。

舌感异常 1

患者信息：女，53 岁，个体经营者

就诊日期：2018 年 11 月 18 日

[主诉] 舌麻、舌烧灼感 4 个月。

[现病史] 患者 4 个月前拔牙后逐渐出现食欲减退，胃部不适，舌麻，舌烧灼感，咽干，胃灼热，夜甚，口腔发涩等症状，后于河北某医院诊治，诊断为"灼口综合征"，查电子胃镜示：慢性非萎缩性胃炎；胃息肉。用药："西帕依固龈液" 10mL 含漱，3 次 / 日；"碳酸氢钠片"稀释后含漱，3 次 / 日；"复合维生素 B 片"，2 片 / 次，3 次 / 日；"谷维素片" 10mg 口服，3 次 / 日。用药后稍缓解，但症状反复，为求中医药治疗，遂来我院就诊。现主症：舌麻，舌烧灼感，胃部空痛，胃灼热，咽干夜甚，饭后口酸，口涩，胸闷气短，心慌，心烦，紧张焦虑，急躁易怒，纳呆畏食，寐差，多梦，大便每日一行，小便可。舌暗红，苔黄腻而干，脉沉弦细。

[既往史] 既往体健。

[过敏史] 否认食物及药物过敏史。

[体格检查] 口腔黏膜未见明显异常，舌体运动自如，舌体柔软，触诊正常。腹平坦，全腹触之柔软，无明显压痛、反跳痛及肌紧张，Murphy 征阴性，麦氏点无压痛，肝脾肋缘下未触及，肝区无叩击痛，肠鸣音正常。

［**辅助检查**］电子胃镜（2018 年 10 月 3 日，河北某医院）示：慢性非萎缩性胃炎；胃息肉。

［**中医诊断**］舌麻。

［**证候诊断**］心脾积热，湿热内蕴。

［**治法**］清心泻脾，祛湿清热。

［**西医诊断**］①灼口综合征；②慢性非萎缩性胃炎；③胃息肉。

［**处方**］

茵陈 30g	黄芩 12g	黄连 12g	竹茹 10g
陈皮 9g	清半夏 9g	石菖蒲 15g	郁金 12g
枳实 15g	厚朴 15g	生石膏 30g	浙贝母 12g
海螵蛸 12g	香附 12g	射干 15g	莲子心 9g
栀子 10g	瓦楞子 30g	竹叶 6g	焦神曲 30g
鸡内金 20g	首乌藤 15g	合欢皮 15g	丹参 15g
生龙齿 20g			

7 剂，每日 1 剂，水煎取汁 400mL，早晚饭后 1 小时温服。

二诊：2018 年 11 月 24 日，患者无胃部空痛，胸闷气短，心慌，心烦，均有所减轻，仍诉舌烧灼感，舌涩，烘热汗出，精神紧张焦虑，食欲好转，寐欠安，多梦，易醒，大便每日 2 次；舌暗红，苔薄黄腻，脉沉弦细。上方去竹叶，加夏枯草 15g、淡豆豉 9g、青蒿 30g、地骨皮 15g、连翘 15g、牡丹皮 12g、通草 6g。5 剂，每日 1 剂，煎服法同前。嘱患者检查肝功能、肾功能、血糖、血常规。

三诊：2018 年 11 月 29 日，患者舌烧灼感好转，晨起明显，烘热汗出减轻，无胸闷气短、心烦，寐欠佳，大便每日 1~3 次，质黏；舌暗红，苔薄黄腻，脉沉弦细。查电子胃镜（2018 年 11 月 29 日，河北某医院）示：慢性非萎缩性胃炎；贲门炎；胃息肉（钳除）；十二指肠球炎。病理诊断报告（2018 年 12 月 2 日，河北某医院）：中度慢性非萎缩性胃炎，中度活动，黏膜糜烂，腺体息肉样增生。血常规（2018 年 11 月 29 日，河北某医院）：血小板计数 $365×10^9$/L。生化检查（2018 年 11 月 29 日，河北某医院）：谷草/谷丙 1.69，直接胆红素 1.20μmol/L，尿酸 143.0μmol/L。空腹血糖未见明显异常。予"氟哌噻吨美利曲辛片（乐盼）"1 片，2 次/日。上方加知母 15g、黄柏 9g、川牛膝 9g、升麻 9g、冬凌草 15g、木蝴蝶 6g、银柴胡 10g、浮小麦 30g、竹叶 6g、柴胡 15g、焦槟榔 10g，去夏枯草、淡豆豉、牡丹皮、通草、枳实、厚朴、丹参、焦神曲、首乌藤。7 剂，每日 1 剂，煎服法同前。调整处方如下：

茵陈 30g	黄芩 12g	黄连 12g	竹茹 10g
陈皮 9g	清半夏 9g	石菖蒲 15g	郁金 12g
生石膏 30g	浙贝母 12g	青蒿 30g	地骨皮 15g
海螵蛸 12g	香附 12g	射干 15g	莲子心 9g
栀子 10g	瓦楞子 30g	鸡内金 20g	连翘 15g
合欢皮 15g	生龙齿 20g	知母 15g	黄柏 9g
川牛膝 9g	升麻 9g	冬凌草 15g	木蝴蝶 6g
银柴胡 10g	浮小麦 30g	竹叶 6g	柴胡 15g
焦槟榔 10g			

7剂，每日1剂，煎服法同前。

患者定期复诊，药方由上方随证加减，先后服药1年，逐渐停用"乐盼"，诸症痊愈。

[按语] 本案患者因拔牙后引起，足阳明胃经入上齿，牙齿"与胃相通"（《重楼玉钥·卷上·附走马牙疳证》）。倘若胃阴不足、胃火炽盛，则可见牙龈出血、红肿热痛之牙宣、胃火牙痛等病状，"齿为肾之余，龈为胃之络，热邪不燥胃津，必耗肾液"（《叶天士医学全书·温热论》）。因此，通过牙齿能够观察出胃火、津液等表现。拔牙只能祛除"标"，而"本"并未解决，且过程中扰动气血、经络诱发本病。舌烧灼感还与其他脏腑相关，患者处在围绝经期，平素性情急躁易怒，与之交谈，其焦虑感尤为明显，肝气不舒，肝火上炎，循经上扰可有烧灼感；"脾主口""舌为脾胃之外候"，脾胃湿热蕴久而化火，上灼口舌可发为本病，与其舌苔黄腻而干相符合；《灵枢》曰："心气通于舌，心和则舌能知五味矣……脾气通于口，脾和则口能知五谷矣。"味觉的生成，体验在口舌，感知在心。心脾积热内蕴，郁而化火，上熏口舌亦可发病。综上，本案病机为心脾积热，湿热内蕴，与脾胃、心、肝密切相关。

故在组方时以茵陈、黄芩、黄连清热燥湿，除脾胃湿热之邪，解脾胃郁热之源。湿热交织，郁热易炼液成痰，痰热交互，疾病难愈，以竹茹、陈皮、清半夏、石菖蒲清热化痰；枳实、厚朴宽中理气，调畅中焦气机，气机升降调畅，郁火得散；生石膏、浙贝母、海螵蛸抑酸止痛，清热生津，浙贝母、海螵蛸同用制酸力强，可有力缓解胃灼热，配伍生石膏生津，有效缓解胃部空痛；以栀子、莲子心、竹叶清心火、平肝火，导郁热邪气下行从小便而出；以郁金、香附、丹参行气解郁活血；患者纳呆以焦神曲、鸡内金健脾消食开胃；射干清热利咽，加龙齿、首乌藤、合欢皮镇静安神，除烦热，《药性论》

有"龙齿，镇心，安魂魄"的论述，可缓解神经紧张。诸药合用，解湿热、清心火、泻肝火，除病之本源，症状得消，身体乃安。

二诊时，症状有所减轻，患者烘热汗出，乃虚热熏蒸，郁热未尽，又添虚火，虚实夹杂之证，故加青蒿、地骨皮、牡丹皮等清虚热药，以夏枯草、淡豆豉、连翘、通草清热除烦解郁，另嘱患者检查以排除其他器质性病变。三诊患者症状缓解，效不更法，加知母、黄柏、牛膝、竹叶导热下行，以柴胡、升麻升散郁火，冬凌草、木蝴蝶清热利咽，银柴胡、浮小麦除热止汗。就诊之初患者紧张焦虑明显，可先加用西药配合使用，中西结合效果更佳，后期通过中药调理可逐渐停用。

舌感异常 2

患者信息：男，27 岁，职员

就诊日期：2019 年 9 月 13 日

[**主诉**]舌麻 3 个月，加重 3 天。

[**现病史**]患者于 3 个月前饮酒后自觉舌尖麻，伴有灼烧感和异物附着感，偶有右侧胁肋部刺痛，夜间甚。3 日前，因食硬物后症状加重，遂于我院就诊。2019 年 9 月 12 日于我院行电子胃镜检查示：慢性非萎缩性胃炎；十二指肠球炎。现主症：舌麻，有灼烧感、异物感，胁肋刺痛，纳差，寐欠安，大便每日一行，质可，小便可。舌质暗红，苔薄黄腻，脉弦滑。

[**既往史**]既往体健。

[**过敏史**]否认食物及药物过敏史。

[**体格检查**]舌体无肥大，伸舌居中，无震颤。腹平坦，全腹触之欠柔软，剑突下无压痛，无腹肌紧张及反跳痛，肝脾肋缘下未触及，Murphy 征阴性，麦氏点无压痛，肝区无叩击痛，双肾区无叩击痛，移动性浊音阴性，肠鸣音正常存在。

[**辅助检查**]电子胃镜（2019 年 9 月 12 日，河北某医院）示：慢性非萎缩性胃炎；十二指肠球炎。

[**中医诊断**]舌麻。

[**证候诊断**]湿热中阻。

[**治法**]清热化湿，理气和胃。

[**西医诊断**]①舌感异常；②慢性非萎缩性胃炎；③十二指肠球炎。

[**处方**]

石菖蒲 15g	郁金 12g	枳实 15g	厚朴 9g
丹参 15g	合欢皮 15g	降香 6g	延胡索 15g
白芷 10g	桃仁 9g	车前子 15g	炒莱菔子 10g
焦槟榔 15g	首乌藤 15g	生龙齿 20g	茵陈 30g
黄芩 12g	黄连 12g	陈皮 9g	竹茹 12g
清半夏 9g	柴胡 15g	香附 15g	紫苏梗 12g
青皮 15g			

7剂，每日1剂，水煎取汁400mL，分早晚饭后1小时温服。

二诊：2019年9月20日，患者舌部症状减轻，但仍觉胁肋部不适，纳差，寐欠安，大便每日一行，质可；舌质暗红，苔薄黄腻，脉弦滑。上方去白芷、炒莱菔子、生龙齿，加香橼15g、佛手15g、八月札15g、木蝴蝶9g、合欢花15g。7剂，每日1剂，煎服法同前。

末诊：2019年9月27日，患者舌部症状基本消失，无胁肋部不适，偶有晨起口干，纳差，寐欠安，大便每日一行，质可；舌质暗红，苔薄黄腻，脉弦细滑。上方加芦根30g、石斛15g、玄参20g、麦冬15g。

调整处方如下：

石菖蒲 15g	郁金 12g	枳实 15g	厚朴 9g
丹参 15g	合欢皮 15g	降香 6g	延胡索 15g
香橼 15g	桃仁 9g	车前子 15g	佛手 15g
焦槟榔 15g	首乌藤 15g	八月札 15g	茵陈 30g
黄芩 12g	黄连 12g	陈皮 9g	竹茹 12g
清半夏 9g	柴胡 15g	香附 15g	紫苏梗 12g
青皮 15g	木蝴蝶 9g	合欢花 15g	芦根 30g
玄参 20g	麦冬 15g	石斛 15g	

7剂，每日1剂，煎服法同前。7剂后患者无舌麻，其余诸症消失，停药。

[**按语**]舌感异常是表现为舌体疼痛、烧灼、麻木等异常感觉的一组临床症状，常伴失眠、焦虑、烦躁。该病客观检查无特殊异常，患者常常由于找不到此病的发病原因，而认为自己患了重病。口腔学者多认为该病与精神心理因素有关。中医学早在《内经》就有舌病的论述，其中提到了"舌本强""舌本痛""舌干"等。早在《灵枢·经脉》就提到"是主脾所生病者，舌本痛"，认为舌与脾胃有着密切关系。《证治汇补·麻木》指出"脾肾亏，湿痰风乘间而入，均使舌本麻木"，又将舌麻病因责之于脾肾，痰湿、风邪。《嵩

崖尊生书》中有"血虚亦舌麻，火痰居多，审因施治"，认为舌麻病因多为血虚。

舌感异常分为多种类型：①舌麻，表现为舌麻木而感觉减退，可伴有舌体活动不灵。多因痰气阻滞脉络，或血虚失荣所致。②舌灼热疼痛，自觉舌头有烧灼感，重者可伴有疼痛感，但检查舌部时有一些并无充血、水肿、糜烂、溃疡等，多与胃火、湿热有关。③舌强，是指患者自觉舌体发硬，而舌体本身未必僵硬。④舌硬，多与脏腑气滞血瘀、瘀血阻络有关。⑤舌淡，自觉口中无味，即味觉减退，味觉迟钝或不灵敏，多与脾胃失于健运有关。⑥舌胀，自觉舌体肿胀，但未必见舌体肿大，多为肝郁气滞，郁久化火，火邪上炎所致。

笔者认为，该病的发生多是脾胃的运化功能失调与情志因素共同作用的结果。脾开窍于口，胃气通于口，故脾胃与舌的生理病理之间有着重要联系。所谓情志，即指喜、怒、忧、思、悲、惊、恐人的七种情绪。任何事物的变化，都有两重性，既能有利于人，也能有害于人。同样，人的情绪、情感的变化，亦有利有弊。正如《养性延命录》所说："喜怒无常，过之为害。"《三因极一病证方论》则将喜、怒、忧、思、悲、恐、惊正式列为致病内因。当人的情绪过激时，会引发各种疾病。情志致病可损伤脏腑，影响气机，导致精血亏虚，故在疾病的诊断与治疗中应格外重视。

本案患者多为上班族，常外出应酬饮酒，为饮食不节酒毒生湿引起脾胃运化失调。湿热循胃经上炎于舌，故舌痛似火灼烧；湿热日久阻滞气机，气滞血瘀，血液循环不畅，舌体失于濡养，造成舌体麻木不仁。气滞血瘀则胁肋刺痛，夜间加重。患者因此病不愈而精神紧张，其焦虑情绪更加剧了病情，并影响食欲和睡眠。舌质暗红，苔薄黄腻，脉弦滑俱是湿热中阻之征。治疗当以恢复脾胃运化，脾胃运则湿热瘀血自除；同时配以疏肝解郁药，以缓解焦虑情绪。茵陈、黄芩、黄连、清半夏燥湿清热化痰；石菖蒲、郁金理气化湿浊，湿热祛则脾胃复运；枳实、厚朴、柴胡、香附疏肝解郁，肝疏泄功能正常则脾复健运；丹参、桃仁、降香活血化瘀，白芷、延胡索活血止痛，使血脉通畅，滋养脏腑形体官窍；全方健脾疏肝，同时清湿热，标本兼治。二诊时有胁肋不适为肝郁气滞，加入香橼、佛手、八月札、木蝴蝶更助肝气条达，为进一步缓解患者焦虑抑郁情绪，加入合欢花解郁安神。合欢花味甘，性平，入心、肝、脾经，能够安心神，畅肝气，多用于情志所伤的各种疾病。《医学入门·本草》："主安五脏，利心志，耐风寒，令人欢乐无忧，久服轻身明目。"现代药理学研究显示合欢花提取物具有抗抑郁作用。在临床治疗焦虑抑郁情绪致病时，笔者善用合欢花一药，可有效缓解患者焦虑抑郁情绪，对于疾病向愈有着积极作用。

眼睑痉挛

患者信息：女，7 岁，学生

就诊日期：2020 年 7 月 25 日初诊

[**主诉**] 眼睑痉挛 2 个月，加重 1 个月。

[**现病史**] 患者 2 个月前无明显诱因出现眼睑痉挛，就诊于河北某医院，口服西药（具体药物不详）治疗，症状未见缓解。1 个月前用眼过度上述症状加重，遂就诊于我院。现主症：眼睑痉挛，咽痛，纳一般，寐差，大便 2~3 日一行，小便可。舌暗红，苔薄黄腻，脉弦细。

[**既往史**] 既往体健。

[**过敏史**] 否认药物及食物过敏史。

[**体格检查**] 眼睑结膜正常，结膜无充血水肿，巩膜无黄染，双侧瞳孔等大正圆，对光反射灵敏。腹部平坦，腹部柔软，无腹肌紧张，无压痛、反跳痛，未触及包块。肝脾肋下未触及，胆囊未触及，Murphy 征阴性，麦氏点无压痛，肝区无叩击痛，双肾区无叩击痛，肠鸣音 4~5 次 / 分。

[**辅助检查**] 未行。

[**中医诊断**] 胞轮振跳。

[**证候诊断**] 肝脾不和，血虚生风。

[**治法**] 调和肝脾，养血息风。

[**西医诊断**] 眼睑痉挛。

[**处方**]

茵陈 15g	黄芩 12g	黄连 9g	陈皮 9g
竹茹 10g	蝉蜕 12g	僵蚕 10g	当归 10g
白芍 30g	川芎 9g	秦艽 10g	全蝎 3g
天麻 15g	石决明 15g	金银花 15g	桑叶 15g
防风 9g	柴胡 12g	瓜蒌 15g	鸡内金 10g
生龙骨 20g			

7 剂，每日 1 剂，水煎取汁 400mL，分早晚饭后 1 小时温服。

二诊：2020 年 8 月 1 日，患者诸症未见明显改善；舌暗红，苔薄黄，脉弦细。上方加射干 10g、马勃 10g、连翘 12g，改茵陈为 20g、石决明为 20g。7 剂，每日 1 剂，煎服法同前。

三诊：2020 年 8 月 8 日，患者眼睑痉挛次数明显减少，咽部不适；舌暗红，苔薄黄稍腻，脉弦细。上方加夏枯草 15g、金钱草 15g，去射干。7 剂，每日 1 剂，煎服法同前。

四诊：2020 年 8 月 15 日，患者偶见眼睑痉挛，余症状均减轻，寐欠安，二便调；舌暗红，苔薄黄，脉弦细。上方加生龙齿 20g，去龙骨，改夏枯草为 20g、连翘为 15g。7 剂，每日 1 剂，煎服法同前。

五诊：2020 年 8 月 22 日，患者未见眼睑痉挛，晨起咽痛，纳一般，寐可，大便 1~2 日一行；舌暗红，苔黄腻，脉弦细。上方加木蝴蝶 6g、天冬 10g、怀牛膝 10g、珍珠母 20g、生甘草 6g，去桑叶、防风、夏枯草、柴胡，改石决明为 15g。7 剂，每日 1 剂，煎服法同前。

末诊：2020 年 8 月 29 日，患者诸症均减轻；舌暗红，苔薄黄，脉弦细。上方改茵陈为 15g。

调整处方如下：

茵陈 15g	黄芩 12g	黄连 9g	陈皮 9g
竹茹 10g	蝉蜕 12g	僵蚕 10g	当归 10g
白芍 30g	川芎 9g	秦艽 10g	全蝎 3g
天麻 15g	石决明 15g	金银花 15g	珍珠母 20g
生甘草 6g	怀牛膝 10g	瓜蒌 15g	鸡内金 10g
金钱草 15g	木蝴蝶 6g	天冬 10g	连翘 15g
马勃 10g	生龙齿 20g		

7 剂，2 日 1 剂，煎服法同前。嘱患者慎起居，节饮食，调情志，不适随诊。

[按语] 眼睑痉挛是指由于眼部肌肉局灶性肌张力障碍，导致不自主的单侧或双侧眼睑周围肌肉不自主跳动、频繁瞬目，严重者会持续性闭眼或有视物障碍，不影响眼睑正常的闭合功能，俗称"眼皮跳"，可分为继发性眼睑痉挛和特发性眼睑痉挛。中医学认为，本病病位在目，涉及肝脾，其核心病机是血虚风动。肝主藏血，淫精于目，淫气于筋，经脉上连于目，又和精神活动有关，所以眼的异常变化，主要反映肝的病变，肝血不足，筋脉失养，虚风内动，血虚动风，则筋挛肉𥆧。肝血不足，主要与脾胃虚弱有关。《素问集注·五脏生成篇》之注解："脾主运化水谷之精，以生养肌肉，故主肉。"若脾失健运，清阳不布，营养不足，则眼部肌肉便可受累，出现异常现象。由

此可见，眼睑痉挛的发生与肝、脾密切相关。

眼睑痉挛的病机，历代医家认为有三个方面：一是气血亏虚，《审视瑶函·胞轮振跳》："胞轮振跳，岂是纯风，气不和顺，血亦欠隆。"脾为气血生化之源，肝藏血，眼睑筋脉肌肉失去上行之气血濡养而作跳动。二是经络受风，《目经大成·睑废六十五》："两胞经脉之间，为邪所中，血气不相荣卫，麻木不仁，而作此状。"风性轻扬开泄，易袭阳位，头为"诸阳之会""清阳之府"，面为阳明所主，五脏六腑气血精华皆上注于头面，肝脾气血不和，腠理不固，风邪趁虚而入，搏于胞睑，使经络痹阻，气血不通，筋肉失养，导致眼睑抽动。三是风火内生，《目经大成·目眴二十七》："盖足太阴、厥阴荣卫不调，不调则郁，久郁生风，久风变热而致。"《审视瑶函·目睛眴动》："目者肝胆风木之所属，相火所乘，肝藏血，血不足则风火内生，故目睛为之眴动。"肝藏血，脾生血，肝脾气血亏虚，血虚生风，上扰头面而致眼睑痉挛。

本例患者综合症、舌、脉表现，当属肝脾不和，血虚生风所致。在治疗上，笔者用当归、白芍、川芎、怀牛膝养血补血，充筋脉之虚，取"治风先治血，血行风自灭"之意。防风、桑叶、柴胡、川芎祛风散邪，其中防风乃治风之圣药，能疏散皮肤腠理、骨肉、经络、关节间滞留的风邪。石决明、珍珠母二药镇肝息风。此病迁延日久，病久入络，非虫类搜剔之品不能除，故用蝉蜕、天麻、全蝎、僵蚕息风止痉，佐鸡内金健脾助运，生甘草调和诸药。肝脾血虚日久，必出现失眠、多梦等症状，故加用生龙骨以安心神。风邪侵袭头面，咽喉受累，用射干、马勃、木蝴蝶清利咽喉。诸药合用，共奏养血安神，祛风镇痉之效。

咽感异常

患者信息：男，55岁，公司职员

就诊日期：2019年12月20日

[**主诉**] 间断胃堵3年，加重伴咽部堵闷5天。

[**现病史**] 患者缘于3年前情绪激动后自觉胃堵、纳呆，就诊于某院，电子胃镜检查结果示：慢性萎缩性胃炎；胃息肉。予口服中药汤剂（具体药物不详）治疗，但患者未能坚持服药，上述症状间断反复出现。5天前外出就餐进食油腻后胃堵症状再次加重出现，饭后较明显，伴咽部堵闷，似有异物，自行口服"健胃消食片"后症状未见明显缓解，遂来我院就诊。现主症：咽

部堵闷，似有异物，恶心，胃堵，饭后较明显，胃灼热反酸，晨起口干口苦，食欲差，纳差，寐欠安，入睡困难，大便 2 日一行，排便不畅，小便可。舌暗红，苔黄腻，右脉弦滑。

[**既往史**] 既往体健。

[**过敏史**] 否认食物及药物过敏史。

[**体格检查**] 咽红。腹平坦，全腹触之欠柔软，剑突下无压痛，无腹肌紧张及反跳痛，肝脾肋缘下未触及，Murphy 征阴性，麦氏点无压痛，肝区无叩击痛，双肾区无叩击痛，移动性浊音阴性，肠鸣音正常存在。

[**辅助检查**] 电子胃镜（2019 年 12 月 20 日，河北某医院）示：慢性萎缩性胃炎；胃息肉。病理检查示：贲门黏膜轻度肠上皮化生、胃窦黏膜重度肠上皮化生。

[**中医诊断**] 梅核气。

[**证候诊断**] 肝胃郁热，湿热中阻。

[**治法**] 清热祛湿，疏肝和胃。

[**西医诊断**] ①咽感异常；②慢性萎缩性胃炎伴肠上皮化生；③胃息肉。

[**处方**]

茵陈 20g	黄芩 12g	黄连 12g	半边莲 15g
半枝莲 15g	白花蛇舌草 15g	苦参 10g	绞股蓝 15g
鸡骨草 15g	全蝎 6g	败酱草 15g	枳实 15g
厚朴 9g	升麻 9g	陈皮 10g	清半夏 12g
紫苏梗 9g	香橼 15g	佛手 15g	夏枯草 15g
冬凌草 15g	射干 12g	生石膏 30g	浙贝母 12g
海螵蛸 30g	瓦楞子 30g	鸡内金 10g	瓜蒌 9g
首乌藤 15g	合欢皮 15g		

7 剂，每日 1 剂，水煎取汁 400mL，早晚饭后 1 小时温服。

二诊：2019 年 12 月 27 日，患者咽部堵闷、胃堵减轻，食欲好转，多食后仍胃灼热反酸，大便每日一行；舌暗红，苔黄腻，右脉弦滑。上方去败酱草、紫苏梗、瓜蒌，加炒莱菔子 10g。7 剂，每日 1 剂，煎服法同前。

三诊：2020 年 1 月 3 日，患者胃堵明显减轻，偶反酸，无明显咽部堵闷、恶心及口干口苦症状，纳可，寐安；舌暗红，苔薄黄腻，脉略滑。上方去夏枯草、射干、生石膏、瓦楞子，加生地黄 15g、麦冬 15g、百合 10g。调整处方如下：

茵陈 20g	黄芩 12g	黄连 12g	白花蛇舌草 15g

半边莲 15g	半枝莲 15g	苦参 10g	绞股蓝 15g
鸡骨草 15g	全蝎 6g	枳实 15g	厚朴 9g
升麻 9g	陈皮 10g	清半夏 12g	香橼 15g
佛手 15g	冬凌草 15g	海螵蛸 30g	浙贝母 12g
鸡内金 10g	首乌藤 15g	合欢皮 15g	炒莱菔子 10g
生地黄 15g	麦冬 15g	百合 10g	

7剂，每日1剂，煎服法同前。服药后患者诸症明显好转，未见明显胃堵。现继续服药，治疗慢性萎缩性胃炎。

[**按语**] 咽感异常是慢性萎缩性胃炎的常见兼症之一，可表现为咽部异物感，咽部堵闷、黏着，咽部烧灼感，咽部暴痛、咽干、咽哑、刺痛等。咽既为胃之"关口"又为胃之"外候"。《灵枢·忧恚无言》中便提出了"咽喉者，水谷之道也"一说。《重楼玉钥》亦云："咽者乃咽也，主通利水谷，为胃之系，胃气之通道也。"从经络循行上看，咽属胃系，足阳明胃经"其支者，从大迎前下人迎，循喉咙，入缺盆"，以上均说明了咽和胃的关系密切。所以胃部的疾患可以直接反映在咽部，咽部的异常也可反映胃内的状态。

本案患者确诊慢性萎缩性胃炎3年余，起病缘于情绪激动，扰动肝气，木克脾土，以致脾胃气机升降失常。今又进食肥甘厚腻之品，阻遏中焦气机运行。脾胃气机升降失常，故见胃堵，胃内浊气夹湿邪上冲于咽部，故自觉咽部堵闷、似有异物、恶心等症。（食）积、气、湿蕴结于中焦，则食欲不振、纳呆、大便不畅，郁而化热，火热上炎，则胃灼热反酸、口干口苦。舌暗红，苔黄腻，右脉弦滑皆为肝胃郁热，湿热中阻之象。治宜清热祛湿，疏肝和胃。

方以半夏厚朴汤为基础方，半夏辛温入肺胃，化痰散结，降逆和胃；厚朴苦辛性温，下去除满，二药相合，化痰结，降逆气，痰气并治。半夏合陈皮，亦为"治痰先治气，气顺痰自消"之意。胃以降为顺，遂以枳实、厚朴降脾胃之浊气，然降而不升非其治也，在降脾胃浊气的同时，佐升麻以升脾胃之清阳。升麻味辛、微甘，性微寒，归肺、脾、胃、大肠经，善引脾胃清阳之气上升，《药品化义》言："升麻，善提清气……升麻引胃气从右而上，入补中益气汤有鼓舞脾元之妙，使清阳之气上升而浊阴之气下降。"三药合用，升清降浊，复脾胃升降运化之功，使浊气不能上犯咽喉。同时，升麻可发散肝胃之郁热伏火。茵陈、黄连清解中焦湿热。同时对症予患者冬凌草、射干清热解毒利咽，生石膏、浙贝母、海螵蛸、瓦楞子清热制酸，鸡内金健胃消食，首乌藤、合欢皮解郁安神。结合现代药理研究，予患者半边莲、半枝莲、白花蛇舌草、绞股蓝、鸡骨草、全蝎抗肿瘤，逆转胃癌前病变，诸药相伍标本兼治，咽感异常症状很快得到缓解。

梅核气

患者信息：女，66 岁，农民

就诊日期：2019 年 10 月 28 日

[**主诉**] 咽异感伴胃脘部堵胀 2 个月，加重 1 周。

[**现病史**] 患者于 2 个月前因和家人生气加之饮食不节，出现咽异感，胃胀，堵闷，口中异味，反酸，胃灼热，未用药治疗。1 周前无明显诱因加重，遂来我院就诊。现主症：咽异感，自觉咽喉有物梗阻，吐之不出，咽之不下，胃部憋胀堵闷，口中异味，反酸，胃灼热，无口干，口苦，纳可，寐差，大便每日一行，质干，小便调。舌暗红，中有裂纹，苔薄黄腻，脉弦滑。

[**既往史**] 既往体健。

[**过敏史**] 否认食物及药物过敏史。

[**体格检查**] 咽部无充血，无红肿，双侧扁桃体无肿大，腹平坦，全腹触之欠柔软，剑突下无压痛，无腹肌紧张及反跳痛，肝脾肋缘下未触及，Murphy 征阴性，麦氏点无压痛，肝区无叩击痛，双肾区无叩击痛，移动性浊音阴性，肠鸣音正常存在。

[**辅助检查**] 电子胃镜（2019 年 10 月 28 日，河北某医院）示：慢性萎缩性胃炎伴糜烂。病理检查报告示：胃角慢性萎缩性胃炎，活动性，伴腺体肠上皮化生；胃窦黏膜慢性炎症，活动性，伴腺体肠上皮化生。

[**中医诊断**] 梅核气。

[**证候诊断**] 浊毒中阻。

[**治法**] 化浊解毒。

[**西医诊断**] ①咽感异常；②慢性糜烂性胃炎；③慢性萎缩性胃炎伴肠上皮化生。

[**处方**]

茵陈 20g	黄芩 12g	黄连 12g	陈皮 9g
竹茹 10g	清半夏 9g	柴胡 15g	香附 15g
青皮 15g	紫苏梗 12g	枳实 15g	厚朴 9g
香橼 15g	佛手 15g	冬凌草 15g	射干 10g

木蝴蝶 6g	青果 9g	首乌藤 15g	合欢皮 15g
莲子心 10g	生龙齿 30g	浙贝母 12g	海螵蛸 12g
蒲公英 30g	焦槟榔 10g	炒莱菔子 10g	胆南星 6g

7 剂，每日 1 剂，水煎取汁 400mL，早晚饭后 1 小时温服。

二诊：2019 年 11 月 4 日，患者服药 7 天后，反酸胃灼热好转，仍有胃部堵闷，咽异感，又出现饭后胃痛；舌暗红，中有裂纹，苔薄黄稍腻，脉弦滑。上方加薏苡仁 30g、败酱草 30g、三七粉 2g、蝉蜕 10g。7 剂，每日 1 剂，煎服法同前。

三诊：2019 年 11 月 11 日，患者服药 7 天后，胃胀明显好转，咽异感亦减轻；舌暗红，中有裂纹，苔薄黄，脉弦。上方改紫苏梗为 9g，余不变。7 剂，每日 1 剂，煎服法同前。调整处方如下：

茵陈 20g	黄芩 12g	黄连 12g	陈皮 9g
竹茹 10g	清半夏 9g	柴胡 15g	香附 15g
青皮 15g	紫苏梗 9g	枳实 15g	厚朴 9g
香橼 15g	佛手 15g	冬凌草 15g	射干 10g
木蝴蝶 6g	青果 9g	首乌藤 15g	合欢皮 15g
莲子心 10g	生龙齿 30g	浙贝母 12g	海螵蛸 12g
蒲公英 30g	焦槟榔 10g	炒莱菔子 10g	胆南星 6g
生薏苡仁 30g	败酱草 30g	三七粉 2g（冲服）	蝉蜕 10g

患者随症加减服药 1 个月，症状皆除，停药。

[按语] 咽异感症是指无疼痛或有轻度咽痛的多种咽部异常感觉，如堵闷感、紧束感、虫爬感、灼热感、痰黏感、吞咽梗阻感等。咽异感症病因除咽喉局部因素外，食管、胃及十二指肠上端疾病也可引起，属于中医学"梅核气""噎膈"等范畴。随着现代生活节奏的加快、生活方式的改变及大气污染的存在，咽异感症的发病率呈逐年递增趋势，且本病症状顽固，迁延难愈，严重者可影响患者生活、工作质量。咽异感症亦常伴随慢性胃炎、胃食管反流病出现，临床中除了表现为胃肠道症状外，常伴有咽部异物感、咽干、咽痒等非典型症状，检查未发现器质性病变。西医常采用局部对症用药、增强免疫力、心理疗法等治疗方法，疗效欠佳。中医从整体出发，辨证论治，治疗本病有明显优势。

笔者认为本案患者的咽异感是由慢性萎缩性胃炎伴肠上皮化生的核心病机，即浊毒中阻所致，内因饮食失节，情志不畅，浊阴水湿内困日久变化，或虚损劳倦而成；外因自然环境、社会环境、生活方式的失常，致浊毒袭胃。

"内外相引"使胃之通降失职，气机阻滞，升降失调。《张氏医通》云："咽系柔空，下接胃本，为饮食之路，主纳而不出。"均体现出咽为饮食出入的要道，与胃关系密切，所以胃部的疾患可直接反映于咽，咽可反映出胃内的状态。故胃中浊气上逆，熏蒸咽部，则出现咽异感；湿热浊毒困阻脾胃，而脾胃又主运化水谷精微，水谷精微难以运化输布，则大便质干难解；胃不和则卧不安，故患者寐差。初诊方中茵陈、黄芩、黄连、陈皮、竹茹、半夏清热利湿，化浊解毒为君。柴胡、香附、青皮、紫苏梗、枳实、厚朴、香橼、佛手、炒莱菔子疏肝理气，破气消积以除胀满为臣。柴胡、香附药对合用。柴胡，味苦、辛，性微寒，入肝经，具有和解少阳、疏肝和胃之功，善于疏泄肝气而解郁结，为疏肝解郁之要药。香附，味辛、微苦、微甘，性平，归肝、脾、三焦经，可疏肝解郁，理气宽中，调经止痛。紫苏梗，性温，味甘，具有理气宽中、止痛、安胎之功。香橼、佛手亦药对合用。香橼，性温，味辛、苦、酸，归肝、脾、肺经，具有疏肝理气、宽中化痰的功效。佛手，性温，味辛、苦、酸，归肝、脾、胃、肺经，具有疏肝理气、和胃止痛、燥湿化痰的功效。冬凌草、射干配合以清热解毒，利咽止痛。现代药理研究表明，冬凌草水提物对慢性咽炎患者安全有效，治疗急性咽炎亦取得较好疗效。首乌藤、合欢皮、莲子心、生龙齿安神助眠。浙贝母、海螵蛸合用以制酸止痛。木蝴蝶、青果、胆南星清热化痰利咽。二诊时患者又出现胃痛，故加生薏苡仁、败酱草各30g，三七粉2g祛瘀排脓以消胃痛，又加蝉蜕以利咽开音。三诊时，患者胃胀好转，故减紫苏梗用量。诸药合用，浊毒祛，气机调，咽喉不为邪气所扰，故咽异感自除。

背热 1

患者信息：男，63岁，退休人员

就诊时间：2020年1月4日

[**主诉**] 间断后背灼热6年，加重2个月。

[**现病史**] 患者于6年前饮酒后出现胃部灼热，延及后背，继而出现呕吐、反酸。于当地诊所就诊，口服药物后症状缓解（具体药物描述不详）。期间背热症状反复发作。2个月前饮食辛辣食物后出现后背灼热、疼痛，2018年12月1日于石家庄某医院查电子胃镜示：反流性食管炎；慢性非萎缩性胃炎伴隆起糜烂。病理检查报告示：胃窦黏膜性炎症，伴轻度肠化。口服药物1个

月余（具体药物描述不详），症状未有减轻，遂来我院就诊。现主症：后背灼热、疼痛，伴胃部灼热，咽部灼热，偶有反酸，纳可，寐一般，大便每日一行，质可，小便可。舌暗红，中有裂纹，苔黄腻，脉弦滑数。

［既往史］既往体健。

［过敏史］否认药物及食物过敏史。

［体格检查］腹平坦，全腹触之柔软，剑突下无压痛，无腹肌紧张及反跳痛，肝脾肋缘下未触及，Murphy 征阴性，麦氏点无压痛，肝区无叩击痛，双肾区无叩击痛，移动性浊音阴性，肠鸣音正常存在。

［辅助检查］电子胃镜（2018 年 12 月 1 日，石家庄某医院）示：反流性食管炎；慢性非萎缩性胃炎伴隆起糜烂。病理检查报告示：胃窦黏膜性炎症，伴轻度肠化。

［中医诊断］背热。

［证候诊断］湿热阴伤。

［治法］祛湿热，清虚热。

［西医诊断］①反流性食管炎；②慢性非萎缩性胃炎伴隆起糜烂、肠化生。

［处方］

枳实 15g	厚朴 9g	香橼 15g	佛手 15g
葛根 30g	浙贝母 12g	海螵蛸 12g	生石膏 30g
瓦楞粉 30g	冬凌草 15g	射干 12g	木蝴蝶 6g
青果 9g	车前子 15g	青蒿 30g	地骨皮 15g
牡丹皮 10g	焦槟榔 10g	首乌藤 15g	合欢皮 15g
茵陈 30g	黄芩 12g	黄连 12g	陈皮 9g
竹茹 10g	清半夏 9g		

7 剂，每日 1 剂，水煎取汁 400mL，早晚饭后 1 小时温服。

二诊：2020 年 1 月 12 日，患者自述，后背部灼热感有所减轻，无胃部灼烧感，咽部灼烧感，反酸，纳可，寐欠（睡眠浅），大便每日一行，质可；舌暗红，中有裂纹，苔黄腻，脉弦滑数。上方去射干、青果，加银柴胡 15g、胆南星 6g、天竺黄 6g。5 剂，每日 1 剂，煎服法同前。

三诊：2020 年 1 月 17 日，患者食用点心后，后背疼痛加剧，伴入夜心烦，纳可，寐欠（睡眠浅），大便每日一行，质可；舌暗红，中有裂纹，苔黄腻，脉弦滑数。上方去木蝴蝶、车前子、合欢皮、牡丹皮、焦槟榔，加金银花 12g、栀子 9g、淡豆豉 9g、升麻 9g。5 剂，每日 1 剂，煎服法同前。

末诊：2020 年 1 月 25 日，患者后背灼热明显改善，纳可，寐欠（睡眠浅），大便每日一行，质可；舌暗红，中有裂纹，苔黄腻，脉弦滑数。上方加生龙齿 30g。5 剂，每日 1 剂，煎服法同前。

调整处方如下：

枳实 15g	厚朴 9g	香橼 15g	佛手 15g
葛根 30g	浙贝母 12g	海螵蛸 12g	生石膏 30g
瓦楞粉 30g	冬凌草 15g	银柴胡 15g	生龙齿 30g
胆南星 6g	青蒿 30g	地骨皮 15g	首乌藤 15g
茵陈 30g	黄芩 12g	黄连 12g	陈皮 9g
竹茹 10g	清半夏 9g	金银花 12g	栀子 9g
淡豆豉 9g	升麻 9g	天竺黄 6g	

7 剂，每日 1 剂，煎服法同前。随证加减 6 个月，诸症消失，停药。

[**按语**] 背热是指背部感觉发热的一种症状。《素问·气交变大论》云："岁火太过，炎暑流行，肺金受邪。民病疟……肩背热。"后世有称胸背热、项背热者。《医学入门》则称"背热"。临床上单独出现背热者颇为少见，此症常与身热、胸热并存，见于肺火过旺引起的背热；单发背热者，多见于老年阴虚之患者，入夜发病，白昼可缓。发病时并不喜凉，却以温水洗浴而稍舒。

笔者认为，背热产生的核心病机为阴虚，病位在肾，涉及肺。肾阴虚是指由于肾阴亏损、失于濡养、虚热内生所致的证候。肾阴虚证多由久病耗伤，或禀赋不足，或房劳过度，或过服温燥劫阴之品所致。肾阴亏损，虚热内生，虚火循经上炎则生内热。王肯堂认为，肾藏精而主骨，精属阴，阴虚则精不足，阴虚生内热。肾主水，肾为水脏，在调节体内水液平衡方面起着极为重要的作用。《素问·上古天真论》云："肾者主水，受五脏六腑之精而藏之。"若肾脏的阴阳水火失于平衡，则虚火失其制约而上浮。足太阳经在背部分两条线行走，第一侧线位于后正中线旁开 1.5 寸，第二侧线为后正中线旁开 3 寸。《灵枢·经脉》曰："膀胱足太阳之脉……循肩髆内，夹脊，抵腰中，入循膂，络肾，属膀胱。"肾与膀胱相表里，当无根之火循膀胱经上炎则易引起背热。《赤水玄珠·火热门》所载"肩背热及足小趾外廉胫踝后皆热，足太阳经"，阐释了肾、足太阳经与背热之间的关系。因此，背热产生的核心病机为肾阴虚，肾的阴阳水火失于平衡，虚火内生，无根之火循经上炎，则产生背热。笔者认为背热的病位在肾，与肺关系密切，肾阴虚虽为贯穿背热发生发展的核心病机，但在背热发展过程中会出现其他兼杂病机影响疾病的进展和临床表现，如肾阴虚兼外感风邪、肾阴虚兼肺部郁火、肾阴虚兼脾胃湿热、肾阴虚兼气滞血瘀。因此，背热病性属虚实夹杂，在临床中要辨证施治。

本案患者为老年男性,《黄帝内经素问》云:"七八肝气衰,筋不能动。八八天癸竭,精少,肾脏衰,形体皆极,则齿发去。"据此可知该患者年老,脏腑功能减退,肝肾阴虚,阴虚则火旺,虚火循经上炎至背部,则产生背热以及胃部灼烧感。虚热伤及脾土则脾失运化,胃失和降。脾主为胃行其津液也,脾胃失健,内生水湿,水反为湿,谷反为滞,积湿成浊,积滞化热,使湿热共同致病。《脾胃论》云:"湿能助火,火旺,郁而不通,主大热。"火曰炎上,冲至背部,则易引起背热。该患者舌暗红,苔黄腻,中有裂纹,脉弦滑数,俱为湿热阴伤之象。治疗祛湿热,清虚热为要。方用茵陈、黄芩、黄连、清半夏健脾燥湿,清脾胃湿热,以助中焦运化;香橼、佛手、枳实、厚朴疏肝理气,调理中焦气机;青蒿、地骨皮、银柴胡取"清骨散"之意,能清虚热、退骨蒸,主治肝肾阴虚,虚火内扰证;生石膏、浙贝母、海螵蛸清肺胃浮火,制酸止痛;青果、冬凌草、木蝴蝶清热利咽解毒;栀子、淡豆豉、胆南星清心除烦;生龙齿、合欢皮、首乌藤安神助眠。诸药合用祛湿热,清虚热,患者诸症明显改善。

背热 2

患者信息:男,68 岁,退休人员

就诊日期:2019 年 9 月 2 日

[主诉] 后背发热 1 个月,加重 1 周。

[现病史] 患者 1 个月前因饮食不节且胃脘部受凉后出现后背发热,胃脘胀痛。曾于河北某医院就诊,服用西药后(具体药物描述不详),症状无明显好转,后未予治疗。1 周前因家中事,暴饮暴食,休息不规律,夜间背热严重,白天背热有所减轻,伴有胃脘不适,遂来我院就诊。现主症:后背发热,夜间甚,间断胃胀,胃痛,干呕,纳可,寐差(入睡困难),五心烦热,大便干结,2 日一行,小便调。舌暗红,苔薄黄,脉弦细。

[既往史] 既往体健。

[过敏史] 否认食物及药物过敏史。

[体格检查] 腹平坦,全腹触之欠柔软,剑突下无压痛,无腹肌紧张及反跳痛,肝脾肋缘下未触及,Murphy 征阴性,麦氏点无压痛,肝区无叩击痛,双肾区无叩击痛,移动性浊音阴性,肠鸣音正常存在。

[辅助检查] 电子胃镜(2019 年 9 月 2 日,河北某医院):慢性萎缩性胃

炎伴糜烂；胃多发息肉。

[**中医诊断**] 背热。

[**证候诊断**] 浊毒阴伤。

[**治法**] 化浊解毒，滋阴清热。

[**西医诊断**] ①慢性萎缩性胃炎伴糜烂；②胃多发息肉。

[**处方**]

茵陈 15g	黄芩 12g	黄连 12g	陈皮 9g
竹茹 10g	清半夏 9g	柴胡 12g	香附 12g
紫苏梗 12g	枳实 15g	厚朴 9g	枳壳 9g
香橼 15g	佛手 15g	五味子 10g	炒酸枣仁 15g
八月札 15g	鳖甲 15g	茯神 30g	生薏苡仁 30g
玉竹 10g	龟板 15g	生龙骨 20g	生牡蛎 20g
地骨皮 15g	焦神曲 30g	青蒿 30g	车前子 15g
百合 30g	鸡内金 20g	生地黄 10g	牡丹皮 15g

7剂，每日1剂，水煎取汁400mL，早晚饭后1小时温服。

二诊：2019年9月9日，患者述背热有所好转，但仍有入睡困难，情志不畅，且咽喉不适；舌暗红，苔薄黄，脉弦细。上方加合欢花15g、合欢皮15g、射干10g、冬凌草15g。7剂，每日1剂，煎服法同前。

三诊：2019年9月16日，患者自述睡眠有很大改善，背热偶尔发作，心情舒畅，胃脘部无明显不适；舌暗红，苔薄黄，脉细。去射干、冬凌草。调整处方如下：

茵陈 15g	黄芩 12g	黄连 12g	陈皮 9g
竹茹 10g	清半夏 9g	柴胡 12g	香附 12g
紫苏梗 12g	枳实 15g	厚朴 9g	枳壳 9g
香橼 15g	佛手 15g	五味子 10g	炒酸枣仁 15g
八月札 15g	鳖甲 15g	茯神 30g	生薏苡仁 30g
玉竹 10g	龟板 15g	生龙骨 20g	生牡蛎 20g
地骨皮 15g	焦神曲 30g	青蒿 30g	车前子 15g
百合 30g	鸡内金 20g	生地黄 10g	牡丹皮 15g
合欢花 15g	合欢皮 15g		

7剂，每日1剂，煎服法同前。

[**按语**] 背热是指背部感觉发热的一种症状，后世有称胸背热、项背热者。《医学入门》则称背热。笔者认为背热的核心病机为阴虚。笔者根据现代生

活习惯分析：首先，现代人嗜食肥甘厚味，暴饮暴食，饮食不规律，损伤脾胃，致浊毒之邪内蕴，浊毒内蕴日久则伤阴耗气。其次，现代人多沉迷于网络，故经常熬夜，休息不规律，致人体津液耗损，亦会导致阴虚。阴不制阳，则阳热之气相对偏旺，虚火上炎而生内热。《景岳全书·火证》云："阴虚者能发热，此以真阴亏损，水不制火也。"又肾主一身之精，为元阴元阳之根本。若肾之阴阳水火平衡失调，则出现阴虚阳浮，失约之火上升，无根之火外越。根据经络走行，足太阳膀胱经走行于背部脊柱两侧旁开1.5寸，足少阴肾经与膀胱经互为表里。肾经贯脊属肾络膀胱，是肾脏的重要"经隧"。当失约之火、无根之火循经上炎则引起背热。因此肾阴虚是背热的根本病因。

本案患者本就年事已高，肝肾亏虚，肾阴不足。又由于饮食不当的原因，致使湿浊困着中焦脾胃，日久则化热成毒。浊毒困阻中焦，脾胃失调，故患者有胃脘部不适；浊毒之邪内蕴日久伤阴耗气，患者又由于家中有事而睡眠不规律，休息较晚，亦使得身体阴液暗耗，阴虚则热，循经上炎，故出现背热。阴液暗耗而成阴液亏少，故大便干结；舌暗红，苔薄黄腻，脉弦细均为浊毒伤阴之证。初诊方中青蒿、鳖甲、生地黄、牡丹皮，取青蒿鳖甲汤之意以滋阴清热治疗背热。青蒿鳖甲汤首见于清代叶天士《临证指南医案·卷五·温热》，方中鳖甲咸寒，归肝、肾经，长于滋阴潜阳；青蒿苦辛寒而芳香，归肝、胆经，长于清透阴分伏热，引邪外出，与鳖甲配伍，有先入后出之妙；生地黄甘寒，养阴生津；牡丹皮凉血透热，助青蒿透泄阴分之伏热。茵陈、黄芩、黄连、陈皮、竹茹、半夏为清热利湿，化浊解毒之基础方。生薏苡仁助底方利湿，车前子使湿邪从小便而去；柴胡、香附、枳实、厚朴、香橼、佛手均为药对合用，又加枳壳、紫苏梗、八月札以疏肝理气除胀。炒酸枣仁、茯神、龙骨、牡蛎、百合多个安神药合用以安神助眠，其中生龙骨、生牡蛎重镇安神，茯神宁心安神，炒酸枣仁养肝安神，百合清心安神。诸药合用，化浊解毒方合千古名方青蒿鳖甲汤，滋阴清热，化浊解毒，浊毒除，阴液无耗，阴可制阳，故背热自除。

背凉 1

患者信息：男，68岁，退休人员

就诊日期：2018年10月26日

[**主诉**] 后背发凉5年。

［**现病史**］患者 5 年前无明显诱因出现后背发凉，晨起重，伴有口干，曾先后在当地诊所行推拿、口服中药（具体药物描述不详）治疗，未见明显缓解，于某医院行电子胃镜检查示：慢性浅表性胃炎。遂来我院就诊。现主症：后背发凉，活动后可减轻，晨起加重，春秋甚，口苦、口干、咽干、纳可，寐可，大便 2~3 日一行，质干，小便可。舌紫暗，边有齿痕，苔薄黄腻，脉沉弦细。

［**既往史**］曾行冠脉支架置入术。

［**体格检查**］腹平坦，全腹触之柔软，剑突下无压痛，无腹肌紧张及反跳痛，肝脾肋缘下未触及，Murphy 征阴性，麦氏点无压痛，肝区无叩击痛，双肾区无叩击痛，移动性浊音阴性，肠鸣音正常存在。

［**辅助检查**］电子胃镜（2018 年 10 月 22 日，河北某医院）：慢性浅表性胃炎。

［**中医诊断**］背凉。

［**证候诊断**］血瘀阻络。

［**治法**］活血化瘀。

［**西医诊断**］慢性非萎缩性胃炎。

［**处方**］

当归 9g	白芍 20g	川芎 9g	茯苓 15g
枳壳 9g	生白术 9g	泽泻 9g	鸡内金 15g
乌药 9g	百合 15g	北沙参 30g	麦冬 10g
地龙 15g	土鳖虫 6g	水蛭 3g	葛根 30g
夏枯草 15g	玄参 30g	桃仁 9g	桂枝 6g
生薏苡仁 30g	柴胡 15g	延胡索 15g	

3 剂，每日 1 剂，水煎取汁 400mL，早晚饭后 1 小时温服。

二诊：2018 年 10 月 29 日。患者诉后背发凉稍减轻，口干口苦，纳可，寐可，大便 2 日一行，质可；舌紫暗，边有齿痕，脉沉弦细，苔薄黄腻而干。于上方加荆芥 9g，红花 9g，玉竹 9g，赤芍 15g，去白术、麦冬。7 剂，每日 1 剂，煎服法同前。

三诊：2018 年 11 月 5 日。患者诉背凉明显减轻，但晨起稍重，口干，纳寐可，大便 1 日一行，质干，舌紫暗，边有齿痕，苔薄黄腻，脉沉弦细。于上方中去玄参、生薏苡仁，加鹿衔草 15g、瓜蒌 15g、天花粉 15g。调整处方如下：

当归 9g	白芍 20g	川芎 9g	茯苓 15g

枳壳 9g	泽泻 9g	鸡内金 15g	乌药 9g
百合 15g	北沙参 30g	天花粉 15g	地龙 15g
土鳖虫 6g	水蛭 3g	葛根 30g	夏枯草 15g
桃仁 9g	桂枝 6g	柴胡 15g	延胡索 15g
荆芥 9g	红花 9g	玉竹 9g	赤芍 15g
鹿衔草 15g	瓜蒌 15g		

7剂，每日1剂，煎服法同前。后随访，症状消失无反复。

[按语] 背凉乃阳气不通，其原因有虚实两端，虚即阳虚不能温煦，实即血瘀等病理因素瘀阻络脉，导致阳气郁而不通。本案患者有多年冠脉支架置入史，其舌紫暗，脉沉弦细，考虑患者主要病理因素为瘀血。而血瘀造成背凉的主要原因有二：一是血与气本不相离，内有瘀血，故气不得通，背为阳，阳气郁阻，不能温煦后背则见背凉；二是瘀血不祛，新血不生，不能荣养背部。患者活动后气血、脉络运行，故见活动后背凉减轻；瘀血阻于内，影响气机条达，使得津不能上承，可见口干咽干，下行失调可见大便干。水津失布，长期留滞局部，湿郁化热，表现为口苦。

血瘀之证以地龙、土鳖虫、水蛭等血肉有情之品，以先驱破血逐瘀，配以当归、川芎、枳壳行气活血；气行则血行，血得温则行，故用乌药、白芍、白术、茯苓等健脾行气促进血液流动；活血化瘀的过程中不忘顾护阴液，故方中加用百合、沙参、麦冬、玄参等。

方中除使用活血化瘀药物外，还大量使用薏苡仁、泽泻、夏枯草等清热利湿之品。此意为"以利为通"，即叶天士"通阳不在温，而在利小便"之法。配伍柴胡、葛根、桂枝温通经脉，升举阳气，以疏通局部经络。桂枝乃通阳之代表药，可为方药通阳之使臣，药量不宜过大。

二诊时症状稍减轻，但瘀血非一日能除，故仍以活血化瘀为主要治法，加用红花、赤芍等活血之品。三诊时患者湿热加重，加用瓜蒌、天花粉、鹿衔草等清热除湿。

背凉 2

患者信息：女，60岁，退休人员

就诊日期：2019年8月10日

[主诉] 背凉4年，加重5天。

［**现病史**］患者 4 年前无明显诱因出现背凉，未予重视。期间症状反复，未系统诊疗。5 天前无明显诱因症状再次加重，遂来我院就诊。现主症：背凉，畏寒怕风，不能耐受丝毫的风寒，出汗，纳可，寐可，大便每日一行，质可，小便可。舌质暗红，苔黄腻，脉弦滑。

［**既往史**］既往体健。

［**过敏史**］否认药物及食物过敏史。

［**体格检查**］腹平坦，全腹触之柔软，剑突下无压痛，无腹肌紧张及反跳痛，肝脾肋缘下未触及，Murphy 征阴性，麦氏点无压痛，肝区无叩击痛，双肾区无叩击痛，移动性浊音阴性，肠鸣音正常存在。

［**辅助检查**］未行。

［**中医诊断**］背凉。

［**证候诊断**］肺胃郁热，阳气不通。

［**治法**］解郁通阳。

［**西医诊断**］异感综合征。

［**处方**］

柴胡 15g	香附 15g	青皮 15g	紫苏梗 12g
茵陈 30g	黄芩 12g	黄连 12g	陈皮 9g
竹茹 10g	清半夏 9g	枳实 15g	厚朴 12g
香橼 15g	佛手 15g	车前子 15g	泽泻 12g
桑白皮 15g	地骨皮 15g	牡丹皮 12	葛根 30g
栀子 9g	淡豆豉 9g	桂枝 6g	石菖蒲 15g
郁金 12g	鸡内金 30g		

7 剂，每日 1 剂，水煎取汁 400mL，早晚饭后 1 小时温服。

二诊：2019 年 8 月 17 日，患者背凉减轻，出汗减轻，纳可，寐可，大便每日一行，质可，小便可；舌质暗红，苔薄黄腻，脉细弦滑。上方加萹蓄 15g、瞿麦 15g。7 剂，每日 1 剂，煎服法同前。

三诊：2019 年 8 月 24 日，患者背凉明显减轻，出汗减轻，纳可，寐可，大便每日一行，质可，小便可；舌质暗红，苔黄腻，脉弦细滑。上方加女贞子 15g、墨旱莲 15g。7 剂，每日 1 剂，煎服法同前。

四诊：2019 年 8 月 31 日，患者背凉明显好转，出汗无，纳可，寐可，大便每日一行，质可，小便；舌暗红，苔薄黄腻，脉弦细滑。继续服药以巩固疗效，调整处方如下：

柴胡 15g	香附 15g	青皮 15g	紫苏梗 12g

茵陈 30g	黄芩 12g	黄连 12g	陈皮 9g
竹茹 10g	清半夏 9g	枳实 15g	厚朴 12g
香橼 15g	佛手 15g	车前子 15g	泽泻 12g
桑白皮 15g	地骨皮 15g	牡丹皮 12	葛根 30g
栀子 9g	淡豆豉 9g	桂枝 6g	石菖蒲 15g
郁金 12g	鸡内金 30g	女贞子 15g	墨旱莲 15g
萹蓄 15g	瞿麦 15g		

14 剂，每日 1 剂，煎服法同前。

五诊：2019 年 9 月 14 日，患者未诉明显不适，嘱其注意起居调护。

[**按语**] 中医学理论认为"背为阳，腹为阴"。同时，太阳经和督脉皆行于后背。太阳经作为人体之藩篱，与肺和膀胱的关系密切。督脉作为阳经之总，与肾关系密切。因此，笔者认为背凉症状的出现与肺、肾密切相关。①肾为阴阳之根，所以人的阴阳不和之病，穷必及肾。而肾既合于三焦，又合于膀胱。三焦出气以温肌肉，肾阳之气通过三焦和膀胱而外达于背部，使背部保持正常的温度。若三焦通路失常，或者膀胱输泻津液功能失调，甚至肾阳亏虚，都能导致阳气不得布达，就会出现背凉的症状。②《灵枢·本输》说："少阳属肾，肾上连肺，故将两脏。"这也是说肾往上属于肺，合于膀胱，经过三焦的上下沟通，"故将两脏"，所以背部阳气的输布又是与肺分不开的。总之，背凉的出现，与肺、肾、膀胱、三焦生理功能的失调是密不可分的，其治疗也应从中考虑。

此案患者背凉伴有出汗，舌质暗红，苔黄腻，脉弦滑。综合考虑病理机制，属于肺胃郁热，阳气不通之证。故方中以栀子、淡豆豉组成栀子豉汤，桑白皮、地骨皮组成泻白散清宣肺胃郁热；患者为老年女性，故以女贞子、墨旱莲组成二至丸补益肝肾，同时配合小剂量桂枝，通阳化气，葛根引阳气到背部，且患者汗出过多，故配合牡丹皮等药。辅以柴胡、香附、青皮、紫苏梗等疏肝解郁；肝郁日久化热，故用茵陈、黄芩、黄连、陈皮、竹茹、半夏清热散郁；枳实、厚朴、石菖蒲、郁金等疏通气机，尤以栀子散三焦火邪，保持阳气道路通畅。最终以泽泻、车前子、萹蓄、瞿麦之属，利尿通阳，取叶天士"通阳不在温，而在利小便"之治。笔者认为叶氏所云，非单纯"利小便"之法，同时强调祛湿可以通阳，湿为阴邪，本就易伤阳气，所以应用此法并非指单用淡渗利尿之品通利小便，而是代指湿热分消之法，走尿道，给邪气更好的出路。

背痛 1

患者信息：女，56 岁，退休人员

就诊时间：2018 年 8 月 18 日

[**主诉**] 后背部沉重疼痛 2 年，加重 1 周。

[**现病史**] 患者 2 年前无明显诱因出现后背部沉重疼痛，曾于社区门诊行针灸、按摩治疗（具体不详），效果欠佳。期间因饮食不当、情绪失调加重。1 周前患者因生气出现后背疼痛症状加重，伴有胃脘部嘈杂不适，遂来我院就诊。现主症：后背部沉重，疼痛时做时止，伴胃脘部嘈杂，胀闷不舒，嗳气，饭后尤甚，纳少，夜寐欠安，大便每日一行，质可，小便可。舌暗红，苔黄腻，脉弦滑。

[**既往史**] 既往高血压病病史 15 年，未系统治疗。

[**过敏史**] 否认食物及药物过敏史。

[**体格检查**] 脊柱无畸形，双侧肩胛骨无压痛。腹平坦，全腹触之柔软，剑突下无压痛，无腹肌紧张及反跳痛，肝脾肋缘下未触及，Murphy 征阴性，麦氏点无压痛，肝区无叩击痛，双肾区无叩击痛，移动性浊音阴性，肠鸣音正常存在。

[**辅助检查**] 电子胃镜（2018 年 8 月 18 日，河北某医院）示：慢性非萎缩性胃炎伴糜烂。

[**中医诊断**] 背痛。

[**证候诊断**] 湿热气滞。

[**治法**] 理气化湿。

[**西医诊断**] 慢性糜烂性胃炎。

[**处方**]

茵陈 15g	黄芩 9g	黄连 9g	生薏苡仁 15g
败酱草 15g	陈皮 9g	清半夏 9g	茯苓 15g
枳实 15g	厚朴 15g	香橼 15g	佛手 15g
首乌藤 15g	合欢皮 15g		

7 剂，每日 1 剂，水煎取汁 400mL，早晚饭后 1 小时温服。

二诊：2018 年 8 月 25 日，患者后背部疼痛较之前明显减轻，胃脘部胀闷感减轻，偶有胃灼热，纳好转，寐欠安，大便每日一行，质可，小便可；舌暗红，苔黄腻，脉弦滑。上方加浙贝母 15g、海螵蛸 15g、柴胡 15g。7 剂，每日 1 剂，煎服法同前。

三诊：2018 年 9 月 3 日，患者后背部无明显不适，胃脘部胀闷感明显减轻，纳可，寐一般，大便每日一行，质可，小便可；舌暗红，苔黄腻，脉弦滑。遂调整处方如下：

茵陈 15g	黄芩 9g	黄连 9g	生薏苡仁 15g
败酱草 15g	陈皮 9g	清半夏 9g	茯苓 15g
枳实 15g	厚朴 15g	香橼 15g	佛手 15g
首乌藤 15g	合欢皮 15g	浙贝母 15g	海螵蛸 15g
竹茹 9g	柴胡 15g		

7 剂，每日 1 剂，煎服法同前。

后随症加减服药 3 个月，巩固疗效。

[**按语**] 背痛，是指胸腰背部出现的局部疼痛感觉，根据疼痛的部位可分为上背痛和下背痛，是一种常见症状。背痛的病因除劳损、炎症、外伤、退行性改变、肿瘤等因素外，内脏疾病也可以引起，属中医学"肩背痛""项背痛"范畴。慢性胃炎系指不同病因引起的各种慢性胃黏膜炎性病变，临床症状缺乏特异性，其发病率在各种胃病中居首位。经长期临床观察发现，慢性胃炎患者常常有后背痛等不典型症状。脾胃功能异常是慢性胃炎背痛发病的关键，究其病因，慢性胃炎伴背痛出现的基本病机为邪浊阻络，阴津亏虚，病性虚实夹杂，实则气滞、湿热、瘀血阻络导致不通则痛，虚则阴虚失濡，导致不荣则痛。本病病位在脾、胃，与肺密切相关，《临证指南医案》中有云："肺朝百脉，肺病则不能管摄一身，故肺俞为病，即肩背作痛；又背为阳明之府，阳明有亏，不能束筋骨，利机关，即肩垂背曲。"

故治疗中应肺胃同治，使肺胃之气得以宣降，全身之津液得以宣发布散，用药以"枳实、厚朴"对药调畅气机。厚朴既可燥湿消痰，又能下气除满，且厚朴主入脾、胃、肺经，有平胃气之功，又兼有除肺气胀满之效。同时胃气的通降与肝气的疏泄有密切关系，在临床用药中，笔者常在调理胃气的基础之上佐以"香橼、佛手"对药以调畅肝气。"半夏、陈皮、茯苓"，此组角药以燥湿健脾化痰，此三药相伍，源自《太平惠民和剂局方》二陈汤，半夏、陈皮二药，皆辛温之品，皆归肺、脾二经，有燥湿化痰之功，半夏得陈皮之助则气顺而痰自消，化痰湿之力尤胜，陈皮得半夏之辅则痰除而气自下，同时配以茯苓，既能淡渗利湿，又可健运脾胃，使脾胃运化功能得以恢复，同时还可制约半夏、陈皮辛燥之性。方中黄芩、黄连可清胃火，并配以首乌藤、合欢皮安神以改善睡眠，因患者电子胃镜显示慢性非萎缩性胃炎伴有糜烂，故佐以薏苡仁、败酱草祛瘀排脓以消胃痛。二诊患者诉偶有胃灼热症状，故在原方基础上加浙贝母、海螵蛸抑制胃酸分泌。诸药相伍使气机升降有序，湿热之邪得祛，胃亦安和，背痛自除。

背痛 2

患者信息：女，56 岁，退休人员

就诊日期：2019 年 10 月 4 日

[**主诉**] 后背疼痛 10 余年，加重 1 个月。

[**现病史**] 患者于 10 年前无明显诱因出现后背疼痛，伴胃脘疼痛，餐后明显，未予以重视。1 个月前无明显诱因后背疼痛加重，伴胃脘疼痛，偶有反酸、胃灼热等症状，就诊于当地医院，查电子胃镜示：慢性萎缩性胃炎。住院予以中西医结合治疗，效果不佳，为求进一步系统治疗，遂来我院就诊。现主症：后背疼痛，胃痛，反酸，纳差，寐欠安，二便调。舌紫暗，边有齿痕，苔黄腻，脉弦滑。

[**既往史**] 既往体健。

[**过敏史**] 否认药物及食物过敏史。

[**体格检查**] 脊柱无畸形，双侧肩胛骨内缘轻压痛。腹平坦，全腹触之柔软，剑突下轻压痛，肝脾肋缘下未触及，无腹肌紧张及反跳痛，Murphy 征阴性，麦氏点无压痛，肝区无叩击痛，双肾区无叩击痛，移动性浊音阴性，肠鸣音正常存在。

[**辅助检查**] 电子胃镜（2019 年 10 月 3 日，河北某医院）示：慢性萎缩性胃炎。

[**中医诊断**] 背痛。

[**证候诊断**] 湿热中阻，胃失和降。

[**治法**] 清热化湿，理气和胃。

[**西医诊断**] 慢性萎缩性胃炎。

[**处方**]

黄芩 12g	黄连 12g	清半夏 9g	茵陈 15g
竹茹 10g	陈皮 9g	香橼 15g	佛手 15g
枳实 15g	厚朴 9g	延胡索 15g	白芷 9g

| 生石膏 30g | 瓦楞粉 30g | 蒲黄 9g（包煎） | 五灵脂 9g |
| 合欢皮 15g | 首乌藤 15g | 葛根 30g | 鸡内金 15g |

7剂，每日 1剂，水煎取汁 400mL，分早晚饭后 1小时温服。并嘱患者节饮食，调情志。

二诊：2019 年 10 月 13 日，患者自诉背痛好转，胃脘部稍有胀感，偶嗳气，其余诸症均好转；舌暗红，苔黄腻，脉滑数。上方加降香 6g、香附 12g、青皮 12g。14 剂，每日 1剂，煎服法同前。

三诊：2019 年 10 月 27 日，患者背痛明显好转，偶有胃脘胀痛，大便干结；舌暗红，苔薄黄腻，脉滑数。上方去生石膏、瓦楞粉，加芦根 30g。14 剂，每日 1剂，煎服法同前。

四诊：2019 年 11 月 10 日，患者自诉最近因压力过大，情绪低落且背沉，乏力，大便每日 1 次；舌尖红，苔薄黄腻，脉滑数。上方加沙参 15g、石菖蒲 15g、郁金 12g、当归 9g、川芎 9g、白芍 30g。调整处方如下：

黄芩 12g	黄连 12g	清半夏 9g	茵陈 15g
竹茹 10g	陈皮 9g	香橼 15g	佛手 15g
枳实 15g	厚朴 9g	延胡索 15g	白芷 9g
蒲黄 9g（包煎）	五灵脂 9g	合欢皮 15g	首乌藤 15g
葛根 30g	鸡内金 15g	降香 6g	香附 12g
青皮 12g	芦根 30g	沙参 15g	石菖蒲 15g
郁金 12g	当归 9g	川芎 9g	白芍 30g

14 剂，每日 1剂，煎服法同前。

五诊：2019 年 11 月 24 日，患者自述背部无明显疼痛，余症均明显减轻，继续服药，随证加减，治疗慢性萎缩性胃炎。随诊 3 个月，背部均无明显疼痛不适。

［按语］背痛，是指胸腰背部出现的局部疼痛感觉，根据疼痛的部位可分为上背痛和下背痛，是一种常见症状。背痛的病因除劳损、炎症、外伤等因素外，内脏疾病亦可引起，属中医学"肩背痛""项背痛"范畴。笔者发现患有胃腑疾病的患者常伴有背痛的症状，具体表现为胃脘部胀满、疼痛、吞酸等症状并伴有后背部沉重疼痛，善从脾胃角度进行论治。本病病位在背，与肺、脾、胃密切相关，致病因素主要有气逆、湿热、瘀血，病机主要为"不荣则痛，不通则痛"。笔者认为，此案中肺胃为母子关系，胃气不降可致肺气上逆，正如《四圣心源》曰："胃逆则肺金不降。"若胃气不降，冲逆于肺，导致肺失肃降之职，肺气循经上逆，攻撑作痛，则发为背痛。再者《症因脉治》

中有云："肠胃积热，上熏肺金，则土中之火刑金，而肩背痛缺盆肺俞，每每作痛。"脾胃功能失常，无以运化水饮，日久生痰化热，痰热之邪聚集脾胃，向上熏灼肺金，可导致背痛。同时脾主统血，脾升降失调，气血失约，不能充盈濡养周身，瘀阻于肺则背部疼痛难忍。"故治疗背痛当先清热化湿，和胃降逆，辅以通络化瘀，亦可加入少量清心、疏肝之品以通调五脏。

初诊方中加入苦寒降泄的茵陈、黄芩、黄连清热脾胃利湿。疏肝理气之品香橼、佛手，二者皆入脾、肺经，均能理气、消痰、利膈，针对气逆、湿阻导致"背痛"的特点。厚朴主入脾、胃、肺经，有平胃气之功，又兼有除肺气胀满之效。枳实苦、辛、酸，归脾、胃经，长于荡涤脾胃积滞。疼痛加入延胡索、白芷，长于活血化瘀、理气止痛。合入小方失笑散，增强活血化瘀之功。四诊中，患者情绪低落，加入石菖蒲、郁金行气解郁、开窍醒神。郁金辛散苦泄，可入气分以行气解郁。入血分以凉血消瘀，为血中之气药，芳香宣达善解抑郁，石菖蒲味辛性温，不仅善化湿浊之邪，以振清阳之气，又可和中开胃，但因其性燥，阴血亏虚者不可妄加使用，但与性寒之郁金配伍，则无耗血伤液之弊。二药合用可除胃腑之气血郁滞使胃气得降，清阳可升。诸药合用，标本兼治，从而收获良效。

背胀

患者信息：男，49岁，工人

就诊日期：2019年1月7日

[**主诉**] 间断胃胀痛1个月，加重伴背胀1周。

[**现病史**] 患者1个月前因饮食不节出现胃脘胀痛，曾于当地某医院就诊，服用药物（具体药物描述不详）后，症状好转。1周前因与家人吵架出现背胀，遂来我院就诊。现主症：背胀，胃脘胀痛，纳可，寐差，烦热，大便干结，2日一行，小便可。舌暗红，中有裂纹，苔黄腻，脉弦细滑。

[**既往史**] 既往体健。

[**过敏史**] 否认食物及药物过敏史。

[**体格检查**] 脊柱无畸形，双侧肩背部无明显压痛。腹平坦，全腹触之欠柔软，剑突下压痛（+），无腹肌紧张及反跳痛，肝脾肋缘下未触及，Murphy征阴性，麦氏点无压痛，肝区无叩击痛，双肾区无叩击痛，移动性浊音阴性，肠鸣音正常存在。

[**辅助检查**]电子胃镜（2019年1月7日，河北某医院）示：慢性非萎缩性胃炎。

[**中医诊断**]背胀。

[**证候诊断**]浊毒内蕴。

[**治法**]化浊解毒，理气除胀。

[**西医诊断**]慢性非萎缩性胃炎。

[**处方**]

茵陈30g	黄芩12g	黄连12g	陈皮9g
竹茹10g	清半夏9g	柴胡12g	香附15g
紫苏梗12g	香橼15g	首乌藤15g	栀子9g
佛手15g	青皮15g	石菖蒲15g	淡豆豉9g
郁金12g	姜黄9g	葛根30g	车前子15g
合欢皮15g	生龙齿20g		

7剂，每日1剂，水煎取汁400mL，早晚饭后1小时温服。

二诊：2019年1月14日，患者胃部不适好转，背部发胀稍有好转；舌暗红，中有裂纹，苔黄腻，脉弦细滑。上方加地龙10g，改茵陈为50g、香附为12g、紫苏梗为10g。7剂，每日1剂，煎服法同前。

三诊：2019年1月21日，胃脘部不适明显好转，背胀好转，又诉夜间口干咽干，手足心热，背部发热；舌暗红，中有裂纹，苔薄黄腻，脉弦细。上方加青蒿30g、地骨皮15g，鳖甲15g。调整处方如下：

茵陈50g	黄芩12g	黄连12g	陈皮9g
竹茹10g	清半夏9g	柴胡12g	香附12g
紫苏梗10g	香橼15g	首乌藤15g	栀子9g
佛手15g	青皮15g	石菖蒲15g	淡豆豉9g
郁金12g	姜黄9g	葛根30g	车前子15g
合欢皮15g	生龙齿20g	地龙10g	青蒿30g
地骨皮15g	鳖甲15g		

7剂，每日1剂，煎服法同前。

后患者规律服药1个月，诸症皆除。

[**按语**]本案患者由于饮食不节，导致中焦脾胃受损，浊毒内蕴，阻碍气机，气机不顺，故有胃胀，不通则痛，故有胃脘痛。胃不和则卧不安，故有寐差。浊毒夹瘀血内阻于背部足太阳膀胱经，经气不顺，故出现背胀。浊毒内蕴日久，耗伤阴液，故出现大便干结。初诊方中茵陈、黄芩、黄连、陈皮、

竹茹、半夏为清热除湿，化浊解毒之底方。其中茵陈、黄芩、黄连并用，"以苦化浊，用寒解毒"，茵陈配黄连，化浊解毒之功最著。又清半夏配黄连为药对，清半夏味辛性温，燥湿化痰，黄连味苦性寒，清热燥湿，泻火解毒，二者一苦一辛，辛开苦降。陈皮味辛、苦，性温，归脾、肺经，功能理气健脾，燥湿化痰，适用于脾胃湿阻、气滞引起的诸症。陈皮既可祛胃中湿浊，又可健脾胃，用此药一举两得。竹茹性寒凉，归肺、胃、胆经，功能清热化痰、除烦止呕，故可清胃热，化胃浊。柴胡、香附、紫苏梗、青皮、香橼、佛手理气除胀，此组药物均为对药合用，"柴胡、香附""香橼、佛手""青皮、紫苏梗"三组对药合用，以疏肝理气，调节气机运行。柴胡味苦、辛，性微寒，入肝经，具有和解少阳、疏肝和胃之功，善于疏泄肝气而解郁结，为疏肝解郁之要药。香附，味辛、微苦、微甘，性平，归肝、脾、三焦经，可疏肝解郁，理气宽中，调经止痛。李时珍称之为"气病之总司，女科之主帅"。又《本草正义》中："香附，辛味甚烈，香气颇浓，皆以气用事，故专治气结为病。"香橼，性温，味辛、苦、酸，归肝、脾、肺经，具有疏肝理气、宽中化痰的功效。《医林纂要》云："治胃脘痛，宽中顺气，开郁。"佛手，性温，味辛、苦、酸，归肝、脾、胃、肺经，具有疏肝理气、和胃止痛、燥湿化痰的功效。青皮，味苦、辛，性温，归肝、胆、胃经，功擅疏肝破气，消积化滞。《本草备要》云："除痰消痞，治肝气郁结，胁痛多怒，久疟结癖，疝痛，乳肿。"紫苏梗，味辛，性温，归脾、肺经，功能理气宽中，止痛，安胎。紫苏梗虽入脾、肺经，不入肝、胆经，但是其理气行郁之力优，正如明·贾九如《药品化义》言其"能使郁滞上下宣行，凡顺气诸品惟此纯良"。石菖蒲、郁金理气豁痰，姜黄行气活血。车前子使湿邪从小便而去。首乌藤、合欢皮、生龙齿安神助眠。栀子、淡豆豉取栀子豉汤之意以除烦热。二诊时患者胃脘部症状好转，背部发胀减轻，舌暗红，苔黄腻，中有裂纹，说明患者体内浊毒之邪胶着已久。浊毒致病又常夹瘀，故二诊方中减轻香附、紫苏梗理气药用量，改茵陈为50g以加强清热祛湿之功效，又加地龙以活血化瘀。三诊时，患者原有症状皆好转，但又有咽干口干，手足心热，背部发热，故加青蒿、鳖甲、地骨皮取青蒿鳖甲汤之意以除虚热。诸药合用，浊毒祛，瘀血除，背部足太阳膀胱经不为邪气所阻滞，故背胀自除且诸症痊愈。

盗汗1

患者信息：男，43岁，职员

就诊日期：2018年9月1日

[**主诉**] 盗汗2年余，加重10天。

[**现病史**] 2年前无明显诱因出现盗汗，后颈部尤甚，沾湿枕巾，未曾服用药物。10天前无明显诱因上述症状加重，遂来我院就诊。现主症：盗汗，进食油腻后胃胀，自诉情绪紧张，纳可，寐差，入睡困难，大便每日一行，小便可。舌暗红，中有裂纹，苔薄黄腻，脉沉弦细。

[**既往史**] 既往体健。

[**过敏史**] 否认食物及药物过敏史。

[**体格检查**] 腹平坦，全腹触之柔软，剑突下无压痛，无腹肌紧张及反跳痛，肝脾肋缘下未触及，Murphy征阴性，麦氏点无压痛，肝区无叩击痛，双肾区无叩击痛，移动性浊音阴性，肠鸣音正常存在。

[**辅助检查**] 电子胃镜（2018年8月15日，河北某医院）示：慢性非萎缩性胃炎伴胃窦糜烂。病理诊断报告：胃窦后壁活检，轻度慢性非萎缩性胃炎，黏膜糜烂，间质水肿，个别腺体肠上皮化生。

[**中医诊断**] 盗汗。

[**证型诊断**] 肝脾不和，阴虚内热。

[**治法**] 调和肝脾，养阴清热。

[**西医诊断**] 慢性萎缩性胃炎伴糜烂、肠上皮化生。

[**处方**]

当归9g	白芍30g	川芎9g	茯苓15g
鸡内金15g	茯神30g	龙眼肉15g	青蒿30g
地骨皮15g	莲子心9g	栀子9g	淡豆豉9g
生龙骨30g	生牡蛎30g	炒酸枣仁15g	牡丹皮12g
生甘草6g	香橼15g	佛手15g	百合30g
石斛15g	玉竹9g	胆南星6g	天竺黄6g
浮小麦30g	五味子10g	仙鹤草30g	熟地黄30g
甘松9g			

7剂，每日1剂，水煎取汁400mL，早晚饭后1小时温服。

二诊：2018 年 9 月 8 日，患者诉症状减轻，效不更方，继予上方服用。后于门诊随诊加减服药 2 个月无盗汗。

[**按语**] 盗汗为入睡后汗出，夜属阴，阴虚则阳盛，即"阳加于阴谓之汗"，故盗汗存在阴虚内热，阳失所藏，但其根本何在呢？本案患者除盗汗外，还有进食油腻后胃胀、情绪紧张等症状，究其原因，其情绪易激动，肝气失和，肝气乘脾，造成肝脾不和的状态。脾失运化，可见进食油腻后胃胀；肝主疏泄，调畅情志，长期精神紧张可致肝气不舒，肝失疏泄继而又影响情志，形成恶性循环；肝郁化火，湿热中阻，迫津外泄，则盗汗。患者盗汗甚，津液丢失过多，营阴亏损，这是盗汗的结果，但盗汗形成的病因不除，则不能解决根本问题，就如沸水不去底薪，加水只能解决一时。

故在本案中，笔者未采用当归六黄汤等滋阴降火治盗汗常用方，而是选当归芍药散加减，健脾调肝，但盗汗的核心病机为阴虚内热，故在调和肝脾的基础上，始终予以养阴清热，图本以治。方中重用芍药以泻肝木，以川芎、当归行气补血；佐茯苓、鸡内金健脾益气，益气乃是固表之卫气，卫气由谷气所化。《证治准绳·杂病》："仲景之云，从其邪之所在之阴阳，便成盗汗，是指阴阳之流者耳。抑究其源流，悉是卫气之为用。"并配甘松、香橼、佛手疏肝理气；胆南星、天竺黄化痰，清热定惊以缓解情绪紧张。其舌有裂纹，津伤明显，故以浮小麦、五味子等固涩敛汗；青蒿、地骨皮、百合、玉竹、石斛、熟地黄清虚热，滋阴液。汗液为血液所化生，为心所主，汗出过多，伤及心神，患者有寐差，入睡困难，情绪紧张等症状，故加用莲子心、栀子、淡豆豉清心中郁热；龙骨、牡蛎潜摄浮阳、镇静安神；茯神、龙眼肉、酸枣仁养血宁心安神。诸药合用，相得益彰。

笔者强调，临床上不可见盗汗便以阴虚论治，然后投以当归六黄汤，于本案患者而言，当归六黄汤过于寒凉，而不能发挥调肝补脾作用。本例肝脾不和证也是个体，不能套以整体。盗汗亦可见湿热、血瘀、郁火、气虚等证，临证还须四诊合参，察其本源。

盗汗 2

患者信息：男，37 岁，职员

初诊时间：2019 年 11 月 30 日

[**主诉**] 间断盗汗 1 年，加重 2 天。

[**现病史**] 患者 1 年前因工作压力较大，饮食不规律，情志不畅，作息不规律，出现盗汗，严重时汗出可浸透衣被，曾就诊于河北某医院，服用"当归六黄汤"2 周，效果不显著。2 天前无明显诱因，盗汗再次加重。遂来我院就诊。现主症：盗汗，每周 2 次，胃隐痛、胃胀、纳呆、寐差、五心烦热，大便干结，2 日一行，小便短黄。舌暗红，少苔，脉弦细数。

[**既往史**] 既往体健。

[**过敏史**] 否认食物及药物过敏史。

[**体格检查**] 腹平坦，全腹触之柔软，剑突下无压痛，无腹肌紧张及反跳痛，肝脾肋缘下未触及，Murphy 征阴性，麦氏点无压痛，肝区无叩击痛，双肾区无叩击痛，移动性浊音阴性，肠鸣音正常存在。

[**辅助检查**] 电子胃镜（2019 年 11 月 30 日，河北某医院）示：贲门炎；慢性非萎缩性胃炎伴糜烂；十二指肠球炎。病理诊断报告：浅层黏膜慢性炎症，伴肠上皮化生。

[**中医诊断**] 盗汗。

[**证候诊断**] 阴虚内热。

[**治法**] 滋阴清热。

[**西医诊断**] ①贲门炎；②慢性非萎缩性胃炎伴糜烂、肠上皮化生；③十二指肠球炎。

[**处方**]

百合 15g	白芍 30g	川芎 9g	鸡内金 15g
当归 9g	茯苓 15g	泽泻 9g	合欢皮 15g
生白术 9g	薏苡仁 30g	败酱草 30g	浮小麦 30g
蝉蜕 20g	生龙骨 20g	生牡蛎 20g	香橼 15g
佛手 15g	炒酸枣仁 15g	淡豆豉 9g	栀子 9g

7 剂，每日 1 剂，水煎取汁 400mL，早晚饭后 1 小时温服。

二诊：2019 年 12 月 7 日，患者服药 1 周后，盗汗有所改善，虽仍 1 周发作了 2 次，但自觉汗出好转，无浸透衣被，胃脘不适亦有好转，仍有寐差，五心烦热；舌暗红，少苔，脉细。上方去蝉蜕，加青蒿 30g、地骨皮 15g、鳖甲 15g（先煎），余不变。7 剂，每日 1 剂，煎服法同前。

三诊：2019 年 12 月 14 日，盗汗又有进一步改善，1 周内只发作了 1 次，夜寐好转，无胃脘不适；舌暗红，苔薄，脉细。上方不变，14 剂，每日 1 剂，煎服法同前。

四诊：2019 年 12 月 28 日，患者服药 2 周后，盗汗有明显好转，1 周内无盗汗，但又因家庭、工作等原因再次导致精神紧张，情绪烦躁且饮食不节，故盗汗、胃脘不适再次加重；舌暗红，苔薄黄腻，脉弦。治宜疏肝泄热，和胃化湿。调整处方如下：

浮小麦 30g	栀子 10g	龙胆草 9g	茯苓 20g
生薏苡仁 30g	生地黄 15g	枳实 15g	厚朴 12g
青皮 12g	夏枯草 15g	地骨皮 15g	浙贝母 15g
海螵蛸 15g	茵陈 30g	黄连 12g	黄芩 12g

7 剂，每日 1 剂，煎服法同前。

患者随症加减，规律服药 3 周后，症状皆好转，停药。

[按语] 汗是阳气蒸化津液经玄府达于体表而成，正如《素问·阴阳别论》所云："阳加于阴为之汗。"若当人体阴阳失调，营卫不和，腠理开阖不利而引起汗液外泄时则属病理现象，即为汗证。临床上汗证多见自汗、盗汗、头汗、半身汗、手足心汗等全身或局部汗出。其中盗汗是指睡时汗出，醒时汗止的症状，常兼见潮热、舌红少苔、脉细数等症，多见于阴虚证。

本案患者平素工作压力较大且饮食不规律，中焦脾胃受损，运化不利，浊毒阻滞中焦，蕴久化热，日久则灼伤营阴，又肝郁气滞，肝气犯胃，郁而化火，再度伤阴，故患者表现出胃脘不适等一派阴虚之象。初诊方中，百合、当归、川芎、白芍补血滋阴；白术、茯苓、鸡内金健脾和胃；薏苡仁、败酱草利湿泄浊以消胃痛；香橼、佛手理气除胀；泽泻泄热利小便；合欢皮、生龙骨、生牡蛎、酸枣仁、蝉蜕合用以安神助眠，患者夜间盗汗严重，睡眠质量很差，故诸安神药合用，其中生龙骨、生牡蛎对药合用既可重镇安神，又可收敛止汗，一举两得。生龙骨味甘、涩，性平，功能重镇安神，敛汗涩精，生肌敛疮。生牡蛎味咸，性微寒，可重镇安神，滋阴潜阳，软坚散结。《本草求真》云："龙骨功与牡蛎相同，但牡蛎咸涩入肾，有软坚化痰清热之功，此属甘涩入肝，有收敛止脱镇惊安魄之妙。"浮小麦敛阴止汗；栀子、淡豆豉取栀子豉汤之意以除烦安神。二诊、三诊时，患者盗汗症状有所缓解，但仍阴虚寐差严重，故又加青蒿、地骨皮、鳖甲取青蒿鳖甲汤之意以滋阴清热。四诊时患者表现为肝郁气滞，湿热中阻之证，故宜疏肝泄热，和胃化湿，方中龙胆草、栀子清肝泄热，枳实、厚朴、青皮疏肝理气，黄芩、黄连清热燥湿，生地黄、地骨皮滋阴生津，同时不忘标本兼顾，加茵陈、夏枯草以化浊解毒，茯苓、生薏苡仁和胃化湿，浮小麦敛阴止汗，浙贝母、海螵蛸制酸止痛。由此看出，盗汗不一定是阴虚所致，实证亦可出现盗汗，所以我们在日常临证时一定要遵循中医诊断病证之精华——

辨证论治，同时不忘抓核心病机，治病求本，才能抓住根本，如有神助。

胃凉

患者信息：女，42岁，职员

就诊日期：2019年9月13日

[**主诉**] 胃凉半个月。

[**现病史**] 患者缘于半月前进食生冷油腻后出现胃凉，胃脘胀痛，活动及多语多言后头晕沉重，偶烘热汗出，进食时较多见，自行口服"香砂养胃丸"后效果不明显，症状仍间断反复发作，遂来我院就诊。现主症：胃凉，胃脘胀痛，进食生冷后加重，活动及多语多言后头晕沉重，偶烘热汗出，进食时较多见，无胃灼热、反酸，无恶心呕吐，纳一般，夜寐多梦，小便调，大便每日一行，质黏。舌紫暗红，苔薄黄腻，脉弦细滑。

[**既往史**] 既往体健。

[**过敏史**] 否认食物及药物过敏史。

[**体格检查**] 腹平坦，全腹触之柔软，剑突下无压痛，无腹肌紧张及反跳痛，肝脾肋缘下未触及，Murphy征阴性，麦氏点无压痛，肝区无叩击痛，双肾区无叩击痛，移动性浊音阴性，肠鸣音正常存在。

[**辅助检查**] 未行。

[**中医诊断**] 胃凉。

[**证候诊断**] 湿热瘀阻。

[**西医诊断**] 慢性胃炎。

[**治法**] 清热祛湿，散瘀导滞。

[**处方**]

柴胡15g	香附15g	紫苏梗12g	青皮15g
茵陈15g	黄芩12g	黄连12g	竹茹10g
陈皮9g	清半夏9g	延胡索15g	白芷10g
青蒿30g	地骨皮15g	浮小麦30g	天麻15g
白蒺藜15g	泽泻15g	首乌藤15g	合欢皮15g
生龙齿20g	鸡内金20g	砂仁6g（后下）	

7剂，每日1剂，水煎取汁400mL，早晚饭后1小时温服。

二诊：2019年9月19日，胃凉，胃脘胀痛明显好转，活动后偶有头晕沉重，烘热汗出症状减轻；舌暗红，苔薄黄稍腻，脉弦细滑。上方去生龙齿，加灵芝 15g、茯苓 20g、生白术 10g、鹿角霜 30g、天竺黄 6g。7 剂，每日 1 剂，煎服法同前。

三诊：2019 年 9 月 27 日，无明显胃凉、胃脘胀痛、头晕沉重等症状，偶有汗出，夜寐多梦好转；舌暗红，苔薄黄稍腻，脉弦细略滑。上方去灵芝、白蒺藜，加苏木 9g，改香附为 12g、紫苏梗为 9g、茵陈为 20g。调整处方如下：

柴胡 15g	香附 12g	紫苏梗 9g	青皮 15g
茵陈 20g	黄芩 12g	黄连 12g	竹茹 10g
陈皮 9g	清半夏 9g	延胡索 15g	白芷 10g
青蒿 30g	地骨皮 15g	浮小麦 30g	天麻 15g
泽泻 15g	首乌藤 15g	合欢皮 15g	鸡内金 20g
砂仁 6g（后下）	茯苓 20g	生白术 10g	鹿角霜 30g
天竺黄 6g	苏木 9g		

7 剂，每日 1 剂，煎服法同前。不适随诊。

[**按语**] 胃凉主要是指胃部寒冷，重者是冷，轻者为凉，自我感觉寒冷，他觉亦冰冷。除了胃部局部自觉他觉冰凉寒冷以外，还表现在四末清冷，有的表现为全身寒冷，吸凉气吃冷食均可诱发胃痛胃胀及全身不适，患者不但怕冷还喜热烫饮食和热敷。胃凉虽然没有被作为一种独立的疾病，但临床上许多患者就是以胃凉为主诉就诊的，值得系统研究。

胃凉的病机，包括寒蔽清阳；湿阻气机，胃失温煦；血瘀阻络，气机不通；阳郁而不达；凝痰浊饮，弥留胃脘；食填胃脘；荣气不足，胃失所养。临床应注意分辨患者是寒邪客胃、胃阳不足的真胃冷，还是湿痰、宿食、瘀血、表寒等病理因素导致的阳气郁滞不通之假胃冷。真胃冷时可出现迟脉、弱脉，还有弦脉、涩脉，舌质淡胖而娇嫩，多津液，苔白滑。假胃冷时可见滑脉、数脉、浮脉、洪脉，舌质一般较坚敛，红舌、红点舌、红星舌最为常见，也可出现紫舌、紫暗舌，舌苔黄，少津液。辨证时不可仅凭"得热则舒"便定为寒邪客胃、胃阳不足之证，应结合患者舌脉及其他伴随症状详细分辨。

本案患者发病缘于进食生冷油腻之品，滋腻碍胃，阻碍脾胃运化，水停成湿，湿邪既为果，又为因，阻碍阳气输布，故见胃凉，阻碍气机升降，胃不降浊阴，则见胃脘胀痛，脾不升清阳，则见头晕沉重，湿邪蕴久化热，热久伤阴，则烘热汗出，湿热胶结于胃络，则气血运行不畅。舌紫暗红，苔薄黄腻，脉弦细滑皆为湿热瘀阻之象。治宜清热祛湿，散瘀导滞。患者胃凉缘于湿、热、瘀、滞等有形实邪阻碍气机，阳气不得输布，故治疗不得采用补阳治法，且患者已有阴伤之象，纯补阳气亦会耗伤阴血。应清热祛湿，散瘀导滞，使邪祛而阳气得以疏布。

组方时取"越鞠丸"之意，以香附、紫苏梗、青皮行气解郁以治气郁。半夏燥湿化痰，降逆和胃，为"治湿痰之主药"，佐以陈皮理气行滞，燥湿化痰，取"治痰先治气，气顺则痰消"之意，佐以茵陈、黄芩、黄连、竹茹增其清热祛湿化痰之功，共解湿、热之郁。延胡索、白芷活血行气止痛，可解其血瘀。泽泻一味，可利水渗湿，使湿邪从小便而走，乃"通阳不在温而在利小便"之意。青蒿、地骨皮凉血而透伏热，合浮小麦清虚热止汗；天麻、白蒺藜息风定眩；首乌藤、合欢皮养心安神；生龙齿重镇安神；鸡内金消食健胃。诸药合用，标本兼治，祛除湿、热、瘀、滞等有形实邪，使阳气得以正常输布，则胃凉得解。

呃逆

患者信息：男，44 岁，职员

就诊日期：2016 年 4 月 9 日

[**主诉**] 呃逆 1 周，加重 1 天。

[**现病史**] 患者 1 周前因饮食不慎出现呃逆，自行采用多种措施均无效，昨日症状突然加重，呃逆连连，不能忍受，遂来我院就诊。现主症：呃逆连连，偶有反酸，纳一般，寐欠安，大便每日一行，质可，小便可。舌暗红，苔黄腻，脉弦滑。

[**既往史**] 既往体健。

[**过敏史**] 否认药物及食物过敏史。

[**体格检查**] 腹平坦，全腹触之柔软，剑突下无压痛，无腹肌紧张及反跳痛，肝脾肋缘下未触及，Murphy 征阴性，麦氏点无压痛，肝区无叩击痛，双肾区无叩击痛，移动性浊音阴性，肠鸣音正常存在。

[**辅助检查**] 未行。

[**中医诊断**] 呃逆。

[**证候诊断**] 肝郁气滞，郁热湿阻。

[**治法**] 疏肝解郁，清热除湿。

[**西医诊断**] 呃逆。

［处方］

柴胡 15g	香附 12g	青皮 15g	紫苏梗 12g
茵陈 15g	黄芩 12g	黄连 10g	陈皮 9g
竹茹 10g	清半夏 9g	枳实 15g	厚朴 10g
香橼 15g	佛手 15g	石菖蒲 15g	郁金 12g
败酱草 30g	生薏苡仁 30g	旋覆花 15g（包煎）	
代赭石 30g	冬凌草 15g	射干 12g	木蝴蝶 6g
青果 9g	鸡内金 20g	首乌藤 15g	合欢皮 15g
生龙齿 20g			

7 剂，每日 1 剂，水煎取汁 400mL，早晚饭后 1 小时温服。

二诊：2016 年 4 月 16 日，患者呃逆好转，不似前时那么急迫，反酸减轻，纳可，寐稍好转，大便每日一行，质可，小便可；舌暗红，苔黄腻，脉弦滑。上方基础上加降香 6g。7 剂，每日 1 剂，煎服法同前。

三诊：2016 年 4 月 23 日，患者呃逆症状明显好转，反酸无，寐可，大便每日一行，质可，小便可；舌暗红，苔薄黄腻，脉弦细滑。上方基础上加柿蒂 9g。7 剂，每日 1 剂，煎服法同前。

四诊：2016 年 4 月 30 日，患者呃逆基本好转，纳可，寐可，大便每日一行，质可，小便可；舌暗红，苔薄黄腻，脉弦滑。继续服药以巩固疗效，调整处方如下：

当归 9g	白芍 15g	川芎 9g	茯苓 20g
百合 30g	乌药 9g	生白术 15g	柴胡 15g
黄芩 12g	竹茹 10g	清半夏 9g	茵陈 15g
香橼 15g	佛手 15g	石菖蒲 15g	郁金 12g
鸡内金 20g	首乌藤 15g	合欢皮 15g	生龙齿 20g
黄连 10g	连翘 12g	紫苏叶 9g	

14 剂，每日 1 剂，煎服法同前。

五诊：2016 年 5 月 14 日，患者无明显不适，嘱患者继服阿拉坦五味丸、仁青芒觉巩固疗效。

［**按语**］最早描述呃逆病机的是《内经》，其中"胃为气逆，为哕"的记载，提出胃气上逆为其病机。《素问·本病论》："卯酉之年……土运以至，水欲升天，土运抑之，升之不前……民病厥逆而哕。"此处也说明《内经》对呃逆病机的认识在于气运失于常态而气郁所致气机上逆。所以笔者认为该病的治疗以和胃降逆为准则。

本案患者呃逆连连，急迫不堪忍受，舌脉表现为：舌质暗红，苔黄腻，脉弦滑，此为肝胃郁热，湿热阻遏气机，胃气上逆所致。如《景岳全书·呃逆》认为"皆其胃中有火，所以上冲为呃"。朱丹溪论证哕证病机亦以其内有郁热，气逆而上攻为特点，列出清热之方，或以凉药热服来治。方中以柴胡、香附等理气解郁，宣畅气机；以茵陈、黄芩、黄连等苦寒药清热降逆；相互配合取辛开苦降之意。同时全方的方眼在于旋覆花、代赭石二药。《伤寒论》第161条言："伤寒发汗、若吐、若下、解后，心下痞硬，噫气不除者，旋覆代赭汤主之。"此方主治肝气不和、脾胃虚弱、痰气上逆引起的心下痞硬、呃逆，正适合本症。此处引用本方，一石三鸟，一方面调和脾胃，一方面又可消散痰饮，一方面镇肝降逆，呃逆得愈。

怕冷

患者信息：男，69岁，农民

就诊日期：2019年10月18日

[**主诉**]自觉怕冷6年，加重1个月。

[**现病史**]患者于6年前冬天外出劳作，心绞痛发作入院，就诊于河北某医院，经系统治疗后，病情好转出院。日常服用抗心绞痛药物（具体药物描述不详），服药后出现胃脘胀痛且怕冷，冬天穿数层棉衣仍感觉冷，夏天亦怕风畏寒，但体温正常，曾于当地社区医院就诊，服用药物（具体药物描述不详）后，症状无明显好转。遂来我院就诊，2019年10月18日于河北某医院检查电子胃镜示：慢性非萎缩性胃炎伴胆汁反流。现主症：怕冷，胃胀、胃痛，胃灼热，口干、口苦，纳可，寐安，大便黏腻，每日一行，小便可。舌暗红，有瘀斑，苔黄腻，脉滑数。

[**既往史**]既往体健。

[**过敏史**]否认食物及药物过敏史。

[**体格检查**]T：36.2℃，腹平坦，全腹触之欠柔软，剑突下无压痛，无腹肌紧张及反跳痛，肝脾肋缘下未触及，Murphy征阴性，麦氏点无压痛，肝区无叩击痛，双肾区无叩击痛，移动性浊音阴性，肠鸣音正常存在。

[**辅助检查**]电子胃镜（2019年10月18日，河北某医院）示：慢性非萎缩性胃炎伴胆汁反流。

[**中医诊断**]畏寒。

[**证候诊断**] 湿热血瘀。

[**治法**] 清热利湿，活血化瘀。

[**西医诊断**] ①怕冷症；②冠心病；③胆汁反流性胃炎。

[**处方**]

茵陈 20g	黄芩 12g	黄连 12g	陈皮 9g
竹茹 10g	清半夏 9g	茯苓 30g	柴胡 15g
枳实 15g	厚朴 9g	香橼 15g	佛手 15g
栀子 10g	夏枯草 30g	金钱草 30g	蒲公英 12g
青皮 10g	车前子 15g	丹参 15g	檀香 9g
鸡内金 30g	砂仁 6g（后下）	炒莱菔子 10g	焦槟榔 10g

7 剂，每日 1 剂，水煎取汁 400mL，早晚饭后 1 小时温服。

二诊：2019 年 10 月 25 日，患者服药 1 周后，胃胀痛有所好转，仍有怕冷，寐差；舌暗红，有瘀斑，苔黄腻，脉滑。上方加生龙骨、生牡蛎各 20g，余不变。21 剂，每日 1 剂，煎服法同前。

三诊：2019 年 11 月 16 日，患者服药 3 周后，胃脘不适明显好转，怕冷症状亦好转，患者欣喜，困惑多年怕冷症状终于出现转机，但又添心烦难寐；舌暗红，有瘀斑，苔薄黄腻，脉弦细滑。上方改茵陈为 15g、茯苓为 20g，去夏枯草，加淡豆豉 9g，余不变。

调整处方如下：

茵陈 15g	黄芩 12g	黄连 12g	陈皮 9g
竹茹 10g	清半夏 9g	茯苓 20g	柴胡 15g
枳实 15g	厚朴 9g	香橼 15g	佛手 15g
栀子 10g	淡豆豉 9g	金钱草 30g	蒲公英 12g
青皮 10g	车前子 15g	丹参 15g	檀香 9g
鸡内金 30g	砂仁 6g（后下）	炒莱菔子 10g	焦槟榔 10g
生龙骨 20g	生牡蛎 20g		

14 剂，每日 1 剂，煎服法同前。

患者随症加减，规律服药 3 周后，症状皆好转，停药。

[**按语**] 怕冷症是指患者自觉严重畏寒怕冷，兼或伴有自汗、畏风、疲劳乏力、表情淡漠、性欲低下的一组症候群。现代医学对于怕冷症并没有明确定义，且对其发病机制尚不明了。西医学通常认为怕冷症属于躯体形式障碍的一种表现，并不能证实其有器质性损害或明确的病理生理机制存在。在治疗上一般采用心理疏导和/或联合抗精神病药物、运动治疗。中医古籍中亦

无此病名，医家根据其症状常将怕冷症辨证为肾阳虚，治疗上施以温肾补阳之法。

笔者倡导"核心病机观"理论，认为怕冷症的核心病机为"郁滞不通"，并根据这一核心病机将怕冷症归纳为肝气郁结证、痰湿郁阻证、血行郁滞证，在治疗上具体施以疏肝理气、化痰祛湿、活血化瘀之法，疗效显著。

"郁滞不通"一说起源于《内经》，书中提出了"五气之郁"，并确立了治疗法则。《素问·六元正纪大论》有"五常之气，太过不及，其发异也"以及"郁极乃发，待时而作"的论述。其后，朱丹溪又提出了"六郁"学说，《丹溪心法·六郁》中有"气血冲和，万病不生，一有怫郁，诸病生焉。故人身诸病，多生于郁"。"六郁"即气、血、痰、火、湿、食之郁，并认为气郁为先。由此提出了治疗"六郁"的经典方剂——越鞠丸。笔者根据临床实际以及多年临床经验得出，怕冷症的核心病机为"郁滞不通"，并根据此核心病机，将患者的怕冷形象地比喻为"暖气管道被堵"。暖气管道即指人体脏腑经络，其为邪气所郁滞，则气血津液运行不畅，气的温煦作用失常，脏腑机能减弱，人体处于宁静、抑制状态，从而表现出怕冷的症状。

本案患者为老年男性，根据其舌脉表现，辨证为湿热血瘀证，治以清热利湿，活血止痛。初诊方中茵陈、黄芩、黄连、陈皮、竹茹、清半夏清热利湿为君，且初诊、复诊茵陈均重用，以增加清热利湿之效。栀子、夏枯草清热泻火，助君药增强清除郁热之功。金钱草、蒲公英、车前子清热通淋，使湿邪从小便而去，以助君药增强清热祛湿之功。柴胡、枳实、厚朴、香橼、佛手、炒莱菔子、青皮疏肝理气消胀为臣。丹参、檀香、砂仁取丹参饮之意以活血化瘀除舌上瘀斑更有助于胸痹。二诊方中患者寐差较严重，故加龙骨、牡蛎以重镇安神。三诊时患者又有烦热难寐，酌加淡豆豉与原方栀子配对取栀子豉汤之意以除烦热。诸药合用，湿热除，瘀血祛，气机畅，一切郁滞于"暖气管道"中的邪气皆除，故怕冷自愈。

恶风

患者信息：男，51岁，职员

就诊日期：2019年9月6日

[**主诉**] 恶风1年。

[**现病史**] 患者1年前无明显诱因出现恶风，伴胃脘部胀满，夏日仍穿长

袖长裤，进入空调房即感不适。易感冒，平均每月感冒一次，汗出较多，时觉后背发冷，心情烦躁，难以平复。曾于社区门诊间断服用中药，行针灸、拔罐等治疗，治疗效果欠佳，遂来我院就诊。现主症：恶风，易感冒，伴多汗，后背凉，心情烦躁，胃脘部胀满，纳呆，夜寐欠安，大便不规律，质黏，小便可。舌暗红，苔薄黄腻，脉弦滑。

[**既往史**] 既往高脂血症病史 10 年，未系统治疗。

[**过敏史**] 否认食物及药物过敏史。

[**体格检查**] 发育正常，营养中等。全身皮肤黏膜未见黄染及出血点，浅表淋巴结无肿大，咽部无充血。双扁桃体不大，甲状腺不大，心肺无异常。腹平软，未触及包块，肝脾未触及，脐周压痛（＋），无反跳痛。脊柱、四肢及神经系统未见异常。

[**诊断**] 恶风。

[**证候诊断**] 湿阻中阻。

[**治法**] 清热祛湿。

[**西医诊断**] ①慢性胃炎；②高脂血症。

[**处方**]

茵陈 20g	黄芩 9g	黄连 9g	陈皮 9g
竹茹 9g	清半夏 9g	首乌藤 15g	合欢皮 15g
芦根 30g	天花粉 15g	栀子 9g	淡豆豉 9g
巴戟天 10g	浮小麦 30g	青蒿 30g	地骨皮 15g
焦神曲 30g	柴胡 12g	炒槟榔 10g	生龙齿 20g
胆南星 6g	天竺黄 6g		

30 剂，每日 1 剂，水煎取汁 400mL，早晚饭后 1 小时温服。

二诊：2019 年 10 月 7 日，患者诉恶风症状稍有好转，汗出较之前减少，后背部仍觉发冷，心情烦躁较前有所缓解，胃脘部胀满，纳呆，夜寐欠安，大便不规律，质黏，小便可；舌暗红，苔薄黄腻，脉弦滑。上方加生龙骨 20g、生牡蛎 20g、淫羊藿 15g、菟丝子 15g。30 剂，每日 1 剂，煎服法同前。

三诊：2019 年 11 月 5 日，患者诉恶风症状改善明显，汗出减少，后背部发冷较前好转，心情烦躁较前有所缓解，胃脘部胀满减轻，纳增多，寐好转，大便质可，每日一行；舌暗红，苔薄黄稍腻，脉弦滑。调整处方如下：

| 茵陈 15g | 黄芩 9g | 黄连 9g | 陈皮 9g |
| 竹茹 9g | 清半夏 9g | 首乌藤 15g | 合欢皮 15g |

芦根 30g	天花粉 15g	栀子 9g	淡豆豉 9g
巴戟天 10g	淫羊藿 15g	菟丝子 15g	浮小麦 30g
青蒿 30g	地骨皮 15g	焦神曲 30g	柴胡 12g
炒槟榔 10g	生龙齿 20g	胆南星 6g	天竺黄 6g

7剂，每日1剂，煎服法同前。随诊2月余。

末诊：2020年1月20日，患者诉无明显恶风症状，其余诸症皆明显好转。

[**按语**]"恶风"指患者惧怕、憎恶来自外界的风。此"风"不单指寒冷之风，亦指温暖之风，此二者均可引起患者的不适。但恶风的人若居于无风之处，即使温度较低，亦无不舒之感。正如《伤寒明理论》中所言："恶风者，见风至则恶矣，得以居密室之内，帏帐之中，则坦然自舒也。"叶天士虽有"有一分恶风便有一分表证"之言，但实际情况却不仅如此。恶风不仅可见于外感表证，亦可见于内伤诸病。

本案患者虽平素恶风，易感冒，平日汗出较多，时觉后背发冷，表现出一派虚寒之象，但患者除上述症状外尚伴有胃脘部胀满，纳呆，大便不规律，质黏，舌暗红，苔薄黄腻，脉弦滑。综观患者舌、脉、症，当为湿阻络瘀之证。主要病位在脾胃。脾主运化水液，若人体脾胃功能失常则津液代谢亦不循常道，停滞于经络分肉之间，阻碍人体阳气的布散，无法发挥其温煦、防御的功能，故而出现恶风之症。此时不应一味使用温补之品，应当运脾化湿，湿浊去则阳气得以布散全身。

方中除用茵陈、黄芩、黄连、陈皮、竹茹、清半夏、胆南星、天竺黄以清热祛湿化痰外，由于患者恶风症状出现已久，湿邪停留机体日久亦耗伤人体之阳气，肾为一身阳气之根本，肾阳旺盛则一身之阳气旺盛，故应注重顾护肾阳，方中加入巴戟天、淫羊藿、菟丝子以温补肾阳，使肾阳得充；患者平素睡眠欠佳，入睡困难，用首乌藤、合欢皮、生龙齿、生龙骨以安神定志；浮小麦、青蒿、地骨皮以敛阴止汗；栀子、淡豆豉以清心除烦。临证加减，效如桴鼓。

下肢热

患者信息：女，71岁，退休人员

就诊日期：2019年1月25日

[**主诉**] 双下肢及双足发热2个月，加重伴潮热盗汗1周。

[**现病史**]患者2个月前无明显诱因出现双下肢及双足发热，伴潮热盗汗，昼轻夜重。曾就诊于石家庄某医院，予中药汤剂口服（具体药物不详），症状略有好转，后间断口服中药，效果欠佳。1周前无明显诱因出现上述症状加重，伴见潮热盗汗等症，遂来我院就诊。现主症：双下肢及双足发热，伴潮热盗汗，日轻夜重，伴双膝关节疼痛，纳可，寐一般，便秘，2~3日一行甚或4~5日一行，小便可。舌暗红，苔薄黄，有剥脱，脉弦细数。

[**既往史**]既往冠心病病史15年，曾于2016年行冠脉支架置入术，口服硫酸氢氯吡格雷，75mg，1片/日；阿托伐他汀钙片，10mg，1片/日；阿司匹林肠溶片，100mg，1片/日。

[**过敏史**]否认食物及药物过敏史。

[**体格检查**]四肢关节活动自如，双下肢轻微肿胀，双下肢腱反射对称，肌力正常，生理反射存在，病理征未引出。腹部平坦，腹部欠柔软，无腹肌紧张，无压痛、反跳痛，未触及包块。肝脾肋下未触及，胆囊未触及，Murphy征阴性，麦氏点无压痛，肝区无叩击痛，双肾区无叩击痛，肠鸣音正常。

[**中医诊断**]下肢热。

[**证候诊断**]阴虚内热。

[**治法**]滋阴清热。

[**西医诊断**]冠脉支架置入术后。

[**处方**]

青蒿 30g	地骨皮 15g	制鳖甲 15g（先煎）	
知母 12g	牡丹皮 12g	生地黄 15g	怀牛膝 12g
银柴胡 10g	浮小麦 30g	生龙齿 20g（先煎）	
沙参 30g	白薇 15g	秦艽 10g	龟板 15g
瓜蒌 20g			

7剂，每日1剂，水煎取汁400mL，早晚饭后1小时温服。

二诊：2019年2月2日，患者诉双下肢发热较之前减轻，汗出较前减少，双膝关节仍有疼痛，纳可，寐一般，大便3~4日一行；舌暗红，苔薄黄，脉弦细数。调整处方如下：

青风藤 15g	青蒿 30g	地骨皮 15g	制鳖甲 15g（先煎）
知母 12g	牡丹皮 12g	生地黄 15g	怀牛膝 12g
银柴胡 10g	浮小麦 30g	生龙齿 20g	北沙参 30g
白薇 15g	秦艽 10g	龟板 15g（先煎）	瓜蒌 20g

7剂，每日1剂，煎服法同前。

三诊：2019年2月9日，患者下肢发热症状基本消失，潮热盗汗症状基本消失，双膝关节疼痛减轻，纳可，寐一般，大便1~2日一行；舌暗红，苔薄黄，脉弦略数。考虑此证缠绵难愈，易于反复发作，遂守前方继服2个月，随诊症状全无。

[**按语**] 本案患者系老年女性，《景岳全书·火证》云："阴虚者能发热，此以真阴亏损，水不制火也。"肾主一身之精，为元阴元阳之根本，患者年事已高，肝肾已亏，阴液暗耗而致阴津亏虚，机体失于阴液的濡养。阴不制阳，阳热之气相对亢盛，虚火内炎而致双下肢及足心发热。且患者既往冠心病史，曾行冠脉支架置入术，术后身体亏虚，虚火扰心，心主神志故夜寐欠安。

治疗以青蒿鳖甲汤合清骨散为主方加减化裁，以达滋阴清热之功。方中以青蒿、地骨皮、鳖甲、银柴胡、浮小麦等清虚热，滋阴潜阳为君；生地黄滋阴清泄阴中浮火，助青蒿清透阴分伏热，使火退阴自生。秦艽苦辛微寒，退虚热而除骨蒸，二者共为臣药。牡丹皮滋阴凉血除蒸；沙参养阴润燥；生龙齿以重镇安神；因患者诉双膝关节疼痛，方中加入怀牛膝补腰膝，强筋骨，再配以瓜蒌清热润肠通便，共为佐使。君臣佐使共奏滋阴清热之功。二诊时患者下肢发热症状好转，但双膝关节疼痛仍旧明显，故在上方基础上加青风藤以增活络止痛之功。三诊时，诸症均有好转，为防复发守方继服2个月，以巩固疗效。笔者依据中医基本理论和多年的临床经验认为，下肢热，尤其老年人，阴虚内热是核心病机，以滋阴清热为基本治法，临证加减，效如桴鼓。

手足心热

患者信息：女，81岁，其他

就诊日期：2019年10月12日

[**主诉**] 间断手足心热2个月。

[**现病史**] 患者2个月前无明显诱因自感手足心热，就诊于河北某医院，2019年8月18日查电子胃镜示：慢性非萎缩性胃炎；十二指肠黏膜下隆起；2019年9月25日查电子结肠镜示：结肠多发憩室。予口服药物治疗（具体药物不详），症状未缓解，遂就诊于我院。现主症：手足心热，身痒，口苦，纳可，寐差（入睡困难、多梦），大便2~3日一行，偶不成形，小便可。舌暗红，苔薄黄腻，右脉滑。

[**既往史**] 既往体健。

［**过敏史**］否认药物及食物过敏史。

［**体格检查**］腹部平坦，腹部柔软，无腹肌紧张，无压痛、反跳痛，未触及包块。肝脾肋下未触及，胆囊未触及，Murphy 征阴性，麦氏点无压痛，肝区无叩击痛，双肾区无叩击痛，肠鸣音 4~5 次 / 分。

［**辅助检查**］电子胃镜（2019 年 8 月 18 日，河北某医院）示：慢性非萎缩性胃炎；十二指肠黏膜下隆起；电子结肠镜（2019 年 08 月 18 日，河北某医院）示：结肠多发憩室。

［**中医诊断**］手足心热。

［**证候诊断**］湿热中阻。

［**治法**］清利湿热。

［**西医诊断**］①慢性非萎缩性胃炎；②结肠多发憩室。

［**处方**］

柴胡 15g	香附 15g	紫苏梗 12g	青皮 15g
茵陈 15g	黄芩 12g	黄连 12g	陈皮 9g
竹茹 10g	清半夏 9g	玉竹 9g	茯苓 20g
泽泻 12g	车前子 15g	葛根 30g	五味子 9g
金钱草 30g	白鲜皮 12g	延胡索 15g	生龙骨 20g
生牡蛎 20g	夏枯草 30g	地肤子 15g	焦神曲 30g
老鹳草 30g	生薏苡仁 30g	鸡内金 30g	败酱草 30g
仙鹤草 15g	甘松 9g	首乌藤 15g	茯神 30g
香橼 15g	徐长卿 15g	佛手 15g	天麻 15g

7 剂，每日 1 剂，水煎取汁 400mL，分早晚饭后 1 小时温服。

二诊：2019 年 10 月 18 日，患者手足心热略减轻，无口苦，大便每日 2 次，质偏稀；舌暗红，苔薄黄腻，右脉弦细滑。上方去首乌藤，加桑叶 30g、鬼箭羽 30g。7 剂，每日 1 剂，煎服法同前。

三诊：2019 年 10 月 27 日，患者手足心热进一步减轻，大便每日一行；舌暗红，苔薄黄腻，右脉弦细滑。上方去焦神曲、老鹳草。7 剂，每日 1 剂，煎服法同前。

末诊：2019 年 11 月 2 日，患者手足心热已基本消失，其他诸症均明显好转。舌暗红，苔薄黄腻，右脉弦细涩。上方加牡丹皮 10g。

调整处方如下：

柴胡 15g	香附 15g	紫苏梗 12g	青皮 15g
茵陈 15g	黄芩 12g	黄连 12g	陈皮 9g

竹茹 10g	清半夏 9g	玉竹 9g	茯苓 20g
泽泻 12g	车前子 15g	葛根 30g	五味子 9g
金钱草 30g	白鲜皮 12g	延胡索 15g	生龙骨 20g
生牡蛎 20g	夏枯草 30g	地肤子 15g	桑叶 30g
鬼箭羽 30g	生薏苡仁 30g	鸡内金 30g	败酱草 30g
仙鹤草 15g	甘松 9g	牡丹皮 10g	茯神 30g
香橼 15g	徐长卿 15g	佛手 15g	天麻 15g

7剂，每日1剂，煎服法同前，巩固疗效。

考虑此证缠绵难愈，易于反复发作，遂守前方继服2个月，随诊症状全无。

[**按语**] 手足心热是中医的临证常见症状之一，表现为手心、足心有发热感觉，伴或不伴有烦躁。多数医家将手足心热等同于阴虚的特殊症状，现代医家肖相如曾言"只要出现手足心热，即可诊断为阴虚"。然《医津一筏》有云："手足心热及夜热，有虚有实，不得独定阴虚。"

也有很多医家认为阴虚内热、脾胃内伤、阴盛格阳、心火亢盛、湿热熏蒸、瘀血阻滞、食积阻滞等皆可导致手足心热。《素问·调经论》指出"阴虚则内热""帝曰：阴虚生内热奈何？岐伯曰：有所劳倦，形气衰少，谷气不盛，上焦不行，下脘不通，而胃气热，热气熏胸中，故内热"。即太阴脾虚产生的内热；劳倦伤脾，脾失去运化，脾气不能升清，胃气不能下降，谷气既不能上走，也不能下行，在中焦停滞，积而生热。尤怡曰："火郁者，阳气为外寒所遏，不得宣行，郁而成火，或因胃中过食冷物，郁遏阳气于脾土之中，令人心烦，手足心热，骨髓中热如火燎，此为郁热。"《兰室秘藏》中指出五心烦热的病机是"火郁于地中。四肢者，脾土也，心火下陷于脾土之中，郁而不得伸"。皇甫中《明医指掌·发热证》认为："阴分郁热者，手足心热，肌肤不甚热，热不伸越也。"

患者仅手足心热，未诉心中烦热，故不可判定为单纯意义上的阴虚发热。患者口苦，大便秘结，舌暗红，苔薄黄腻，右脉滑，乃湿热之实象。湿热交蒸，上扰清窍而见失眠。武之望曾在《济阴纲目·厥证》中指出："湿热郁于脾土，不能渗荣四肢，阳气独盛，故手足心热。"湿热郁于中焦脾土，脾不得升清，胃不得降浊，结聚壅遏，当升不升，当降不降，致手足心热。湿热泛溢肌肤，出现瘙痒。四肢、手足心为脾胃所主，在治疗中，笔者重在清湿热、行气滞、宣郁热，不拘泥于"手足心热"即为阴虚，而是辨证施治，随证用药，令以"手足心热"为突出表现的一派湿热之象得解。

治疗以清解湿热为大法，以此为大法组成中药汤剂，用薏苡仁、泽泻、金钱草等利水渗湿之品除中焦脾胃之湿。黄芩、黄连、夏枯草、败酱草等清热之品解脾胃郁热，《神农本草经》论黄芩则首言"主诸热"，其清实热、湿热、血热，一药三用，故能直中病所，《药性论》曰："能治热毒，骨蒸……去关节烦闷，解热渴。"地肤子、白鲜皮二药可清除皮肤中的湿热，达止痒之效。笔者善调五脏气机，升脾气，降胃气，疏肝气。陈皮、甘松入脾、胃二经，善调中焦之气；柴胡、葛根二药，于众清湿热药中鼓舞脾胃清阳之气上升；柴胡、香附、青皮、香橼、佛手疏理肝胆气机，肝主疏泄，肝之条达有助于脾升胃降。中焦气机调畅，升降出入正常则湿热可排。针对寐不安，用龙骨、牡蛎、茯神、首乌藤等安心神；鸡内金、神曲健运脾胃，助其消化。脾胃湿热一解，升降正常，全身阴阳平和，手足心热之象自消。

内伤发热

患者信息：女，63岁，其他

就诊日期：2019年12月13日初诊

[**主诉**] 间断身热5年余，加重1个月。

[**现病史**] 患者5年前与人争吵后出现身热汗出，伴嗳气，服药后症状未缓解（具体药物不详）。1个月前因压力大上述症状加重，遂就诊于我院。现主症：身热，体温正常，汗出，嗳气，口干，口苦，头晕，乏力，心烦，胸闷，肢冷，出疹，纳可，寐差（入睡困难、多梦），大便每日一行，质黏，小便可。舌暗红，苔黄腻，脉濡数。

[**既往史**] 既往体健。

[**过敏史**] 否认药物及食物过敏史。

[**体格检查**] T36.7℃，P78次/分。腹部平坦，腹部欠柔软，无腹肌紧张，无压痛、反跳痛，未触及包块。肝脾肋下未触及，胆囊未触及，Murphy征阴性，麦氏点无压痛，肝区无叩击痛，双肾区无叩击痛，肠鸣音4次/分。

[**辅助检查**] 未行。

[**中医诊断**] 内伤发热。

[**证候诊断**] 气郁湿阻。

[**治法**] 疏肝理气，清热利湿。

[**西医诊断**] 功能性低热。

[**处方**]

茵陈 30g	黄芩 12g	黄连 12g	陈皮 9g
竹茹 10g	清半夏 9g	柴胡 12g	青蒿 30g
地骨皮 15g	牡丹皮 10g	地肤子 15g	白鲜皮 12g
夏枯草 15g	知母 10g	车前子 15g	金钱草 30g
首乌藤 15g	合欢皮 15g	栀子 9g	淡豆豉 9g
胆南星 6g	天竺黄 6g	生龙齿 20g	芦根 15g
浮小麦 30g			

7剂，每日1剂，水煎取汁400mL，分早晚饭后1小时温服。

二诊：2019年12月20日，患者身热、汗出略减，无口干、口苦，寐好转，心烦、胸闷明显减轻；舌暗红，苔黄腻，脉弦数。上方加莲子心9g、泽泻15g、连翘15g、金银花15g、紫花地丁30g，改牡丹皮为12g、白鲜皮为15g。7剂，每日1剂，煎服法同前。

三诊：2019年12月27日，患者身热、汗出进一步减轻，无头晕、乏力。舌暗红，苔黄腻，脉弦数。上方加侧柏叶9g，改牡丹皮10g、生龙齿为30g、夏枯草为30g，7剂，每日1剂，煎服法同前。

末诊：2020年1月2日，患者身热、汗出已无，其他诸症均明显减轻；舌暗红，苔黄腻，脉弦数。上方加海金沙15g、石韦15g、鱼腥草15g，去侧柏叶、芦根、知母。

调整处方如下：

茵陈 30g	黄芩 12g	黄连 12g	陈皮 9g
竹茹 10g	清半夏 9g	柴胡 12g	青蒿 30g
地骨皮 15g	牡丹皮 10g	地肤子 15g	白鲜皮 15g
夏枯草 30g	石韦 15g	车前子 15g	金钱草 30g
首乌藤 15g	合欢皮 15g	栀子 9g	淡豆豉 9g
胆南星 6g	天竺黄 6g	生龙齿 30g	海金沙 15g
浮小麦 30g	鱼腥草 15g	莲子心 9g	泽泻 15g
连翘 15g	金银花 15g	紫花地丁 30g	

7剂，每日1剂，煎服法同前。考虑此证缠绵难愈，易于反复发作，为巩固疗效，遂守前方继服2个月，随诊症状全无。

[**按语**]内伤发热是指以内伤为病因，脏腑功能失调，气、血、阴、阳失衡为核心病机，以发热为主要临床表现的病证。临床发病特点为起病缓慢、病程较长、热势轻重不一、以低热或自觉发热而体温不升高为多。其病因多

为情志不舒、饮食失调、劳倦过度、久病伤正，分虚实两类，虚者多为气、血、阴、阳的不足，实者多为痰、湿、瘀、郁的不行。气属阳，血属阴，肝气郁热、湿郁邪阻、阴血亏虚等均可使气偏胜，气胜则见发热。

发热是指身热而言，其实凡是火的产生多由气郁。凡是因情志不舒，气机郁滞，久郁化火而致的发热皆属于气郁发热的范畴。气郁发热是由于肝失条达，气机壅滞不通，郁而化热。气之所以有余因于气郁，气之所以不得舒展，或因于邪阻，或因于气弱，或二者相兼为因。叶天士言："气机不宣，如久酿蒸，必化热气，即有身热之累"，认为系"湿阻气分，郁而为热"。七情所伤，五志过极致气机壅滞，生湿化热，内生之湿停滞，痰浊内生，加重气郁，《温热经纬》指出，"阳明为水谷之海，太阴为湿土之脏，故多阳明太阴受病""太阴内伤，湿热停聚，客邪再至，内外相引，故病湿热"。脾胃为湿热病变的中心，情志失调，内伤而致脾不得运，湿浊内生，困于中焦，或郁而化热，湿热益剧。气郁指气结聚在内，不能通行周身而致气机不畅的证候。患者情志不畅，胃气不降，则见嗳气，中焦气机停滞胸中，则见胸闷，清气不得升清，则见头晕，阳气不能布散至肢体远端，则见肢冷，脾胃运化功能受损，气血生化乏源，则见乏力，热郁心胸，则见心烦。

笔者用黄芩、黄连、金银花、连翘、夏枯草、芦根、陈皮、知母等清利湿热，通畅气机。其中知母苦、寒，归肺、胃、肾经，具有清热泻火、滋阴润燥之功。《神农本草经》记载知母："主消渴热中，除邪气肢体浮肿，下水，补不足，益气。"既能清脾胃实热，又无伤阴之忧。脾为运化之脏，是运化水湿的主要脏器。脾失健运则津液转输受到影响，容易聚集成湿或痰。湿、痰又容易阻碍精气和水谷精气的运化，从而影响脾脏的充养功能，笔者常用胆南星、天竺黄、清半夏清化郁痰。用车前子、泽泻、石韦等利水渗湿之品通利水道。《难经·三十八难》指出三焦"有原气之别焉，主持诸气"。上下诸气的运行都以三焦为通道。津液停留，三焦不通，津不载气，谓之津停则气滞，使气郁而发热。利小便通膀胱之水邪，给邪以出路。利小便，即是利三焦，三焦通，上下气机得以通畅，气津行，则诸症愈。湿为阴邪，其性重浊，最易损害人体阳气，阳气受损则湿邪愈加不得化。湿热相合，氤氲黏腻，侵犯人体，日久不解则热邪灼熬津液，阴液耗伤，可见虚汗、口干。吴鞠通认为："湿久生热，热必伤阴，古称湿火者是也。"而且《内经》曰："少火生气，壮火食气。"阴伤则火热更旺，也更加耗伤正气，以致气阴两伤，阴火内生而热作，故用青蒿、地骨皮、牡丹皮、浮小麦清虚热止汗。湿热泛溢肌肤发为皮疹，用白鲜皮、地肤子祛湿止痒。栀子、淡豆豉二药一辛一苦，一开一降，

"解其陈腐之郁热，宣其陈腐之郁结"，清宣胸中郁热。热扰心神则见夜寐不安。故用生龙齿、首乌藤、合欢皮安心神助眠。

　　笔者在治疗气郁发热一症时，注重恢复气的升降出入，祛除气郁之因，用大队清热利湿之品畅达气机，气顺郁解，湿化热退。

杂病篇

高血压病（眩晕）案

患者信息：男，69 岁，退休人员

就诊日期：2019 年 6 月 22 日

[主诉] 间断头晕 10 年，加重 2 周。

[现病史] 患者 10 年前无明显诱因出现头晕，就诊于当地卫生机构后被诊断为高血压病，平素规律口服"施慧达，2.5mg，1 片 / 日"，血压控制可。2 周前外出进食后出现头晕，测得血压 163/93mmHg，患者仍口服"施慧达"，未行其他特殊治疗，但效果欠佳，遂来我院就诊。现主症：头晕，下午较甚，周身乏力，抓握无力，腰膝酸软，偶胃灼热、反酸，心烦，纳少，夜寐尚安，大便每日一行，质可，小便正常。舌质紫暗，舌体颤动，苔黄腻，脉弦细滑略数。

[既往史] 高血压病病史 10 年，血压最高达 172/95mmHg，规律口服"施慧达，2.5mg，1 片 / 日"，血压控制可。

[过敏史] 否认食物及药物过敏史。

[体格检查] BP：138/92mmHg。腹平坦，全腹触之柔软，剑突下无压痛，无腹肌紧张及反跳痛，肝脾肋缘下未触及，Murphy 征阴性，麦氏点无压痛，肝区无叩击痛，双肾区无叩击痛，移动性浊音阴性，肠鸣音正常存在。

[辅助检查] 未行。

[中医诊断] 眩晕。

[证候诊断] 肝胃郁热，湿热中阻。

[治法] 疏肝和胃，清热祛湿。

[西医诊断] 高血压病 2 级（中危）。

[处方]

茵陈 15g	黄芩 12g	黄连 12g	陈皮 9g
竹茹 10g	清半夏 9g	天麻 15g	白蒺藜 15g
柴胡 12g	枳实 15g	厚朴 9g	香橼 15g

佛手 15g	石菖蒲 12g	郁金 12g	浙贝母 12g
海螵蛸 12g	生石膏 30g	瓦楞粉 30g	生薏苡仁 30g
败酱草 30g	首乌藤 15g	炒莱菔子 10g	冬凌草 15g
射干 10g	木蝴蝶 6g	青果 9g	焦神曲 30g
鸡内金 20g	葛根 30g		

14剂，每日1剂，水煎取汁400mL，早晚饭后1小时温服。

二诊：2019年7月6日，患者头晕、心烦症状好转，仍乏力，腰膝酸软，二便调；舌质紫暗，舌体颤动，苔黄腻，脉弦细滑。上方去白蒺藜、射干。14剂，每日1剂，煎服法同前。

三诊：2019年7月20日，患者劳累时偶头晕、心烦，乏力，腰膝酸软好转，无明显胃灼热、反酸，二便调；舌质紫暗，苔薄黄腻，舌体轻微颤动，脉弦细。上方去生石膏、浙贝母、海螵蛸、瓦楞粉、木蝴蝶、青果，加生地黄15g、白芍15g、玄参15g、麦冬12g、女贞子15g。调整处方如下：

茵陈 15g	黄芩 12g	黄连 12g	陈皮 9g
竹茹 10g	清半夏 9g	天麻 15g	柴胡 12g
枳实 15g	厚朴 9g	香橼 15g	佛手 15g
石菖蒲 12g	郁金 12g	生薏苡仁 30g	败酱草 30g
首乌藤 15g	冬凌草 15g	炒莱菔子 10g	焦神曲 30g
鸡内金 20g	葛根 30g	生地黄 15g	白芍 15g
玄参 15g	麦冬 12g	女贞子 15g	

14剂，每日1剂，煎服法同前。现患者继续服药，调治基础病。

[**按语**] 高血压病是临床中的常见病，多见于老年人，且有年轻化趋势，需积极控制，以减少心脑血管事件，如防止卒中、冠心病、心力衰竭的发生及进展，同时可以有效降低死亡风险。在中医学中，高血压病属于"眩晕"范畴。眩晕是指以头晕、眼花为主要临床表现的一类病证，可由情志失调、饮食内伤、体虚久病、失血劳倦及外伤、手术等病因，引起风、火、痰、瘀上扰清窍或精亏血少而发病，清窍失养为其核心病机。

笔者认为，诸如高血压病、糖尿病、慢性肾炎等慢性病，在病程后期，因长期消耗，往往表现为阴液不足，既要补其阴液，又要损其有余，找出造成阴液不足的关键致病因素，针对性治疗。若一味补之，则恐有闭门留寇，火上浇油之弊。本案患者高血压病病史20年，病程较长，既往起病原因等不详，来诊时舌苔黄腻，黄主热，腻主湿；舌质紫暗，为阴虚有瘀，舌体颤动为阴虚风动；脉弦细滑略数亦为湿热阴虚之象，据此可诊断为肝肾阴虚，湿热郁阻证。肝气郁结，木郁土壅，则脾失健运，水湿停聚，郁而化热。脾喜燥恶湿，湿热之邪又阻碍脾之运化。脾失健运，清阳不升，则见头晕；气血生化无源，后天之精无以充养先天肾精，故见腰膝酸软；脾主四肢肌肉，湿热困脾则肌肉无力。热邪耗灼阴液，久之肝肾阴亏，虚风内扰。

筆者在治疗本病时注重"清、涵、柔"三法并用，即清利湿热，滋水涵木，柔肝息风。清中焦湿热，一可恢复脾胃升清降浊、运化水谷及生化气血之功；二可祛除阴液耗灼的关键病理因素。肝在五行属木，肾在五行属水，水能生木。《医宗必读·乙癸同源论》曰："东方之木，无虚不可补，补肾即所以补肝。"故治疗肝肾阴虚时，以滋水涵木之法，既循"虚则补其母"之理，又可防肝阳过亢。肝为将军之官，体阴而用阳。肝的生理作用是以主疏泄为基础的，所以在平息肝风时，若一味以重镇之品，则易使肝怫郁，不能正常调节人体气血神志。而柔肝则是通过滋阴养血，制衡肝阳，以息内风，体现了治肝应缓治而不碍其"用阳"的特点。

治疗前期以"清"为主，祛除湿、热、瘀等病理因素，以半夏、天麻合用取半夏白术天麻汤之意，半夏辛温而燥，燥湿化痰，降逆止呕；天麻甘平而润，入肝经，善于平肝息风而止眩晕，二者配伍，长于化痰息风，是治疗风痰眩晕之要药。同时佐以陈皮理气化痰，使气顺痰消。再以茵陈、黄芩、黄连清利肝胃之湿热。枳实理气解郁，泄热破结，与柴胡为伍，一升一降，增舒畅气机之功，佐以香橼、佛手、疏肝理气和胃，并奏升清降浊之效。葛根、白蒺藜二药，一升因痰、热、瘀等所阻之清阳，一平肝气郁结所生之内风，清阳升则清窍得充，内风息则清窍得安。随着疗程增加，酌情去浙贝母、海螵蛸、瓦楞粉、木蝴蝶、青果等清热解毒之品，同时予生地黄、白芍、玄参、麦冬、女贞子等以滋阴柔肝。治疗在不同阶段各有所侧重，但总不离"清、涵、柔"三法，祛病邪，养阴液，柔肝息风，清阳得升，虚风得息，则眩晕自止。

胆囊泥沙样结石（胆石）案

患者信息：女，47岁，职员

就诊日期：2019年2月2日

[主诉]黄疸半年余，加重1个月。

[现病史]患者半年前无明显诱因出现黄疸，皮肤、小便发黄，无目睛黄

染，就诊于河北某医院，查肝胆胰脾彩超示：胆囊结石、胆囊息肉。肝功能、肾功能、血常规未见明显异常，血脂异常。未予特殊处理，后症状加重，于河北某医院再次查肝胆胰脾彩超示：肝囊肿、胆囊少量泥沙样结石。予口服西药治疗（具体药物描述不详）。1个月前，患者症状加重，遂来我院就诊。现主症：皮肤发黄，晦暗，小便发黄，无目睛黄染，无胁痛，纳可，寐可，大便每日一行，质可，小便黄。舌质暗红，边有齿痕，苔薄黄腻，脉弦滑。

[既往史] 既往胆囊结石半年，未系统治疗。

[过敏史] 否认食物及药物过敏史。

[体格检查] 全身皮肤黏膜黄染，色晦暗，无出血点、破溃、皮疹，眼睑结膜正常，结膜无充血水肿，巩膜无黄染。腹平坦，全腹触之欠柔软，剑突下无压痛，无腹肌紧张及反跳痛，肝脾肋缘下未触及，Murphy征阴性，麦氏点无压痛，肝区叩击痛，双肾区无叩击痛，移动性浊音阴性，肠鸣音正常存在。

[辅助检查] 肝胆胰脾彩超（2018年12月8日，河北某医院）示：肝囊肿、胆囊少量泥沙样结石。

[中医诊断] 黄疸。

[证候诊断] 浊毒内蕴，湿热泛溢。

[治法] 化浊解毒，排石消积。

[西医诊断] ①胆囊泥沙样结石；②肝囊肿。

[方药]

海金沙15g	冬葵子12g	川牛膝9g	柴胡12g
三棱9g	莪术9g	乳香6g	没药6g
白芷10g	金银花15g	防风9g	枳壳9g
香附9g	金钱草30g	生牡蛎20g	百合15g
乌药9g	茯苓15	鸡内金15g	生白术9g
当归9g	川芎9g	白芍30g	泽泻9g

14剂，每日1剂，水煎取汁400mL，早晚饭后1小时温服。

二诊：2019年2月16日，患者小便黄明显减轻，皮肤仍黄，自诉口干，纳可，寐可；舌暗红，苔薄黄腻，脉弦滑。上方基础上去乳香、没药、香附、乌药、白术，改冬葵子为15g，加芦根30g、郁金12g。14剂，每日1剂，煎服法同前。

三诊：2019年3月2日，患者小便基本不黄，皮肤发黄减轻，纳可，寐可；舌暗红，苔薄黄微腻，脉弦滑。患者自诉素有痛经，经此次治疗，发现痛经明显减轻，且不再口渴。效不更方，故守方微调。调整处方如下：

柴胡 10g	陈皮 9g	香附 9g	乳香 6g
没药 6g	海金沙 15g	冬葵子 10g	郁金 12g
川牛膝 9g	三棱 9g	莪术 9g	白芷 10g
金银花 15g	防风 9g	枳壳 9g	金钱草 30g
生牡蛎 20g	百合 15g	茯苓 15g	鸡内金 15g
当归 9g	川芎 9g	白芍 30g	泽泻 9g

14 剂，每日 1 剂，煎服法同前。

四诊：2019 年 3 月 16 日，患者小便正常，皮肤发黄明显好转。守前方继服 1 个月，随诊症状全无，后复查腹部彩超示：肝囊肿，胰、脾、双肾未见占位性病变。胆囊泥沙样结石消失，痊愈。

[**按语**] 患者以皮肤发黄、小便黄等黄疸症状为主诉就诊，西医检查明确诊断为胆囊泥沙样结石，可明确胆石症为诱发患者症状的主要诱因，故当着眼于胆石症进行诊治。笔者认为胆石症的病理机制主要有：①湿热。《中藏经》云"虚伤气，邪热渐强，结聚而成砂石，又如水煮盐，火大水少，盐渐成石之类"，指出其病机多因湿热久蕴煎熬津液，结为砂石阻塞通路所致。②气滞血瘀。历代医家多认为气滞血瘀是结石的主要病理改变，结石为有形实邪，停留体内，势必阻滞气机，影响气血津液运行；同时结石易损伤脉络，可致出血，离经之血即是瘀血，瘀血阻滞影响气血运行，因此气滞血瘀在胆石症的发病过程中也具有重要的意义。

综合以上分析，笔者认为此病为湿热、气滞、血瘀胶固难解，久而酿生浊毒。浊毒内蕴胆腑，热毒壅聚，气滞血瘀酿生泥沙样胆结石，进而泛溢肌肤，故患者出现小便发黄，肌肤发黄等症；舌质暗红，苔薄黄腻，脉弦滑皆为浊毒内蕴之证。故治疗以化浊解毒、排石消积为大法。选方以仙方活命饮加减为主，该方出自《校注妇人良方》，适用于阳证痈疡肿毒初起，笔者将其巧用到胆石症的治疗。方中重用金银花清热解毒为君。《丹溪心法》指出"其滑淋、沙淋、石淋三者，必须开郁利气，破血滋阴方可也"，强调了气滞血瘀这一观点，故以当归、乳香、没药、陈皮行气活血，防风、白芷、百合、乌药、三棱、莪术通滞散结共为臣药。《金匮要略心典》记载"淋病有数证，小便如粟状者，即石淋也。乃膀胱为火热燔灼，水液结为滓质，犹海水煎熬而成碱也"，指明肾虚膀胱湿热导致结石的这一观点，故以冬葵子、茯苓、川牛膝、泽泻滑利尿道导石以出；中医学认为胆汁是由肝的精气所化生，故治结石当不离肝胆脾胃，用药以柴胡、香附、白芍、川芎、白术疏肝健脾；海金沙、金钱草、鸡内金三金以辅助排石消石，诸药合用，共为佐使。本方整体取仙方活命饮之意，其原为治疗阳证痈疽肿毒初起之方，笔者取其清热解毒、活血化瘀、通滞消石，佐以行气、散结、通利之大法，治疗泥沙样胆结石，四诊而愈，效果显著。

慢性泌尿系感染（淋证）案

患者信息：女，66岁，退休人员

就诊日期：2018年12月1日

[**主诉**] 间断小便灼热刺痛2个月余，加重1个月。

[**现病史**] 患者缘于2个月前无明显诱因出现小便灼热刺痛，就诊于当地诊所，予以药物口服（具体药物描述不详），病情控制欠佳。1个月前无明显诱因上述症状加重，曾就诊于石家庄某医院，出院后病情反复，遂就诊于我院门诊。现主症：小便灼热刺痛，尿色黄赤，伴胃脘胀痛，胃灼热，口干口苦，头痛，纳可，夜寐难安，大便秘结，每日1行。舌暗红，苔黄厚腻，脉弦滑数。

[**既往史**] 既往慢性非萎缩性胃炎10年余，间断口服中药，控制不佳。

[**体格检查**] 腹平坦，全腹触之欠柔软，剑突下无压痛，无腹肌紧张及反跳痛，肝脾肋缘下未触及，Murphy征阴性，麦氏点无压痛，肝区无叩击痛，双肾区无叩击痛，移动性浊音阴性，肠鸣音正常存在。

[**辅助检查**] 尿液分析（2018年11月12日，河北某医院）：红细胞（+++）；白细胞（++）。电子胃镜（2018年11月12日，河北某医院）示：1.胃多发息肉；2.慢性非萎缩性胃炎。病理检查报告（2018年11月12日，河北某医院）示：黏膜慢性炎症伴息肉样增生及肠上皮化生。肝胆胰脾CT（2018年11月12日，河北某医院）示：肝顶点状低密度影待查。

[**中医诊断**] 淋证。

[**证候诊断**] 湿热内蕴。

[**治法**] 清热化湿。

[**西医诊断**] ①慢性泌尿系感染；②慢性萎缩性胃炎伴中度肠上皮化生；③胃息肉。

[**处方**]

| 黄芩 12g | 黄连 12g | 半枝莲 15g | 半边莲 15g |

白花蛇舌草 15g	茵陈 40g	苦参 10g	石韦 15g
萹蓄 15g	瞿麦 15g	泽泻 15g	海金沙 15g
金银花 15g	白茅根 15g	车前子 15g	生龙齿 30g
香橼 15g	佛手 15 g	石菖蒲 15g	郁金 12g
天麻 15g	蝉蜕 20g	僵蚕 12g	首乌藤 15g
合欢皮 15g	青蒿 30g	败酱草 30 g	蒲公英 15g

14 剂，每日 1 剂，水煎取汁 400mL，早晚饭后 1 小时温服。

二诊：2018 年 12 月 15 日，患者小便灼热感减轻，胃脘胀痛灼热感好转，偶头晕，无口干，偶口苦，腰痛，舌暗红，苔黄腻，脉弦滑数。上方加竹叶 6g、通草 6g、白芍 30g、生甘草 6g、炒杜仲 15g、桑寄生 15g。14 剂，每日 1 剂，煎服法同前。

三诊：2018 年 12 月 29 日，患者自诉小便时有发红，稍有灼热感，饭后腹胀，偶头晕，腰痛减轻；舌脉同前。查尿液分析：尿中红细胞（++）。上方去苦参、石菖蒲、郁金、青蒿，加夏枯草 30g、金钱草 30g。30 剂，每日 1 剂，煎服法同前。嘱患者服完 30 剂后停药，1 个月后复查异常指标，不适随诊。

四诊：2019 年 2 月 1 日，患者自述排尿涩痛，偶小腹拘急胀痛，手心灼热，偶腰痛，纳呆，寐可，大便每日 1 行，舌暗红，苔薄黄腻，脉细滑。调整处方如下：

桑寄生 15g	炒杜仲 15g	萹蓄 15g	瞿麦 15g
金钱草 30g	海金沙 15g	滑石 15g（包煎）	车前子 15g
鸡内金 20g	石韦 15g	生地黄 15g	栀子 12g
蒲公英 15g	晚蚕沙 30g	蒲黄 9g（包煎）	石菖蒲 15g
郁金 12g	炒槟榔 10g	泽泻 15g	穿心莲 15g
夏枯草 15g	生龙齿 20g	败酱草 30g	天麻 15g
清半夏 9g	茵陈 50g	半边莲 15g	半枝莲 15g
黄芩 12g	黄连 12g	苦参 10g	白花蛇舌草 15g

14 剂，每日 1 剂，煎服法同前。药后复诊患者诉小便通利，已无任何不适。考虑患者为自身体质及各种因素致病，为预防病情反复，将方药制成丸剂以巩固疗效，继续治疗 3 个月，无其他明显不适，复查尿液分析显示正常。继续服药治疗胃病。

[按语] 慢性泌尿系统感染往往是指由于泌尿系统感染时间较长，且难以得到彻底治愈，从而导致患者出现反复的尿路刺激等症状。治疗上多因反复使用抗生素治疗产生耐药性，菌株变异，治疗效果不佳，多常年难愈，给患者造

成身体和心理上的痛苦。笔者认为本病病位在肾与膀胱，但临床又可波及其他部位，故在临床上应辨病与辨证相结合。同一患者常可数种淋证同时存在，虚实夹杂，甚则与其他疾病合并出现。辨证时既要掌握淋证共性，又要熟悉各种淋证特征，通过病因分析，虚实判别，再加以选方用药。本案患者为老年女性且胃病日久，累及于脾，脾失健运，生湿化热，湿热下注，缠绵难愈，引起淋证反复。整个诊疗过程中，湿热为其主要矛盾，故全方清热利湿大法贯穿始终。又因其有慢性萎缩性胃炎伴中度肠上皮化生，故在整个诊疗过程中，不仅治疗膀胱，又兼顾治胃。

基础方选用黄芩、黄连、茵陈、苦参清利湿热。其中苦参主要成分是氧化苦参碱，经现代药理学研究表明，其在体内外有免疫调节、抗炎、促凋亡、抗氧化、抗纤维化、抗肿瘤、抗病毒、抗过敏和心血管保护作用，不仅可以增强体液免疫，对细胞免疫也有非常广泛的调节作用。半边莲、半枝莲、白花蛇舌草化浊解毒。前两诊中湿热为主要矛盾，所以诊疗中治热淋为急务，采用清热解毒，利尿通淋之治则，待湿热现象好转，再转以解决其他次要矛盾。三诊中出现血尿，此时虽湿热为本，但湿热灼伤络脉造成的血尿已上升为主要矛盾，故以治血淋为主。白茅根清热凉血，利尿通淋。同理四诊中患者排尿涩痛，少腹拘急，此时主要矛盾已上升为石淋。故用瞿麦、萹蓄、通草、滑石利尿通淋，金钱草、海金沙、鸡内金、石韦排石化石，因尿中带血故加栀子、生地黄凉血止血。通观全方，运用利水渗湿药较多，但经常配伍行气药如香橼、佛手等以提高疗效，体现"气行则水行，气滞则水停"的原则。组方用药之严谨，值得学习借鉴。

慢性咽炎（喉痹）案

患者信息：男，31岁，职员

就诊日期：2019年12月28日

[**主诉**] 反复咽堵1年，加重3个月。

[**现病史**] 患者缘于1年前进食辛辣食物出现咽堵，期间多次就诊于我院治疗（具体药物不详），病情有所好转。近3个月病情反复，遂于我院就诊。2019年12月28日查电子胃镜示：食管胃黏膜异位；慢性非萎缩性胃炎伴糜烂。病理诊断报告示：黏膜慢性炎症。耳鼻喉电子喉镜示：慢性咽炎。现主症：咽堵，胃脘胀满，胃灼热，无反酸，口干，无口苦，纳少，夜寐尚安。

大便每日一行，不成形。小便可。舌紫暗，苔薄黄腻，脉沉细。

[**既往史**] 既往体健。

[**过敏史**] 否认药物及食物过敏史。

[**体格检查**] 咽部充血，双侧扁桃体无肿大。腹部平坦，腹部欠柔软，无腹肌紧张，无压痛、反跳痛，未触及包块。肝脾肋下未触及，胆囊未触及，Murphy 征阴性，麦氏点无压痛，肝区无叩击痛，双肾区无叩击痛，肠鸣音正常。

[**辅助检查**] 电子胃镜（2019-12-28，河北某医院）示：食管胃黏膜异位；慢性非萎缩性胃炎伴糜烂。病理诊断报告（2019-12-29，河北某医院）示：黏膜慢性炎症。耳鼻喉内窥镜影像（2019-12-28，河北某医院）示：慢性咽炎。

[**中医诊断**] 喉痹。

[**证候诊断**] 湿热中阻，浊毒内蕴。

[**治法**] 清热祛湿，化浊解毒。

[**西医诊断**] ①慢性咽炎；②食管胃黏膜异位；③糜烂性胃炎。

[**处方**]

柴胡 15g	香附 15g	紫苏梗 12g	青皮 15g
茵陈 15g	黄芩 12g	黄连 12g	陈皮 9g
竹茹 10g	清半夏 9g	冬凌草 15g	射干 10g
木蝴蝶 6g	青果 9g	生石膏 30g	浙贝母 12g
海螵蛸 12g	瓦楞粉 30g	枳实 15g	厚朴 9g
香橼 15g	佛手 15g	炒莱菔子 10g	蒲公英 12g
焦槟榔 10g			

7 剂，每日 1 剂，水煎取汁 400mL，分早晚饭后 1 小时温服。

二诊：2020 年 1 月 4 日，患者症状稍缓解。舌暗红，苔薄黄腻，脉沉细。上方加金银花 15g、砂仁 6g、薏苡仁 30g、败酱草 30g、广木香 6g、三七 20g，去冬凌草、木蝴蝶、青果。7 剂，每日 1 剂，煎服法同前。

末诊：2020 年 1 月 12 日，患者症状改善。舌暗红，苔薄黄，脉沉细。上方加冬凌草 15g、青果 9g、葛根 30g，去金银花、砂仁、广木香、三七。

调整处方，如下：

柴胡 15g	香附 15g	紫苏梗 12g	青皮 15g
茵陈 15g	黄芩 12g	黄连 12g	陈皮 9g
竹茹 10g	清半夏 9g	冬凌草 15g	射干 10g
木蝴蝶 6g	青果 9g	生石膏 30g	浙贝母 12g

海螵蛸 12g	瓦楞粉 30g	枳实 15g	厚朴 9g
香橼 15g	佛手 15g	炒莱菔子 10g	蒲公英 12g
焦槟榔 10g	葛根 30g	生薏苡仁 30g	败酱草 30g

7剂，每日1剂，煎服法同前，巩固疗效。

[按语] 慢性咽炎是一种发生在咽部黏膜、黏膜下组织、淋巴结组织的弥漫性炎症。其病因繁多、病程迁延、症状顽固、治愈困难、反复发作。临床表现以咽部异物感、咽干、咽痒、灼热、充血、疼痛或频发刺激性干咳等为主，严重者还可伴精神症状。目前受急性咽炎、上呼吸道炎症、气候环境、生活习惯、职业特点、机体免疫、病毒感染、变态反应等因素的影响，慢性咽炎的患病率逐年上升。西医在治疗过程中重视病因的解除，针对性治疗现有症状，同时强调改善生活习惯；使用奥美拉唑等制酸剂阻止胃酸反流以避免本病的反复发作；使用碘剂促进分泌，改善咽部干燥。服用维生素A、维生素B$_2$、维生素C、维生素E等药物，促进咽部黏膜上皮生长；注射免疫增强剂转移因子以改善和消除局部炎症，同时调节和增强机体的免疫功能；针对病情较重的患者出现的局部疼痛，则采用封闭治疗，还可配合激光、射频等外治法。

中医学将其归属于"喉痹"范畴，"喉痹"即咽喉闭塞不通，是中医肺系疾病的常见病。最早见于《黄帝内经》："一阴一阳结，谓之喉痹"，多由虚火所致。张景岳也提出："一阴，肝与心主也。一阳，胆与三焦也。肝胆属木，心主三焦属火，四经皆从热化，其脉并络于喉，热邪内结，故为喉痹。"《中医耳鼻咽喉科学》认为喉痹是指以咽部有异物感，咽部红肿疼痛，或喉底有颗粒状突起为主要特征的咽部疾病。临床上可分为急喉痹和慢喉痹，其中急喉痹起病急，病程短；慢喉痹起病缓，病程长，易反复。

喉痹的病因有四：一为外邪犯咽。《诸病源候论》一书对咽喉病论述道："喉痹者，喉里肿塞痹痛，水浆不得入也，人阴阳之气出于肺循喉咙而上下也。风毒客于喉间，气结蕴积而生热，故喉肿塞而痹痛。"二为脏腑虚损，咽喉失养。《黄帝内经太素·五脏命分》提道："肺小则少饮，不病喘喝……大则喜病胸痹、喉痹、逆气。"表明喉痹与肺的大小有所关联。《灵枢·经脉》曰："肾足少阴之脉……是主肾所生病者，口热舌干，咽肿上气，嗌干及痛。"三为痰瘀互结，结聚咽喉。《黄帝内经灵枢注证发微》脾中："足太阴之脉，起于大指之端……上膈夹咽，连舌本，散舌下。"《素问·阴阳类论》云："一阴一阳代绝，此阴气至心，上下无常，出入不知，喉咽干燥，病在土脾。"脾胃运化失调，水湿内停，聚湿生痰，凝聚咽喉，日久化瘀。四为虚火上炎。朱丹溪在《丹溪心法》中又提出其病因为："咽喉生疮痛，是虚热血虚，多属虚火游行无制，客于咽喉也。"《咽喉秘传》："虚火者，色淡微红微肿，脉来细数。此因思虑过多，虚火上炎，咽干燥，喘嗽多痰，缘不足中来。"说明虚火上乘，伤津耗液，咽喉失养而发病。

笔者认为本案的病机符合糜烂性胃炎的核心病机，即湿热中阻，浊毒内蕴，在治疗中运用一派清热利湿之品，佐以理气散结药物，祛湿清热，降气化浊。患者舌紫暗，苔少，脉沉细为湿热浊毒阻滞之象。湿热困阻气机，浊气不降反升，熏蒸咽喉，出现咽堵，浊气停滞于胃，出现胃脘胀满，胃灼热，湿热阻碍脾胃运化功能，则见大便溏。笔者在治疗慢性咽炎时注重清热利咽，消痈排脓，理气散结。治疗时常用黄芩、黄连、竹茹、茵陈清热利湿、解毒化浊以祛胃湿、清胃火；生石膏、浙贝母、海螵蛸、瓦楞粉清热制酸助清胃火；青皮、枳实、厚朴、陈皮、炒莱菔子、焦槟榔破气消积、散结除痞以降胃气；柴胡、香附、紫苏梗、香橼、佛手以疏肝理气；瓜蒌润肠通便助胃气通降；薏苡仁、败酱草祛瘀解毒排脓；冬凌草、木蝴蝶、青果解毒清利咽喉。木蝴蝶味苦、甘，性凉，归肺、胃、肝经，可疏肝和胃、清肺利咽，现代研究发现，木蝴蝶可护膜愈疡，有修复胃黏膜的作用。薏苡仁味甘、淡，性凉，归脾、胃、肺经，能"健脾益胃"，有利水渗湿、健脾除痹、清热排脓之功，《本草纲目》称其为"阳明药"。败酱草味辛、苦，性微寒，归胃、大肠、肝经，有清热解毒、排痈消脓、祛瘀止痛之功，"善排脓破血"，张仲景治痈皆用之。二者合用清热消痈。蒲公英清热利尿，导邪热从小便而解。诸药合用，标本兼治。

面部痤疮（面疱）案

患者信息：女，29岁，公司职员
就诊日期：2019年10月28日
[主诉]面部痤疮3年，加重2周。
[现病史]患者3年前产褥期后出现面部痤疮，于我院口服中药后好转，后症状间断反复出现，并随症口服中药汤剂治疗。2周前患者外出就餐后面部痤疮加重，遂来我院就诊，现主症：面部痤疮，以唇周、面颊为主，色深红，质地坚硬，无破溃流脓，末次月经7月12日，夜寐多梦，纳可，大便每日2~3次，质黏。舌质紫暗，苔薄黄腻，脉弦细滑。
[既往史]既往体健。

[**过敏史**] 否认食物及药物过敏史。

[**体格检查**] 腹平坦，全腹触之柔软，剑突下无压痛，无腹肌紧张及反跳痛，肝脾肋缘下未触及，Murphy 征阴性，麦氏点无压痛，肝区无叩击痛，双肾区无叩击痛，移动性浊音阴性，肠鸣音正常存在。

[**辅助检查**] 未行。

[**中医诊断**] 面疱。

[**证候诊断**] 肺胃郁热，湿热瘀滞。

[**治法**] 清宣郁热，祛湿化瘀。

[**西医诊断**] ①痤疮；②经期推迟。

[**处方**]

茵陈 15g	黄芩 12g	黄连 12g	陈皮 9g
竹茹 10g	金银花 15g	黄柏 10g	川牛膝 10g
车前子 15g	泽泻 15g	枇杷叶 9g	赤芍 15g
败酱草 15g	冬瓜仁 15g	生石膏 30g	浙贝母 15g
生地黄 15g	牡丹皮 12g	海藻 15g	昆布 15g
地骨皮 15g	桑白皮 15g	紫花地丁 30g	

7 剂，每日 1 剂，水煎取汁 400mL，早晚饭后 1 小时温服。

二诊：2019 年 11 月 4 日，患者面部痤疮好转，颜色转为淡红，质地较前稍软，月事已下，量可，颜色较深，大便每日 2~3 次，质稍黏；舌紫暗红，苔薄黄，脉弦细滑。上方去赤芍，加桃仁 9g、红花 9g。7 剂，每日 1 剂，煎服法同前。

三诊：2019 年 11 月 10 日，患者面部痤疮明显消退，疮处稍高出于皮肤，颜色淡红，质地较正常皮肤稍硬，无新发痤疮，夜寐多梦好转，大便每日 1~2 次，质不黏；舌暗红，苔薄黄，脉细略滑。上方去败酱草、牡丹皮、紫花地丁，加当归 9g。调整处方如下：

茵陈 15g	黄芩 12g	黄连 12g	陈皮 9g
竹茹 10g	金银花 15g	黄柏 10g	川牛膝 10g
车前子 15g	泽泻 15g	枇杷叶 9g	冬瓜仁 15g
生石膏 30g	浙贝母 15g	生地黄 15g	海藻 15g
昆布 15g	地骨皮 15g	桑白皮 15g	桃仁 9g
红花 9g	当归 9g		

7 剂，每日 1 剂，煎服法同前。患者诸症明显好转，继续服药 1 个月巩固治疗。

[**按语**] 痤疮是毛囊皮脂腺单位的一种慢性炎症性皮肤病，临床表现以好发于面部的粉刺、丘疹、脓疱、结节等多形性皮损为特点。痤疮的发生主要与皮脂分泌过多、毛囊皮脂腺导管堵塞、细菌感染和炎症反应等因素密切相关。中医学称痤疮为"肺风粉刺""粉刺""面疮""面疱"等，认为其核心病机为郁热，病位属肺、胃，涉及肝、脾、肾，多因素体阳热偏盛，以致营血偏热，血热外壅，气血瘀滞，蕴阻肌肤而为疱，可分为肺经风热证、脾胃湿热证、肝气郁结证、肝肾阴虚证。

本案患者首次发病缘于产褥期。产褥期内患者多进食肥甘厚腻及滋补之品，脾胃运化不及，酿湿生热，以致脾胃湿热内蕴。本次发病亦是因其外出进食油腻之品。《诸病源候论》云："脾主肌肉，内热则脾气温，脾气温则肌肉生热也；湿热相搏，故头面身体皆生疮。"再者，土能生金，湿热之邪随生气上归于肺，使上焦肺脏亦蕴湿热之邪。肺主卫表皮毛，湿热之邪随经上犯，久之经络不通，瘀血阻滞，则发为"面疱"。如《医宗金鉴·外科心法要诀》云："此症由肺经血热而成。"清代《外科大成》云："肺经血热郁滞不行而生酒刺也。"可见，本案患者面部痤疮责之于脾、肺两脏，湿热之邪为主要病理因素。同时，患者月经已3个月未行，结合患者病史，此因湿热下注而起。湿为阴邪，其性趋下，故患者中焦湿热之邪日久不祛而下注胞宫，胞脉阻滞，冲任不畅，则见月经后期。

治疗以清宣郁热、祛湿化瘀为大法，方中茵陈、黄芩、黄连清上、中二焦之湿热，桑白皮、地骨皮取泻白散之意，清泄肺中伏火，合枇杷叶、冬瓜仁、生石膏、浙贝母、竹茹以使金清气肃。金银花、紫花地丁皆为痈疮疔毒之要药，取"五味消毒饮"之意，清热解毒、消痈排脓。海藻、昆布软坚散结消肿，祛面部之疮毒。黄柏、牛膝取三妙散之意，清下焦湿热，牛膝并能逐瘀通经，引药下行，清下焦之湿热瘀滞。湿性趋下，湿热之邪，当利导下行，故以车前子、泽泻导湿热从水道而去。方中苦寒之品较多，不免会引起大便稀溏，甚则泄泻，用车前子、泽泻亦可利小便以实大便，体现了李中梓治泻九法中的渗利之法。生地黄、赤芍、牡丹皮清热凉血。生地黄兼能养血滋阴，使阴血不伤。赤芍、牡丹皮兼能活血化瘀。诸药合用，共奏清热祛湿，活血化瘀之功。随着症状好转，逐步减少赤芍、牡丹皮、败酱草、紫花地丁等清热凉血解毒之品，同时予桃仁、红花、当归以活血养血，使凉血而不留瘀，祛邪而不伤正。同时嘱患者饮食以清淡为主，少食甜品，忌食羊肉等大热之品，防止病情复发。

尿路感染（淋证）案

患者信息：男，69 岁，离休人员

就诊日期：2019 年 7 月 6 日

[**主诉**] 小便不利伴疼痛 5 天。

[**现病史**] 患者缘于 5 天前外出就餐后出现小便不利，排尿疼痛，伴烧灼感，患者自认为"上火"，故未行特殊治疗，自行大量饮水后症状缓解不明显，遂来我院就诊。现主症：小便不利，排尿疼痛，伴烧灼感，色黄，头晕，周身乏力，腰膝酸软，偶胃灼热反酸，纳少，夜寐尚安，大便每日一行，质可，小便正常。舌质紫暗，苔黄腻，脉弦滑略数。

[**既往史**] 既往体健。

[**过敏史**] 否认食物及药物过敏史。

[**体格检查**] 腹平坦，全腹触之柔软，剑突下无压痛，无腹肌紧张及反跳痛，肝脾肋缘下未触及，Murphy 征阴性，麦氏点无压痛，肝区无叩击痛，双肾区无叩击痛，移动性浊音阴性，肠鸣音正常存在。

[**辅助检查**] 尿液分析（2019 年 7 月 6 日，河北某医院）：WBC（+），Pro（++），BLD（+），细菌计数 989.56/μL。

[**中医诊断**] 淋证。

[**证候诊断**] 湿热下注。

[**治法**] 清热祛湿。

[**西医诊断**] 急性尿路感染。

[**处方**]

茵陈 15g	黄芩 12g	黄连 12g	陈皮 9g
竹茹 10g	清半夏 9g	天麻 15g	柴胡 12g
枳实 15g	厚朴 9g	香橼 15g	佛手 15g
石菖蒲 12g	郁金 12g	浙贝母 12g	海螵蛸 12g
生石膏 30g	瓦楞粉 30g	生薏苡仁 30g	败酱草 30g
首乌藤 15g	炒莱菔子 10g	冬凌草 15g	射干 10g
木蝴蝶 6g	青果 9g	焦神曲 30g	鸡内金 20g
葛根 30g	石韦 10g	桔梗 9g	

14 剂，每日 1 剂，水煎取汁 400mL，早晚饭后 1 小时温服。

二诊：2019 年 7 月 20 日，患者小便正常，无明显排尿疼痛及烧灼感，劳累时偶头晕，腰膝酸软乏力好转，无明显胃灼热反酸，纳少，夜寐尚安，大便每日一行，质可；舌质紫暗，苔薄黄腻，舌体颤动，脉弦细略滑。今日复查尿液分析结果正常。上方去生石膏、浙贝母、海螵蛸、瓦楞粉、木蝴蝶、青果，加生地黄 15g、白芍 15g、玄参 15g、麦冬 12g、女贞子 15g。调整处方如下：

茵陈 15g	黄芩 12g	黄连 12g	陈皮 9g
竹茹 10g	清半夏 9g	天麻 15g	柴胡 12g
枳实 15g	厚朴 9g	香橼 15g	佛手 15g
石菖蒲 12g	郁金 12g	生薏苡仁 30g	败酱草 30g
首乌藤 15g	冬凌草 15g	炒莱菔子 10g	射干 10g
焦神曲 30g	鸡内金 20g	葛根 30g	石韦 10g
桔梗 9g	生地黄 15g	白芍 15g	玄参 15g
麦冬 12g	女贞子 15g		

14 剂，每日 1 剂，煎服法同前。后患者继续服药，调治其他症状。

[按语] 尿路感染又称泌尿系统感染，是尿路上皮对细菌侵入导致的炎症反应，通常伴随有菌尿和脓尿。尿路感染多发于女性，但亦可见于老年男性。其临床多表现为尿频、尿急、尿痛、排尿困难、膀胱区不适等泌尿系症状。尿路感染属中医学淋证范畴，其发病多由饮食劳倦、情志不畅、湿热侵袭、年老体虚所致。淋证的病位在肾与膀胱，且与肝脾有关。其病机主要是肾虚，膀胱湿热，气化失司。如《诸病源候论》云："诸淋者，由肾虚而膀胱热故也。"

本案患者此次发病缘于外出进食肥甘厚腻之品，脾胃运化不及，酿湿生热，以致湿热困阻中焦，湿热之邪又妨碍脾胃运化，两者互为因果。湿热下注，蕴结膀胱，膀胱气化不利，发为热淋。湿热困脾，清阳不升，则见头晕；脾主四肢肌肉，湿热困脾则肌肉无力。热邪耗灼阴液，久之肝肾阴亏，虚风内扰。舌苔黄腻，黄主热，腻主湿，二诊时，舌质紫暗，为舌体颤动为阴虚风动，脉弦细滑略数亦为湿热阴虚之象。

治疗时针对患者病机，在治疗初期以祛除湿、热、瘀等病理因素为主，以连朴饮为基础方，清热化湿，理气和中，祛除湿热之邪。治疗患者淋证时，在清热利湿的基础上，予患者石韦利水通淋，桔梗开宣肺气，宣上而畅下，是为"提壶揭盖"之法。石菖蒲、郁金乃取菖蒲郁金汤之意，合首乌藤，开窍安神。再对症予患者制酸、利咽、健胃之品。全方苦寒与辛温并用，清热凉血而无瘀遏之弊，共筑清热利湿，疏肝息风之功。随着疗程增加，增强滋补阴液之力，故复诊时加生地黄、白芍、玄参、麦冬、女贞子等以滋阴柔肝。

本案患者湿热困阻中焦脾胃，"脾为生痰之源，肺为贮痰之器"，脾失运化而生痰湿，上输于肺，肺气失宣，水道失于通调，亦是本次发病的关键因素。全方虽无大队利水通淋之品，但石韦、桔梗两味药起到了画龙点睛的作用，标本兼治，患者病情便很快得到了缓解。

糖耐量异常（消渴）案

患者信息：女，40岁，无业

就诊日期：2018年3月2日

[**主诉**] 消谷善饥6个月。

[**现病史**] 患者曾节食减肥，6个月前即出现消谷善饥症状，后于某医院检查电子胃镜示：慢性非萎缩性胃炎。血常规：中性粒细胞75.8%，淋巴细胞百分比18.2%，中性粒细胞绝对值$6.91×10^9$/L，血小板平均体积11.4f，余项正常。生化全项：谷酰转肽酶63.7U/L，肌酐51.0μmol/L，总胆固醇3.49mmol/L，高密度胆固醇1.08mmol/L，低密度胆固醇2.23mmol/L。后自行于中医诊所寻求中药（具体药物描述不详）治疗，服用一段时间后症状未见明显改善，遂来我院就诊。现主症：消谷善饥，口渴欲饮，乏力，无胃灼热反酸、恶心呕吐，偶发心慌，纳寐可，大便每日一行，质可，小便正常。舌暗红，苔中根部薄黄，脉细数。

[**既往史**] 既往体健。

[**过敏史**] 否认食物及药物过敏史。

[**体格检查**] 腹平坦，全腹触之柔软，剑突下无压痛，无腹肌紧张及反跳痛，肝脾肋缘下未触及，Murphy征阴性，麦氏点无压痛，肝区无叩击痛，双肾区无叩击痛，移动性浊音阴性，肠鸣音正常存在。

[**辅助检查**] 电子胃镜（2018年4月11日，河北某医院）示：慢性非萎缩性胃炎。血常规（2018年4月11日，河北某医院）：中性粒细胞75.8%，淋巴细胞百分比18.2%，中性粒细胞绝对值$6.91×10^9$/L，血小板平均体积11.4f；生化全项：谷酰转肽酶63.7U/L，肌酐51.0μmol/L，总胆固醇3.49mmol/L，高密度胆固醇1.08mmol/L，低密度胆固醇2.23mmol/L；空腹血糖5.83mmol/L；餐后2小时血糖9.86mmol/L。

［**中医诊断**］消渴病。

［**证候诊断**］胃热阴虚。

［**治法**］清泄胃火，养阴增液。

［**西医诊断**］①糖耐量异常；②慢性非萎缩性胃炎。

［**处方**］

甘松 10g	熟地黄 20g	生石膏 30g	浙贝母 15g
海螵蛸 15g	瓦楞粉 30g	生地黄 20g	蒲公英 30g
白芍 15g	桑叶 15g	僵蚕 10g	玉竹 9g
玄参 15g	黄芩 15g	黄连 15g	陈皮 9g

7 剂，每日 1 剂，水煎取汁 400mL，早晚饭后 1 小时温服。

二诊：2018 年 3 月 10 日，患者诉在紧张或安静状态下心慌。舌脉同前。上方去白芍、熟地黄，改生地黄为 30g，加栀子 12g、莲子心 12g、鬼箭羽 15g、生牡蛎 20g、豨莶草 15g。30 剂，每日 1 剂，煎服法同前。调整处方如下：

甘松 10g	生石膏 30g	浙贝母 15g	豨莶草 15g
海螵蛸 15g	瓦楞粉 30g	生地黄 30g	蒲公英 30g
桑叶 15g	僵蚕 10g	玉竹 9g	生牡蛎 20g
玄参 15g	黄芩 15g	黄连 15g	陈皮 9g
栀子 12g	莲子心 12g	鬼箭羽 15g	

嘱患者行口服糖耐量试验，检查心电图、甲功五项。

2018 年 4 月 11 日，患者空腹血糖 5.83mmol/L，餐后 2 小时血糖 9.86mmol/L。心电图：窦性心律、正常心电图。甲功五项：未见明显异常。嘱患者加服"拜糖平"50mg，3 次 / 日，配合中药服用，继服中药 2 月余，诸症皆除。

［**按语**］本案患者曾节食 6 个月，饮食不规律致脾胃纳运失职，胃中无食谷，胃液空耗，呈胃热阴虚之象。阳明胃火炽盛，消灼水谷，伤津耗液，则消谷善饥；津不上承，咽干口燥，故口渴欲饮；胃火盛，消耗水谷，则水谷精微不能输布，肌肉不能濡养，故见乏力；母病及子，火热伤及心，则可见心慌；胃火日久伤及肾阴，影响中下焦，故见舌苔中根部薄黄。《辨证录》载："夫消渴之症，皆脾坏而肾败，脾坏则土不胜水，肾败则水难敌火。二者相合而病成。"在治疗中须去其火则津液自生，滋其阴则虚热渐退。

故在组方时生地黄、熟地黄合用，以熟地黄滋阴补血，生地黄清热凉血，二药合用育阴清热，热退则耗阴无由；白芍养血平肝，调理中气；《本草新编》："胃热多食，胃热不食，唯泻胃火而痊"，故以石膏、黄芩、黄连、蒲公英清胃泻火；桑叶、僵蚕散风热，玄参、玉竹滋阴。《本草正义》："玄参，此物味苦而甘，苦能清火，甘能滋阴，以其味甘，故降性亦缓。"《本草正义》："玉竹，味甘多脂，柔润之品……今惟以治肺胃燥热，津液枯涸，口渴嗌干等证，而胃火炽盛，燥渴消谷，多食易饥者，尤有捷效。"二者合用清热滋阴，阴液得充，胃火得降，则病自愈；又以浙贝母、海螵蛸、瓦楞粉止胃痛，辅以降泄除热；《灵枢·本藏》有云"脾脆则善病消瘅易伤"，故用甘松、陈皮醒脾助运，脾胃升降之枢，相互为用，不可单纯治其一，顾此失彼。全方共奏清热滋阴之功，方证相应，故效甚捷。

二诊时嘱患者检查以排除其他病变，根据检查回报，补充诊断：糖耐量异常，明确病情。患者诉有心慌，乃胃肾津液亏虚，不能上济心火，心阴不足，心火上炎故心慌，故加用熟地黄、生地黄用量，更加清热滋阴之功，加用生牡蛎育阴潜阳，以栀子、莲子心清心泻火，豨莶草、鬼箭羽逐瘀通络。调方加减2个月后诸症皆除。

脱屑性唇炎（唇风）案

患者信息：女，24岁，学生

就诊日期：2019年8月24日

[主诉] 口唇周围干燥、脱屑2个月，加重1周。

[现病史] 患者缘于2个月前因饮食不节出现唇部及唇周干燥、瘙痒的不适感。近1周来患者食辛辣后口唇周围出现干燥、脱屑，伴面部疱疹，口角干裂。曾在当地西医诊所就诊，给予软膏涂抹治疗（具体药物不详），症状未见减轻，遂来我院就诊。现主症：口唇周围干燥、脱屑，口角开裂，面部疱疹，大便每日一行，质可，小便可，纳可，寐可。舌暗红，边有齿痕，苔薄黄，脉弦滑数。

[既往史] 既往体健。

[过敏史] 否认食物及药物过敏史。

[体格检查] 口唇干燥、脱屑，口角开裂。腹平坦，全腹触之柔软，剑突下无压痛，无腹肌紧张及反跳痛，肝脾肋缘下未触及，Murphy征阴性，麦氏点无压痛，肝区无叩击痛，双肾区无叩击痛，移动性浊音阴性，肠鸣音正常存在。

[辅助检查] 未行。

[中医诊断] 唇风。

[**证候诊断**] 脾胃伏火。

[**治法**] 清宣伏火。

[**西医诊断**] 脱屑性唇炎。

[**处方**]

生石膏 30g	栀子 10g	藿香 9g	防风 9g
生甘草 6g	牡丹皮 10g	知母 10g	黄柏 9g
怀牛膝 10g	玉竹 9g	生地黄 15g	蒲公英 15g
葛根 30g	天麻 15g		

7 剂，每日 1 剂，水煎取汁 400mL，早晚饭后 1 小时温服。

二诊：2019 年 8 月 31 日，患者诸症有减轻。大便每日一行，质可，纳可，寐可；舌暗红，边有齿痕，苔薄黄，脉弦滑数。前方去怀牛膝、玉竹、葛根，加桑白皮 15g、地骨皮 15g、紫花地丁 30g、车前子 15g、菊花 15g。7 剂，每日 1 剂，煎服法同前。

末诊：2019 年 9 月 7 日，患者述诸症进一步减轻，饭后时有饱胀感；大便每日一行，质可，偶有食欲不振，寐可；舌暗红，边有齿痕，苔薄黄，脉弦滑数。上方加焦槟榔 15g、炒麦芽 15g。调整处方如下：

生石膏 30g	栀子 10g	藿香 9g	防风 9g
生甘草 6g	牡丹皮 10g	知母 10g	黄柏 9g
桑白皮 10g	地骨皮 9g	生地黄 15g	蒲公英 15g
天麻 15g	紫花地丁 30g	菊花 9g	车前子 10g
焦槟榔 15g	炒麦芽 15g		

7 剂，每日 1 剂，煎服法同前。患者复诊述口唇偶有干燥，脱屑，纳可，寐安，二便调。原方继续服用 1 个月后，诸症消失，停药。

[**按语**] 干燥脱屑性唇炎是一种原因不明的疾病，主要表现为口唇干燥、皲裂、有纵沟纹或裂沟、脱屑、出血、疼痛等症状而久治不愈。如果伴有真菌感染，可有假膜形成且不易揭去，表现有红肿、糜烂等。发病原因可能与感染、日晒、烟酒、化妆品刺激、营养缺乏、遗传因素、精神刺激以及情绪变化有关。此病属于中医学"唇风"范畴，历代中医医家对此病有着独特见解。该病自《内经》起便早有记载，《灵枢·脉经》："足阳明所生病者，口唇胗。"《病医大全·唇口部·唇紧门主论》载："唇紧湿烂，乍好乍发，经年累月，又名唇渖，乃脾家湿热也。"《诸病源候论·卷之三十·凡十七论》有"脾胃有热，气发于唇，则唇生疮"，认为唇渖病机与热蕴中焦关系密切，并可兼夹风、寒、湿邪合而为患。《医宗摘要》提到"唇赤而焦者脾热，唇赤而肿者

胃热"，指出唇湔与火热之邪关系密切。

脾开窍于口，其华在唇，足阳明胃经夹口环唇，唇病可以反映脾胃病变，脾胃有疾亦可致唇病，《东医宝鉴》曰："唇属脾，风则瞤动，热则干裂……唇有病，则随经治脾可也。"笔者认为本病核心病机为脾胃伏火，因此，治疗予以清宣脾胃之郁火为法。本案患者素体脾胃虚弱又嗜食辛辣，辛辣之食易生湿热，造成中焦脾胃运化失调，郁火内生，日久升为浮火上犯口唇，造成唇部干燥、脱屑。火热之邪延及面部，发为疱疹。舌暗红，边有齿痕，苔薄黄，脉弦滑数俱是脾胃伏火之征。

本案选用泻黄散加味治疗，泻黄散出自钱乙的《小儿药证直诀》，用以治脾胃之实热证，书中曰："脾脏微热，令舌络微紧，时时舒舌。治之勿用冷药及下之，当少与泻黄散渐服之。"后世医家沿用此方治疗"脾胃伏火"，如《医方集解》中记载，泻黄散"治脾胃伏火，口燥唇干，口疮口臭，烦渴易饥，热在肌肉"。方中石膏辛寒可解肌热，栀子苦寒且润、表里双解，两药合用以泄脾胃积热为君。臣以防风，性味辛甘，风药润剂，用于此以发散脾胃伏火，并可引诸药入脾胃。藿香，其气芳香，醒脾开胃。诸药合用，升散解伏积之火，并振复脾胃气机。伏火郁结较重时，需另予透散之品加大升散力度，方用葛根，其气轻浮，升举透发，鼓舞脾胃之气上行，宣散郁遏中土之阳气，并引诸药出于皮毛，使邪有出路。牡丹皮、怀牛膝清热祛瘀，引郁热下行。知母、玉竹、生地黄清热凉润、透热养阴，防辛散太过损伤阴津。全方配伍严谨，以透散为主，加以清热，给火热邪气以出路，使疾病痊愈。

小儿抽动秽语（慢惊）案

患者信息：女，5岁，其他。

就诊日期：2020年7月21日

[主诉] 眼睑抽动2个月，加重1周。

[现病史] 患者2个月前无明显诱因出现眼睑抽动，未予重视，1周前无明显诱因出现上述症状加重，遂就诊于我院。现主症：眼睑抽动，摇头，纳少，寐欠安，大便2~3日一行，小便可。舌暗红，苔薄黄腻，脉弦细。

[既往史] 既往体健。

[过敏史] 否认药物及食物过敏史。

[体格检查] 眼睑结膜正常，结膜无充血水肿，巩膜无黄染，眼睑抽动。

腹部平坦，全腹触之柔软，无腹肌紧张，无压痛、反跳痛，未触及包块。肝脾肋下未触及，胆囊未触及，Murphy 征阴性，麦氏点无压痛，肝区无叩击痛，双肾区无叩击痛，肠鸣音 4~5 次 / 分。四肢腱反射对称，肌力正常，生理反射存在，病理征未引出。

[**辅助检查**] 未行。

[**中医诊断**] 慢惊。

[**证候诊断**] 痰热内蕴，肝风内动。

[**治法**] 清热化痰，平肝息风。

[**西医诊断**] 小儿抽动秽语。

[**处方**]

茵陈 15g	黄芩 12g	黄连 9g	陈皮 9g
竹茹 10g	蝉蜕 12g	僵蚕 10g	当归 10g
白芍 30g	川芎 9g	秦艽 10g	全蝎 3g
天麻 15g	石决明 15g	金银花 15g	桑叶 15g
防风 9g	柴胡 12g	瓜蒌 15g	鸡内金 10g
生龙齿 20g			

7 剂，每日 1 剂，水煎取汁 400mL，分早晚饭后 1 小时温服。

二诊：2020 年 8 月 1 日，患者食欲增加；舌暗红，苔薄黄，脉弦细。上方加射干 10g、马勃 10g、连翘 12g，改茵陈为 20g、石决明为 20g。7 剂，每日 1 剂，煎服法同前。

三诊：2020 年 8 月 8 日，患者无摇头，寐好转；舌暗红，苔薄黄稍腻，脉弦细。上方加夏枯草 15g、金钱草 15g，去射干。7 剂，每日 1 剂，煎服法同前。

四诊：2020 年 8 月 15 日，患者眼睑抽动减轻；舌暗红，苔薄黄，脉弦细。上方加龙齿 20g、金银花 15g，去龙骨，改夏枯草为 20g、连翘为 15g。7 剂，每日 1 剂，煎服法同前。

五诊：2020 年 8 月 22 日，患者眼睑无明显抽动，寐可，大便 1~2 日一行；舌暗红，苔薄黄，脉弦细。上方加木蝴蝶 6g、天冬 10g、怀牛膝 10g、珍珠母 20g、生甘草 6g，去桑叶、防风、夏枯草、柴胡，改石决明为 15g。7 剂，每日 1 剂，煎服法同前。

末诊：2020 年 8 月 29 日，患者无明显不适。舌暗红，苔薄黄，脉弦细。上方改茵陈为 15g。

调整处方如下：

茵陈 15g	黄芩 12g	黄连 9g	陈皮 9g
竹茹 10g	蝉蜕 12g	僵蚕 10g	当归 10g
白芍 30g	川芎 9g	秦艽 10g	全蝎 3g
天麻 15g	石决明 15g	金银花 15g	天冬 10g
木蝴蝶 6g	生龙齿 20g	瓜蒌 15g	鸡内金 10g
生龙齿 20g	怀牛膝 10g	珍珠母 20g	生甘草 6g
连翘 15g	马勃 10g		

7剂，2日1剂，煎服法同前，巩固疗效。

[**按语**] 抽动秽语综合征是一种常染色体显性遗传伴外显率表现度变异的神经精神疾病。其临床特征为慢性、波动性和多发性的运动肌不自主抽动，伴不自主的发声性抽动及猥秽语言、模仿语言，呈复杂的、慢性神经精神疾病的表现。中医学认为小儿抽动秽语综合征属于"慢惊风""瘛疭"等病证的范畴。"诸风掉眩，皆属于肝"，说明其病位在肝，多因小儿肝常有余，失于条达，肝风内动，出现肢体抽动。《小儿药证直诀·肝有风甚》有"凡病或新或久，皆引肝风，风动而上干头目，目属肝，肝风入于目，上下左右如风吹，不轻不重，儿不能任，故目连劄也"及《证治准绳·幼科·慢惊》中有"水生肝木，木为风化，木克脾土。胃为脾之腑，故胃中有风，瘛疭渐生。其瘛疭症状，两肩微耸，两手下垂，时复动摇不已，名曰慢惊"的论述。"风胜则动"，"动"表明风邪致病具有动摇不定的症状特点，故凡临床所见眩晕、震颤、抽搐、强直等动摇性症状，多反映了风性主动的特点。在疾病过程中，患儿常常出现多种运动性抽动及一种或多种发声性抽动。另外，患儿挤眉弄眼、耸肩等症状交替出现的情况又符合风邪善行数变的特点。本病若未得到早期、及时、合理、有效的治疗，则可使部分患儿的心智发育、认知能力和社会适应能力的发展受到不同程度的影响。西医对多发性抽动症的治疗多采用氟哌啶醇、硫必利等药物，虽有一定疗效，但复发率偏高，长期用药不良反应明显。

中医所讲的"风"有外风和内风之别。外风是指外界的虚风贼邪，侵袭人体所引起的疾患而言。内风是指风从内生，实际上是内在脏器的某些病变。外风可以引动内风。内风又称肝风，可见本病病位主要在肝，由于内风常为外风引动，故又与肺相关。肝为风木之脏，体阴而用阳，主藏血，喜条达，而主疏泄，其声为呼，其变动为握，阴易虚而阳易浮，阳亢则能生内风，风性善动数变。足厥阴肝经循喉咙上入颃颡，连目系，上出额与督脉会于巅，其支者，从目系下颊里，环唇内。肝风循经而上，故见眨眼、抽鼻、举眉、喉部发声；阴虚血少不能滋养肝经，故见面肌抽搐；肝为刚脏，性喜条达，情志所伤，肝失疏泄，故精神紧张，时可加重。

在小儿抽动秽语综合征发病过程中，亦常由外邪袭肺引起。大部分患儿都存在着上呼吸道的慢性病灶，病情的变化往往又随着这些慢性病变的轻重而转移，治疗过程中常发现其因感冒而病情加重。肺开窍于鼻，咽喉又为肺之门户，故表现为嗅鼻、喉中有异声等症状。脾胃为中焦枢纽，主运化，交通上、中、下三焦之气血津液运行，协调五脏六腑。脾为生痰之源，脾虚则水液失于运化，痰浊内生，郁而化火，火而生风，此病多病程日久，阴血暗耗，阴虚则生内热，亦可灼津为痰，痰热内扰而发此病。脾虚肝木乘之，生风生痰，风痰上扰清窍，痹阻咽喉，或流窜经络，出现临床诸症。又"脾主肌肉四肢"，小儿饮食多缺乏节制，嗜肥甘厚味，或喜生冷瓜果等，日久伤及脾胃，脾虚则四肢肌肉无以所主，故抽动无常。

本病患儿性格多内向、急躁易怒、自卑、胆小等，日久伤肝，肝失疏泄，肝郁脾虚，风痰扰动。笔者在临证治疗时注重肺、脾、肝同调。此病迁延日久，病久入络，非虫类搜剔之品不能除，故用蝉蜕、天麻、全蝎、僵蚕息风止痉，蝉蜕为虫类药，甘寒质轻，疏散肺经风热而利咽，又长于疏散肝经风热而凉肝息风止痉，并可镇静安神。天麻，主入肝经，具有平抑肝阳，息风止痉之功；僵蚕，入肝、肺经，具有祛风解痉，化痰散结之功；蝉蜕，归肺、肝经，有息风定痉之功。以上三味药均可入肝经，同为息风止痉之要药。天麻、全蝎、石决明、夏枯草平肝息风；僵蚕、白芍柔肝息风。天麻，味甘，性平，息风定惊，《本草汇言》记载："天麻，主头风……癫痫强痉，四肢挛急，言语不顺，一切中风、风痰。"僵蚕，味辛、咸，性平，祛风定惊，化痰通络。天麻与僵蚕共用，可加强祛风化痰、息风定惊之功。陈皮、半夏、竹茹取温胆汤之意，理气化痰和胃，降气导滞。川芎，主入肝、胆、心包经，具有活血、行气、祛风之效，防风为祛风之要药，能疏散皮肤腠理、骨肉、经络、关节间滞留的风邪，二者合用增强祛风之效。浙贝母、瓜蒌具有清热化痰之功。白芍，入肝、脾经，具有敛阴柔肝功效；当归，归肝、心、脾经，与白芍配伍应用，共护肝阴。李中梓《医宗必读·卷十·痹》云："治风先治血，血行风自灭"，故用祛风药同时佐以活血药，如川芎、怀牛膝。佐鸡内金健脾助运，生甘草调和诸药。肝脾血虚日久，必出现失眠、多梦等症状，故加用生龙齿以安心神。防风、桑叶、柴胡、川芎、秦艽祛风散邪，石菖蒲、天麻等化痰息风，全蝎、柴胡、郁金等平肝祛风，石决明、珍珠母镇肝息风。诸药合用，共奏祛邪息风，清热化痰之效。

儿童抽动障碍（肝风）案

患者信息：女，13 岁，学生

就诊日期：2020 年 7 月 25 日

[**主诉**] 眨眼瞤动 4 个月。

[**现病史**] 患者主因于家中上网课长时间看手机、电脑，诱发眨眼，不受控制，时有清嗓子现象，家长带其于儿童医院就诊，检查：抗链球菌溶血素 –O（ASO）：1154kU/L，铜蓝蛋白（CER）：0.172g/L；血常规、肝功能未见明显异常。予"可乐定贴片"，1 片 / 次，7 天换贴，家长代诉首次贴后 3~4 天明显减轻，但其后效果不明显，为寻求中医药治疗，遂来我院就诊。现主症：眨眼频繁，休息后稍缓解，伴有清嗓子、干咳现象，好动，纳少，食欲一般，睡眠时间晚，质量可，大便 3~4 日一行，质可，小便可。舌暗红，苔薄黄，脉弦细。

[**既往史**] 既往体健。

[**过敏史**] 否认食物及药物过敏史。

[**体格检查**] 眼睑结膜正常，结膜无充血水肿，巩膜无黄染，眨眼频繁，伴有干咳。腹平坦，全腹触之柔软，剑突下无压痛，无腹肌紧张及反跳痛，肝脾肋缘下未触及，Murphy 征阴性，麦氏点无压痛，肝区无叩击痛，双肾区无叩击痛，移动性浊音阴性，肠鸣音正常存在。

[**辅助检查**] 抗链球菌溶血素 –O(ASO)（ 2020 年 3 月 28 日，河北某医院)：1154kU/L，铜蓝蛋白（CER）：0.172g/L。

[**中医诊断**] 肝风。

[**证候诊断**] 脾虚肝郁，肝风内动。

[**治法**] 健脾疏肝，平肝息风。

[**西医诊断**] 儿童抽动障碍。

[**处方**]

茵陈 15g	黄芩 12g	黄连 9g	竹茹 10g
陈皮 9g	蝉蜕 12g	僵蚕 10g	当归 10g
白芍 30g	川芎 9g	秦艽 10g	全蝎 3g
天麻 15g	石决明 15g	金银花 15g	桑叶 15g
防风 9g	柴胡 12g	瓜蒌 15g	鸡内金 10g

生龙骨 20g

7 剂，每日 1 剂，水煎取汁 400mL，早晚饭后 1 小时温服。

二诊：2020 年 8 月 1 日，眨眼次数减少，偶有清嗓子，好动，纳食好转，寐可，大便 1 日一行，质可。调整处方如下：

茵陈 20g	黄芩 12g	黄连 9g	射干 10g
马勃 10g	蝉蜕 12g	僵蚕 10g	当归 10g
白芍 30g	川芎 9g	全蝎 3g	石决明 20g
金银花 15g	天麻 15g	连翘 12g	桑叶 15g
防风 9g	柴胡 12g	瓜蒌 15g	鸡内金 10g

生龙骨 20g

7 剂，每日 1 剂，水煎取汁 400mL，早晚饭后 1 小时温服。

上方增损，加减治疗 1 个月余，诸症痊愈。

[按语] 儿童抽动障碍是以快速、不自主、突发、非节律性、单一或多部位肌肉运动抽动或发声抽动为特点的一种复杂的慢性神经精神障碍。多发于 2~15 岁的儿童。因西医治疗有一定副作用和停药后易反复致部分家庭不能接受，故多寻求中医药治疗。中医对于本病并没有明确的病名记载，根据症状可归于"瘛疭""肝风症"范畴。

现在电子产品增多，加之疫情期间网上课程增加，致使许多孩子在家中看电脑、看手机时间过长，功课压力增加，疲劳用眼，致抽动症多发。本案患者即在上网课期间诱发。《幼科发挥》云："肝常有余，脾常不足，此却是本脏之气也。"小儿"肝常有余"，若压力过大，则导致肝气不疏，气郁化火，火热生风，风盛则动，而出现抽动、好动等症状。《小儿药证直诀》曰："凡病或新或久，皆引肝风，风动而上干头目，目属肝，肝风入于目，上下左右如风吹，不轻不重，儿不能任，故目连劄也。"故抽动常以眼部肌肉抽动为首发症状，出现频繁眨眼症状。小儿脾常不足，若饮食无节制，或素体脾虚，脾主运化，脾虚则气血精液不能濡养，肝亢风乘，则出现肌肉抽动，纳少；"百病皆由痰作祟"，脾虚生湿，聚而为痰，肝亢风动，夹痰上扰喉咙，则出现清嗓子、发怪声等症状。脾虚无力运化则大便 3~4 日一行。故治疗本病以健脾疏肝、平肝息风为主，方以竹茹、瓜蒌、陈皮、白芍等健脾祛痰，脾旺则实肌肉、充血脉，减少肌肉抽动。平肝以天麻、石决明平肝阳息肝风，《开宝本草》："天麻，主诸风湿痹，四肢拘挛，小儿风痛、惊气，利腰膝，强筋力。"《要药分剂》："石决明大补肝阴，肝经不足者，断不可少。"二者合用，平肝息风力强。加柴胡以疏肝；以防风、蝉蜕、僵蚕等疏风解痉；川芎、当归养血活血使"血行风自灭",川芎又可引药上行缓解头面部抽搐。患者纳少加鸡内金,健脾开胃,《本经逢原》中记载鸡内金还可治眼目障翳。

患者二诊时症状好转,偶发清嗓子现象,于前方去秦艽、陈皮,加马勃、连翘增强清热利咽之功,《本草纲目》言:"马勃,清肺,散血热,解毒""能清肺热咳嗽,喉痹,衄血,失音诸病。"为防止症状反复,巩固疗效,随诊加减1月余,诸证皆除,嘱患者监护人平素减轻其压力,注意休息。

小儿遗尿症(小儿遗尿)案

患者信息:男,8岁,学生

就诊时间:2020年8月24日

[主诉] 夜间遗尿半年余,加重3天。

[现病史] 患者于半年前天冷受凉加之饮食不节后出现夜间遗尿,遗尿3~4次/晚,伴咳嗽,其间未进行任何治疗,且病情无好转,最近3天因外出旅游中暑,回家后夜间遗尿加重,每晚5次,白天亦咳嗽,遂来我院就诊。现主症:夜间遗尿,每晚4~5次,咳嗽夜间甚,纳可,寐差,大便干,每日一行。舌暗红,苔黄腻,脉沉滑数。

[既往史] 既往体健。

[过敏史] 否认食物及药物过敏史。

[体格检查] 腹平坦,全腹触之柔软,剑突下无压痛,无腹肌紧张及反跳痛,肝脾肋缘下未触及,Murphy征阴性,麦氏点无压痛,肝区无叩击痛,双肾区无叩击痛,移动性浊音阴性,肠鸣音正常存在。

[辅助检查] 未行。

[中医诊断] 小儿遗尿。

[证候诊断] 湿热阻滞,脾肾亏虚。

[治法] 清热利湿,健脾益肾。

[西医诊断] 小儿遗尿症。

[处方]

柴胡 10g	黄芩 9g	清半夏 5g	地龙 10g
紫苏子 6g	瓜蒌 15g	枳实 10g	厚朴 6g
石菖蒲 10g	炒牛蒡子 6g	郁金 10g	蝉蜕 15g
僵蚕 6g	鸡内金 10g	生甘草 6g	白芍 20g

木蝴蝶 6g　　　　射干 6g　　　　炒莱菔子 10g　　桑螵蛸 12g

7 剂，每日 1 剂，水煎取汁 400mL，早晚饭后 1 小时温服。

二诊：2020 年 9 月 1 日，患者服药 1 周后，夜间遗尿明显改善，由原来遗尿 5 次变为遗尿 2~3 次，仍有寐差、咳嗽；舌暗红，苔薄黄腻，脉滑。上方加百部 12g、紫菀 10g、炙款冬花 10g、炒杏仁 9g，去柴胡、清半夏、枳实、厚朴、石菖蒲、射干，余不变。7 剂，每日 1 剂，煎服法同前。

三诊：2020 年 9 月 8 日，患者服药 1 周后，夜间遗尿基本消失，偶尔出现一次，咳嗽亦好转；舌暗红，苔薄黄腻，脉滑。方药不变。

调整处方如下：

黄芩 9g　　　　　地龙 10g　　　　紫苏子 6g　　　　瓜蒌 15g

炒牛蒡子 6g　　　郁金 10g　　　　蝉蜕 15g　　　　僵蚕 6g

鸡内金 10g　　　生甘草 6g　　　　白芍 20g　　　　木蝴蝶 6g

炒莱菔子 10g　　桑螵蛸 12g　　　百部 12g　　　　紫菀 10g

炙款冬花 10g　　炒杏仁 9g

7 剂，每日 1 剂，煎服法同前。

患者随症加减，规律服药 2 个月后，症状改善，停药。

[按语] 小儿遗尿症是儿童时期常见的疾病，是指 5 岁以上女童、6 岁以上男童清醒或睡眠期间无意识排尿行为，且至少每月 2 次。遗尿症俗称尿床，古代医学称为"遗溺""遗尿""失禁"。《黄帝内经》最早有关于遗尿的记载，将其称为"遗溺"，《灵枢·九针论》载："膀胱不约为遗溺。""遗尿"这一病名出自《伤寒论》，《诸病源候论·尿床候》将其称为"尿床"。

笔者认为，遗尿病变于膀胱，除了与表里密切相关的肾脏，同时与脾、肺、肝、胆等有关。膀胱为州都之官，藏津液，主气化，是人体排泄尿液、贮存津液的关键器官，而脾脏主运化水液，经肺气的肃降功能，促使重浊部分向下输送至膀胱。遗尿的主要病机为三焦气化失司，膀胱约束不利。本案患者半年前由于饮食不节，碍滞脾胃，湿热困脾，脾虚不运，水液运化失常，三焦气化不利，膀胱失约，故有遗尿。患者身材瘦小，素体多病，天生脾肾亏虚，肾虚不纳气，故有咳嗽且夜间甚。

初诊方中黄芩、清半夏、瓜蒌、石菖蒲、郁金清热利湿化痰以祛脾胃湿热，其中石菖蒲、郁金对药合用，一温一寒，石菖蒲化湿豁痰，从根本上消除痰湿，郁金行气解除郁阻，助石菖蒲更好地发挥作用，二药相得益彰。柴胡、枳实、厚朴、炒莱菔子理气以调节脾胃气机升降；患儿遗尿，咳嗽已有半年之久，恐病邪入血入络又恐伤阴，故加僵蚕、地龙以通络，又加白芍以滋阴。鸡内金健胃消食、涩精止遗,《本草易读》云:"甘,平,无毒。止泄痢遗精,住崩带肠风。缩小便而除尿痛,退烦热而息淋痛。"用之既可健脾又可缩尿,一举两得。紫苏子降气止咳调理肺脏气机,亦有助于三焦气机通利。木蝴蝶、射干对药合用以清热解毒,清利咽喉。桑螵蛸可固精缩尿补肾,《本草新编》:"桑螵蛸,味咸、甘,气平,无毒,通淋闭以利小便,又禁小便自遗。"用之又是一举两得。患儿由于外出受风热且症状加重,故加蝉蜕、炒牛蒡子以疏散风热又利咽。最后加生甘草以调和诸药且能止咳。二诊中,服药7天后,从患儿舌苔脉象看,湿热之邪有所改善。但咳嗽仍重,故二诊方中去清利湿热药物,又加入了止咳的药物。诸药合用,清利湿热,补肾健脾,湿热祛,气机顺,三焦气机通畅,水液运化正常,膀胱约束正常,故诸症皆除。

参考文献

[1] 张心平，杨美霞，张守中，等.《黄帝内经》不寐证的理论探讨及临床应用 [J]. 中华中医药杂志，2019，34（12）：5765.

[2] 袁宗洋，王彦刚，杨天笑，等. 王彦刚"散六浊"治疗胃疡病 [J]. 四川中医，2019，37（12）：8.

[3] 杨泽祺，王彦刚，刘少伟，等. 王彦刚教授从脾胃论治心悸经验浅谈 [J]. 世界中西医结合杂志，2019，14（11）.

[4] 袁宗洋，王晓梅，杨天笑，等. 王彦刚运用"小方"治疗胃肠病临证经验探析 [J]. 江苏中医药，2019，51（9）：26.

[5] 代晓光，苏长兰. 丹参化学成分及药理研究进展 [J]. 中医药信息，2018，35（4）：128.

[6] 张久亮，徐曼曼. 心脏与胃之大络关系的探讨 [J]. 中华中医药杂志，2017，32（10）：4433-4435.

[7] 周平平，王彦刚，姜茜，等. 王彦刚以青蒿鳖甲汤合清骨散加减治疗背热经验 [J]. 中华中医药杂志，2019，34（12）：5742-5744.

[8] 邓蒙蒙，张月强，高雅晴. 眼睑痉挛型 Meige 综合征中西医研究进展 [J]. 中国中医眼科杂志，2020（7）：511-514.

[9] 杨天笑，王彦刚，袁宗洋. 王彦刚从脾胃气机升降论治脱屑性唇炎的经验 [J]. 陕西中医，2019（10）：1448-1450.

[10] 田雪娇，王彦刚. 王彦刚治疗慢性萎缩性胃炎伴舌感异常经验初探 [J]. 中国中医药信息杂志，2017（6）：111-113.

[11] 赵暕，禚凤麟，李邻峰. 泛发性湿疹的全国多中心横断面调查 [J]. 中国临床医生杂志，2019（2）：216-219.

[12] 巩国峰. 加味半夏厚朴汤治疗癔球症临床观察 [J]. 广西中医药，2020（5）：26-28.

[13] 江苏敏，赵艳钧，李媛媛，等. 基于脑肠轴论治肠易激综合征的中西医临床研究进展 [J]. 世界中医药，2020（21）：3351-3354，3358.

[14] 周平平，姜茜，王彦刚. 王彦刚从阴虚论治背热经验撷英 [J]. 江苏中医药，2018，50（9）：18-20.

[15]集川原，王彦刚，吕静静. 王彦刚运用浊毒理论从胃论治咽异感症的经验[J]. 中国中医基础医学杂志，2018，24（3）：406-408.

[16]王丽，聂慧娜，韩珍珍，等. 从肺脾论治小儿遗尿[J]. 中医临床研究，2020，12（4）：75-76.

[17]2020年中国胃食管反流病专家共识[J]. 中华消化杂志，2020，40（10）：649-663.

[18]董环，王彦刚. 王彦刚运用化浊解毒法治疗复发性口腔溃疡[J]. 山东中医杂志，2016，35（7）：631-633.

[19]郝新宇，王彦刚，柴娟，等. 王彦刚从脾胃论治汗证的经验浅析[J]. 中华中医药杂志，2017，32（12）：5415-5417.

[20]郝新宇，胡阳，集川原，等. 王彦刚治疗胃癌临床用药经验总结[J]. 山东中医杂志，2017，36（11）：960-963.

[21]冯今虹，程宏斌，唐可，等."阴虚则盗汗"新论[J]. 中国中医基础医学杂志，2020，26（1）：108-109.

[22]张明明，杨安，任孟伟，等. 云雾移睛考[J]. 中国中医眼科杂志，2020，30（3）：210-212.

[23]肖媛，张景明. 基于《黄帝内经》论治汗[J]. 现代中医药，2019，39（4）：18-20.

[24]李利，赵淑华. 中医药治疗慢性疲劳综合征的研究进展[J]. 湖南中医杂志，2019，35（8）：164-165.

[25]王方方，陈家旭. 内伤发热的沿革及辨治探要[J]. 中医杂志，2017，58（18）：1534-1537.

[26]郭静，鲁玉辉. 浅析叶天士络病理论辨治胁痛特色[J]. 福建中医药，2020，51（2）：51-53.

[27]张声生，王垂杰，李玉锋，等. 泄泻中医诊疗专家共识意见（2017）[J]. 中医杂志，2017，58（14）：1256-1260.

[28]董环，王彦刚，张晓梅. 从"六位一体"论治慢性糜烂性胃炎[J]. 中华中医药杂志，2018，33（10）：4454-4456.

[29]刘蔚翔，姜泉. 从"凡十一脏取决于胆"论治系统性红斑狼疮[J]. 中医杂志，2019，60（8）：708-710.

[30]马天驰，王彩霞."治脾以安五脏"学术思想探析[J]. 中华中医药杂志，2018，33（1）：39-41.

[31]张世雄，王彦刚，许妙婵，等. 王彦刚教授治疗胃食管反流病临证用药

四旨探析［J］. 河北中医, 2019, 41（12）: 1768–1771.

［32］刘宪华, 侯政昆, 刘凤斌. 慢性胃炎中医证型及其症状条目库的构建和优化［J］. 中医杂志, 2016, 57（17）: 1468–1471.

［33］龚轩, 吴瑞婷.《伤寒论》五脏"脏结"对肿瘤治疗的指导意义［J］. 中医杂志, 2019, 60（20）: 1737–1740.

［34］周平平, 王彦刚, 郝新宇, 等. 王彦刚教授治疗糜烂性胃炎常用药对浅析［J］. 河北中医, 2018, 40（9）: 1285–1289.

［35］常兴, 张恬, 孟庆岩, 等. 基于"形神一体观"的中医对疾病的治疗观探析［J］. 时珍国医国药, 2018, 29（5）: 1155–1157.

［36］王璐, 张文风. 张锡纯论治消渴的学术思想探微［J］. 长春中医药大学学报, 2020, 36（3）: 412–414.

［37］董环, 王彦刚. 王彦刚运用化浊解毒法论治胃凉临床经验［J］. 中国中医药信息杂志, 2017, 24（7）: 111–113.

［38］丁杰, 郝宏文, 路晨, 等. 从肝脾论治多发性抽动症共患多动症经验［J］. 环球中医药, 2020, 13（5）: 877–879.

［39］张苍, 李伯华, 王乐, 等. 论慢性荨麻疹的中医核心病机与辨治思路［J］. 北京中医药, 2019, 38（5）: 403–406.

［40］李军祥, 陈誩, 吕宾, 等. 慢性萎缩性胃炎中西医结合诊疗共识意见（2017 年）［J］. 中国中西医结合消化杂志, 2018, 26（2）: 121–131.

［41］赵金凯, 杜伟锋, 应泽茜, 等. 浙贝母的现代研究进展［J］. 时珍国医国药, 2019, 30（1）: 177–180.

［42］杨晨, 刘希童, 许婷婷, 等. 应激感受在人格特质与惊恐障碍症状间的中介作用［J］. 上海交通大学学报（医学版）, 2020, 40（2）: 214–218.

［43］郭斯文, 周永学. 从"一气周流"论治情志病［J］. 中医杂志, 2019, 60（17）: 1517–1519.

［44］慕永刚, 邓朔, 张素贞, 等. 巴戟天寡糖对抑郁症患者血浆 IL–6 和 TNF–α 的影响［J］. 中国新药杂志, 2019, 28（8）: 926–929.

［45］张金华, 邱俊娜, 王路, 等. 夏枯草化学成分及药理作用研究进展［J］. 中草药, 2018, 49（14）: 3432–3440.

［46］王彦刚, 刘宇, 李佃贵. 化浊解毒法治疗慢性萎缩性胃炎疗效的 Meta 分析［J］. 中医杂志, 2015, 56（23）: 2017–2020.

［47］王彦刚, 李佃贵. 基于浊毒学说治疗慢性萎缩性胃炎伴肠上皮化生临床疗效观察［J］. 中华中医药杂志, 2009, 24（3）: 353–355.

［48］李士杰，董环，王彦刚. 王彦刚结合浊毒理论与胃镜像治疗慢性胃炎的经验［J］. 江苏中医药，2016，48（2）：22-24.

［49］宋亚玲，王红梅，倪付勇，等. 金银花中酚酸类成分及其抗炎活性研究［J］. 中草药，2015，46（4）：490-495.

［50］霍中华，尹鹏，侯乐伟，等. 知母皂苷B-Ⅱ纳米纤维膜制备及体外抗肿瘤活性的初步研究［J］. 中国药物应用与监测，2014，11（2）：77-81.

［51］孙明明，乐音子，王晓鹏，等. 不同药对防治功能性便秘发病机制的研究概况［J］. 中国中医基础医学杂志，2019，25（11）：1627-1630.

［52］范燕燕，陈有志，卢英恺，等. 白花蛇舌草-半枝莲药对组分对胃癌SGC-7901细胞增殖、线粒体自噬及凋亡的影响［J］. 中医学报，2020，35（1）：130-135.

［53］刘艳菊，刘景超，王永飞. 绞股蓝多糖对MFC胃癌荷瘤小鼠肿瘤生长抑制及免疫调节作用［J］. 中成药，2019，41（12）：2876-2881.

［54］邵冬珊. 经方治疗黄疸病的思路及临床应用［J］. 中西医结合肝病杂志，2020，30（5）：385-387，382.

［55］徐仲卿. 顽固性呃逆诊治进展综述［J］. 世界最新医学信息文摘，2019，19（66）：68-69.

［56］曹慧娟，郁志华，陈久林. 轻度认知障碍的中医研究进展［J］. 世界科学技术-中医药现代化，2015，17（8）：1729-1733.

［57］李丽乐，郑红斌. "诸呕吐酸，暴注下迫，皆属于热"的临床应用［J］. 成都中医药大学学报，2015，38（1）：90-91，105.

［58］申鹏鹏，马立亚，赵悦佳，等. 王彦刚基于核心病机"郁滞不通"辨治怕冷症经验撷英［J］. 江苏中医药，2021，53（4）：17-20.